한의학 한영중 용어사전

경성대학교 한국한자연구소
HK+ 한자문명연구사업단 한자총서 08

한의학
한영중
용어사전

中醫文化關鍵詞

KEY CONCEPTIONS
IN TRADITIONAL
CHINESE MEDICINE

이조국, 오청, 형옥서 주편
하영삼, 이엄지, 김혜원 옮김
백동진 감수

도서출판

경성대학교 한국한자연구소
HK+ 한자문명연구사업단 한자총서 08

한의학 한영중 용어사전

원제: 中医文化关键词
Key Concepts in Traditional Chinese Medicine

This work was supported by the Ministry of Education of the Republic of Korea
and the National Research Foundation of Korea (NRF-2018S1A6A3A02043693)

한의학 한영중 용어사전

中医文化关键词

Key Concepts in Traditional Chinese Medicine

이조국(李照國)·오청(吳青)·형옥서(邢玉瑞) 주편

하영삼·이엄지·김혜원 역

백동진 감수

한국어 번역에 붙여

용어는 사전적으로 "일정한 분야에서 주로 사용하는 말"을 가리킨다. 특히 어떤 전문 분야에서 어떤 개념을 지칭하며 사용되는 말을 말한다. 그래서 용어, 특히 학술용어는 해당 학문을 체계적으로 이해하고 습득하며 연구하는 출발점이자 성공 여부의 관건이기도 하다.

더구나 무엇보다 고유한 영역에서 전문성을 띠는 학술용어는 정교하고 복잡한 개념을 정의하고 규정짓기에 더욱 정밀하고 정확해야만 한다. 그래야만 해당 학문의 체계적인 발전이 가능하다.

게다가 이전처럼 한 국가나 한 언어권에서 한정되지 않고, 국가와 언어를 넘어서 세계적으로 교류하고 소통하는 모든 것이 국제화된 오늘날, 학술 용어의 언어 간 대응 번역은 무엇보다 중요하다. 역사가 다르고 문화가 다르고 인식이 다르고 사유방식이 다른 문화권 간의 언어로 대응 번역하는 것이란 쉬운 일이 아니다. 그러나 이미 국제화라는 말조차 필요가 없는 이 시대에서는 더 그렇다.

인류 문명의 두 큰 축, 동서양의 차이 중에서 가장 명확한 차이를 보이는 영역 중의 하나가 의학일 것이다. 그래서 한의학은 동양을 대표하는, 동양 문명과 동양사상을 대표하는 특징적인 학문의 하나라고 평가된다.

동양이라고 그 차이가 없는 것은 아니다. 한자문화권만 하더라도 우리와 중국 간에도 차이가 존재하고, 일본이나 베트남으로 확장하면 그 차이는 더욱 많아진다. 특히 우리는 중국에서 출발한 한의학을 가장 일찍부터 수용하여 주체적으로 발전시키고 독자적인 체계를 구축했다. 그래서 이 둘의 차별성을 구분하여 전자를 중의학, 후자를 한의학이라 부르고 있다.

우리 한국한자연구소 인문플러스(HK+)사업단에서는 몇 년 전부터 한자문명권의 한자 어휘를 집중해서 연구하고 있다. 한자문화권에 속한 이들 나라에서 공통으로 사용된 한자 개념어들 간에 어떤 공통성과 차이를 보이는지, 이는 어떤 인식을 반영하는지, 나아가 서구권과는 또 어떤 차별성을 보이며 그것을 가능하게 한 원인은 무엇인지를 문명비교사적 입장에서 연구하고 있다.

우리 사업단의 출발과 비슷하게, 중국에서도 한자 종주국답게 다양한 연구가 이루어지고 있는데, 그중 하나가 주요 학문 영역의 학술용어를 체계적으로 정리하고 이의 영문번역 표준화에 관한 연구가 그것이다.

이 책은 앞서 말했듯 가장 동양적 가치와 특색을 잘 담고 있다고 하는 '한의학' 부분의 용어 표준화와 그 영어 번역 문제를 논의한 책이다. 총 111개의 핵심 용어를 추출하여 이의 정의, 영어 번역 문제와 표준번역제시, 그 근거에 대한 설명과 대표적 예문의 제시 등으로 이루어졌다. 이의 한국어 번역은 다음의 몇 가지 도움을 줄 것이다.

첫째, 우리 사업단이 앞으로 확장할 학술 용어의 주체적 정리, 또 이를 기반으로 세계 주요 언어와의 대역 문제 등을 논의하는데 큰 시사점을 주고 일정 모델을 제시할 수 있을 것이다.
둘째, 이를 참고로 하여 우리의 전통과 특성을 반영한 한의학 용어의 정리와 영어 용어 대역 연구 및 규범화는 물론 이의 성과를 활용한 국제적 확산에 도움을 것이다.
셋째, 나아가 지금 중국 중심으로 진행되는 동양학의 학술적 체계 구축과 표준 확립의 부분에 대응할 우리의 연구를 촉발하게 될 것이다.

"중국사상문화술어" 총서의 한 책을 우리는 번역 출간하지만, 이 조그만 성과를 계기로 이러한 작업의 중요성을 인식하고 이를 응용한 확장 연구가 이루어지길 간절히 희망한다.

나아가 빅 데이터를 기반으로 제4차 산업혁명 시대에서 핵심 개념과 고급 용어와 규범화와 다국어 대응은 정보의 활용과 축적을 위해서도 매우 중요한 과제가 아닐 수 없다.

이러한 바람에 대한 긍정과 동의 때문에 학위 논문을 앞두고 이 힘든 일에 동참하게 된 이엄지 선생님, 김혜원 선생님, 그리고 한의학에 문외한인 우리의 번역을 책처럼 만들어 준 감수자 백동진 박사님께도 이 자리를 빌려 감사를 드립니다. 여러 전공자의 협업으로 이루어진 일이라 부족한 곳이 많을 것으로 생각합니다. 독자 여러분들의 거리낌 없는 질정과 격려도 함께 부탁드립니다.

옮긴 이를 대표하여
하영삼 씀
2021년 7월 19일

감수의 말씀

수 천 년 동안 내려온 경험의학인 한의학의 용어가 수많은 한자로 되었으며, 한의학 용어의 개념이 일반인들이 접근하기에는 너무나 어렵다는 것이 현실이다. 한의학의 용어에는 유명무형(有名無形: 이름은 있으나 형태가 없는 것)인 정기신혈, 음양이론, 오행이론, 장상론…… 등등의 것이 이에 해당한다. 따라서 일반인들이 한의학 용어를 해석하기도 너무나 어렵고, 이를 영어로 번역하는 작업은 더 더욱 어려운 작업이다. 이에 한국한자연구소에서 한의학 용어사전을 번역 출간하게 된 것을 매우 기쁘게 생각한다.

한의학은 우주 변화의 원리를 인체에 적용하여 질병을 치료하는 치료의학이다. 지구의 70%가 물이듯, 인체의 70%도 물이다. 지구에 5대양 6대주가 있듯이, 인체에는 오장육부가 있다. 지구의 24절기를 본 떠 인체의 임맥에는 24개의 정혈이 있고, 여기에 동서남북 4개의 방위 숫자를 합하여 28개의 독맥이 있다. 또한 세상의 모든 현상은 바둑판의 반상에 있다고 하듯이 정혈의 수는 바둑판의 점 개수(19×19=361)와 동일한 361개이다. 이처럼 자연의 모든 현상을 인체의 현상으로 설명하고 치료하는 의학이 한의학이고, '인체를 소우주(小宇宙)'라 함은 이러한 유사점 때문이다.

현대의 직관적이고 연역법적인 사고(思考)에 익숙한 대부분의 사람들에게 귀납법적인 동양적인 개념을 설명하는 것은 어려운 일이다. 심지어 한의학의 용어에는 수많은 용어들이 물질적인 유형적인 형태에만 기초하지 않고 무형적인 정신적인 개념에 기초하기 때문에, 이를 번역하는 작업은 더더욱 힘든 일이다. 또한 한의학의 전체적인 개념을 파악하고 한문의 문맥을 파악함이 없이 단순한 한자의 자구(字句)만을 해석하는 것은 의미가 매우 다르다. 이에 40여 년간 한의학에 몸담은 한의학 전문가로서 한의학 용어사전의 초본을 교정하게 되었다.

한의학의 세계화에 초석이 될 이 작업에 한의학 전문가로서 책 내용을 감수할 수 있게 되어 영광이다. 다시 한번, 이 방대한 작업을 주도한 한국한자연구소 하영삼 교수님과 그 팀원들의 노력에 무한한 격려와 감사를 보낸다. 작업이 열매를 맺어 하루빨리 활자로 세상에 등장하기를 바라며, 한의학에 종사하는 사람들뿐만 아니라 한의학에 관심 있는 전 세계인들에게 한의학을 알릴 수 있는 큰 초석이 되기를 바란다.

2021년 6월 광안리에서
경희대학교 한의과대학 외래교수
한의학박사 백동진
bdjomc@naver.com

머리말

'전통 중의학'(약어 TCM)은 천문·지리·인문학과 긴밀하게 융합된 중국적 특성을 가진 고전적 의료 시스템이다. 중국 전통문화, 고전철학, 인문사상을 바탕으로 선진(先秦) 시기부터 한나라 초기에 이르는 다양한 학파의 사상과 그 주창자들은 물론 자연과학과 사회과학의 이론과 실천을 연계한 TCM은 진단 및 치료 방법뿐만 아니라 독특한 이론적 체계와 사고방식을 갖추고 있다. TCM은 인간과 자연의 조화로운 공존을 높이 평가한다. TCM은 일관된 문화적 유산을 강조하고, 인간과 사회의 조화로운 발전을 표방하며, 지역 의학의 발전, 문화 보급, 인류 문명의 진보에 대한 폭넓은 지평을 열었다. 2016년 중국국무원에서 반포한 '중국의 전통 의학' 백서에서처럼 TCM은 '중국 문명의 대표적 특징'으로 '인류 문명의 진전에 긍정적인 영향을 미치고, 자연과학과 인문학의 융합을 제시하며, 중국의 심오한 철학사상을 구현한다.'

현재 TCM은 가장 오랜 역사와 깊이 있는 문화, 최대의 가시적인 효과, 급속도의 성장을 보여준 세계에서 가장 포괄적이며 널리 사용되는 전통 의료 시스템이다. TCM은 선진시대 초기, 한반도 등 주변 국가에 점차 도입되었고, 한·당왕조시기에 일본과 동남아시아로 소개되었다. 18세기 이후 TCM은 유럽에 도입되었고 19세기 중반에 널리 보급되었다. 1970년대 이후 TCM은 침술마취의 성공과 함께 전 세계로 빠르게 전파되어 세계 의학의 발전과 만국의 안녕, 중국 문화의 보급에 상당히 기여하였다. TCM은 진보된 이론, 심오한 문화적 기반, 자연요법, 그리고 주목할 만한 유효성으로 오랜 세월 동안 살아남았고 번영해왔다. 그것은 중국의 번영과 중국 문명의 발달, 중국 문화의 확산을 위한 독자적인 진로를 개척했다.

네 가지 TCM 고전—『황제내경』, 『남경』, 『신농본초경』, 『상한잡병론』—은 TCM 이론과 방법의 핵심을 나타낼 뿐만 아니라, 중국 문화의 사상과 정신의 본질을 담고 있고, 이 고전 중에서 『황제내경』이 중요한 역사적 가치를 지닌다. 그것은 고대 중국의 언어와 문화뿐만 아니라 자연과학, 사회과학의 거의 모든 측면을 포함한다. 『황제내경』의 전 세계적인 확산은 중국 문화가 세계로 진출하는 좋은 방법이 되었다. 음, 양, 기와 같은 중국 문화의 중요한 개념들을 음역(音譯)한 형태가 서구 언어에서 채택되었다. 이는 TCM이 중국 문화의 '발돋움'에 기여한 공로이며 중국 문화가 전진할 수 있는 탄탄한 언어 기반을 마련했다.

중국 문화는 서구와 세계로 확산될 것이고, 그렇기에 다양한 학계와 문화계, 시민계의 관심이 필요하다. 한·당 왕조 때에는 서역(西域)의 불교 신자들이 불교 진흥을 위해 중화 중국까지 다녔고, 명·청 왕조 때에는 서양 선교사들이 기독교를 전파하기 위해 중국으로 건너갔다. 두 가지 경우 모두 의학은 대중의 지지를 모으는 중요한 수단이 되었다. TCM은 중국 전통문화의 필수적인 요소로서 외국의 지지를 집결하여 중국 문화를 세계화하는 데 중요한 역할을 할 뿐만 아니라, 중국 전통문화를 직접 전파하고 홍보하는 가교역할을 한다. TCM의 이론, 방법, 처방(제조법), 약초에 관해 배우고 이해하고 활용하기를 원하는 사람은 먼저 중국 전통문화의 기본 이론과 사상인 음양론, 오행론, 정(精)과 기(海)의 이론 등을 배우고 습득해야 한다는 것이 국제적 합의이다.

중국 문화가 포괄적이고 체계적인 방식으로 세계화로 나아가고 전 세계인들로부터 진심 어린 이해와 수용을 얻고자 한다면 TCM의 국제적 교류는 확실히 이상적이고 독특하며 견고한 접근법이 될 것이다.

한의학용어사전 편찬위원회

일러두기

*『中医文化关键词』(李照国·吴青·邢玉瑞 编, 북경: 外语教学与研究出版社, 2018)
  을 저본으로 하였으며, 독자들의 편의를 위해 중국어, 영어 원문도 그대로 두
  어 대조가 가능하도록 했다.
*이러한 특성을 반영하여 "한의학 한영중 용어사전"이라 했다.
*중국어 원문에 나오는 한자의 경우 간화자를 사용하고, 한국어 번역문의 경우
  정자체를 사용했다.
*한국에는 한국 고유 한자음이 있으므로 한자어로 된 인명, 지명, 서명 등 고유
  명사는 시기와 관계없이 한국 한자음으로 표기했다.

차례

차례

차례

용어해설

1.

jīng 精

Essence

禀受于父母的生命物质与后天水谷精微融合而成的一种有形的精微物质，是生命的本原，构成人体和维持人体生命活动的最基本物质. 精的含义有广义与狭义之分：广义之精，是指构成人体和维持人体生命活动的一切有形的精微物质，包括血·津液·髓以及水谷精微等；狭义之精，是指肾所藏之精，即肾精，包括禀受于父母的先天之精和后天水谷之精，具有繁衍后代·促进生长发育等作用.

Essence is derived from the innate life substance, a tangible and nutrient substance from parents, and nutrient substances that are acquired later from food and drinks. It is the origin of life and the most basic substance constituting human body and maintaining life activities. Essence could be understood in either a broad or a narrow sense. The former refers to all types of tangible and nutrient substances including blood, body fluids, marrow, and the nutrients from food and drinks, which are believed to constitute human body and maintain life activities. The latter refers to what is stored in the kidney, i.e., kidney essence, including prenatal essence from conception and postnatal essence from food and drinks, which is believed to produce offspring and promote growth and development.

1. 정(精)

정(精)은 부모에게서 물려받은 선천적인 생명 물질과 후천적으로 획득된 음식물로부터 얻어지는 영양물질이 결합하여 만들어진다. 정(精)은 생명의 기원이며 인체를 구성하고 생명 활동을 유지하는 가장 기본적인 물질이다. 정(精)은 넓은 의미에서 혈액, 체액, 골수, 음식물의 영양분을 포함하는 모든 유형의 영양물질로, 인체를 구성하고 생명 활동을 유지하는 역할을 한다. 좁은 의미로는 신장에 저장된 정(精)으로, 부모에게서 물려받은 선천지정(先天之精)과 음식물에서 나오는 후천지정(後天之精)을 포함하며, 자손을 낳고 성장과 발달을 촉진하는 역할을 한다.

┃曾经译法┃ essence; essence of life; vital essence; sperm; semen

┃现行译法┃ essence; essence of life

┃标准译法┃ essence

┃翻译说明┃

许多中医汉英字典都采用 essence 对应翻译'精'. 考虑到'精'虽有其他含义, 但其基本含义是'构筑身体结构和维持身体功能的基本物质, 包括先天之精和后天之精', 因此, 按照约定俗成原则, 采用'essence'为英译术语.

┃引例 Citations┃

○夫精者, 身之本也. (『素问·金匮真言论』)

(精是人体生命的根本.)

Essence is the foundation of life. (*Plain Conversation*)

○两神相搏, 合而成形, 常先身生, 是谓精. (『灵枢·决气』)

(男女交媾, 合和生成新的形体, 这种产生形体的物质在形体之先, 叫做精.)

A baby is conceived when the reproductive substances of a male and a female are combined. The reproductive substance that exists from conception is named essence. (*Spiritual Pivot*)

○是故五脏主藏精者也. (『灵枢·本神』)

(所以五脏是主贮藏精气的.)

Five zang-organs are where essence is stored. (*Spiritual Pivot*)

┃ 과거번역 ┃ essence(에센스); essence of life(생의 에센스); vital essence(생명 에센스); sperm(정자); semen(정액)

┃ 현행번역 ┃ essence(정); essence of life(생명의 정)

┃ 표준번역 ┃ essence(정)

┃ 번역설명 ┃

많은 중·영 한의학 사전에서는 '정(精)'을 'essence'(에센스)로 번역한다. 그러나 기본적으로 '정(精)'은 '신체의 구조를 세우고 기능을 유지하는 기본물질로, 선천적 정(先天之精)과 후천적 정(後天之精)을 포함한 것'을 말한다. 따라서 일반적으로 통용되는 원칙에 따라 'essence'(정)를 영문 번역 용어로 채택한다.

┃ 예 ┃

○ 정(精)은 인체 생명의 근본이다. 『소문(素問)-금궤진언론(金匱真言論)』

○ 태아는 수컷과 암컷의 생식물질이 결합될 때 잉태된다. 부모에게서 물려 받은 생식물질을 정(精)이라 한다. 『영추(靈樞)-결기(決氣)』

○ 그래서 오장(五臟)에서 정(精)이 저장된다. 『영추(靈樞)-본신(本神)』

2.
qì 气
Qi

气的含义可以概括为三个方面：一是中国古代哲学概念，指构成宇宙万物的实在本元，也是构成人类形体与化生精神的实在元素. 二是构成人体·维持人体生命活动的物质·能量·信息的总称. 人体生命之气随其性质有阳气·阴气之分，随其转化有元气·宗气·营气·卫气之别，随其功能活动有胃气·心气·肝气·肾气·肺气·脾气·脏腑之气等的称谓. 三是指导致人体发病的因素，即邪气.

The concept of qi includes three levels of meaning: (1) an ancient philosophical concept, referring to the origin of everything in the universe and the substantial element that constitutes the soma and psyche; (2) the substance, energy, and information that constitute the human body and maintain the life activities. Qi of human can be divided into yin qi and yang qi based on the nature; original qi, pectoral qi, nutrient qi, and defense qi based on the transformation; stomach qi, heart qi, liver qi, kidney qi, lung qi, spleen qi and visceral qi based on its function; and (3) qi refers to pathogenic qi, a type of qi that causes diseases.

2. 기(氣)

기(氣)는 세 가지 정도의 의미를 가진다. (1) 중국 고대 철학 개념으로 우주만물을 구성하는 근원이자 인간의 몸(soma)과 정신(psyche)을 구성하는 근본 요소를 말한다. (2) 인체를 구성하고 생명활동을 유지하는 물질, 에너지, 정보를 일컫는다. 인간의 기(氣)는 성질에 근거하여 음기와 양기로, 변환에 기초해서는 원기(元氣), 종기(宗氣), 영기(營氣), 위기(衛氣), 그리고 기(氣)의 기능에 따라서는 위기(胃氣), 심기(心氣), 간기(肝氣), 신기(腎氣), 폐기(肺氣), 비기(脾氣), 장부기(臟腑氣)로 구분한다. (3) 인체의 발병 인자인 사기(邪氣)를 말한다.

▌曾经译法 ▌ refined substance; vital energy; chi; influence

▌现行译法 ▌ qi; Chi

▌标准译法 ▌ qi

▌翻译说明 ▌

目前国内外对'气'的翻译比较统一，即将其音译为 qi. 以往将'气'意译为 energy 或者 vital energy 虽然表达了'气'作为动力的含义，却没能表达出 '气'具有防御·温煦·气化·固摄等作用. 经过国内外中医翻译工作者的长期探 索，发现只有音译才能较好地保留'气'的多元内涵.

▌引例 Citations ▌

○气始而生化，气散而有形，气布而蕃育，气终而象变，其致一也. (『素问·五常政 大论』)

(气自形成就产生变化，气散开就能造就物体的形质，气流布就可生长繁殖，气终 结时物象也会发生质变，万物本质上都是如此.)

Qi begins to generate and transform upon origination. Things begin to configure when qi spreads, and to develop and multiply when qi distributes. All will be altered when qi stops transformation. This applies to everything. (*Plain Conversation*)

○上焦开发，宣五谷味，熏肤，充身泽毛，若雾露之溉，是谓气. (『灵枢·决气』)

(从上焦开发，发散五谷精微，温养皮肤，充实形体，润泽毛发，像雾露滋润草木 一样，这就叫气.)

The upper energizer initiates to open and disperse. It distributes the nutrients from food and drinks to all parts of the body, nourishing the skin, body, and hair like diffusion of dew and mist. That is what qi means. (*Spiritual Pivot*)

○三部之气，所伤异类……气有定舍，因处为名. (『灵枢·百病始生』)

(上中下三部之邪气伤人，情况各不相同……邪气侵袭人体有固定的部位，根据邪 气停留的部位来命名.)

The pathogenic qi that attacks the three regions(the upper, middle, and lower part of the body) is different… When pathogenic qi attacks the body, it resides at a certain region and is named accordingly. (*Spiritual Pivot*)

▎과거번역 ▎ refined substance(정제된 물질); vital energy(생명 에너지); chi(기); influence(영향력)

▎현행번역 ▎ qi(기); Chi(기)

▎표준번역 ▎ qi(기)

▎번역설명 ▎

현재 영어권에서 '기(氣)'의 번역은 비교적 통일되어 있는데, 중국어를 음역한 '기'를 사용한다. 과거에는 '기'를 'energy'(에너지) 또는 'vital energy'(생명 에너지)로 의역하여 '기'의 의미를 '동력(힘)'으로 표현했지만 이는 '기'에 포함된 방어, 온후, 기화, 고섭(固攝)과 같은 작용들의 의미를 표현해내지 못한다. 영어권 한의학 번역가들의 오랜 연구를 통해 음역만이 '기'가 내포하고 있는 다양한 의미를 온전히 유지할 수 있다고 보았다.

▎예 ▎

○기(氣)는 발생과 동시에 생성과 변환을 시작한다. 기가 퍼지면 형체가 만들어지고, 기가 분산되면 생장과 번식을 시작한다. 기가 변환을 멈추면 모든 것이 변할 것이다. 이는 모든 것에 적용된다.『소문(素問)-오장생성(五藏生成)』

○상초(上焦)가 열리고 분산되기 시작한다. 음식물 영양분을 몸 전체로 분산시켜, 이슬과 안개가 퍼지는 것처럼 피부와 몸, 모발에 영양을 공급하는 것이 기(氣)이다.『영추(靈樞)-결기(決氣)』

○신체의 세 부분(장부, 상부, 하부)을 공격하는 병원성 기는 다르다. 병원성 기가 몸을 공격하면 그것은 특정 부분에 위치하게 되고 그에 따라 이름이 붙여진다.『영추(靈樞)-백병시생(百病始生)』

3.
shén 神
Spirit

神有三种不同的含义：其一， 指天地万物以及人体生命的创造者·主宰者和原动力. 其二, 指人体的生命活动, 包括生理功能与心理活动. 其三, 指人的意识·心理活动, 包括认知·情感与意志等活动. 就人体生命活动而言, 神主要指人的生理功能与心理活动, 由心主管, 而分属于五脏. 神以精·气·血·津液作为物质基础, 是脏腑精气运动变化和相互作用的结果.

Spirit has three different meanings: (1) the creator, master, and original source of everything in the universe; (2) life activities including physiological functions and mental activities; and (3) consciousness and mental activities such as cognition, emotion, and will. Governed by the heart, spirit is primarily involved in human physiological functions and mental activities that pertain to five zang-organs respectively. Essence, qi, blood, and body fluids are the substantial foundations for spirit which is the result of movements, changes, and interactions among the essential qi of zang-fu organs.

3. 정신(神)

정신(神)에는 세 가지 다른 의미가 있다. (1) 우주 만물의 창조자, 주인, 원천(원동력)이다. (2) 생리적 기능과 정신활동을 포함한 생명 활동이다 (3) 인지, 감정, 의지와 같은 의식과 정신활동이다. 심장의 지배를 받는 정신(神)은 각각 오장과 관련이 있는 인간의 생리적 기능과 정신 활동에 주로 관여한다. 정, 기, 혈액, 체액은 정신(神)을 위한 물질적 기초이며, 정신(神)은 장부(臟腑: 오장육부)에 깃든 정기(精氣)의 운동과 변화, 상호작용의 결과이다.

▌曾经译法▌ vitality; mental activity; spirit; Shen; mind

▌现行译法▌ mind; spirit; shen

▌标准译法▌ spirit

▌翻译说明▌

大多数中医汉英字典都将'神'翻译为 spirit. 考虑到中医里的'神'有三种不同的涵义, 但其基本含义是人体的生命活动, 包括生理功能与心理活动, 因此, 按照约定俗成原则, 将其译作 spirit.

▌引例 Citations▌

○阳气者, 精则养神, 柔则养筋. (『素问·生气通天论』)

(人的阳气, 养神则精, 养筋则柔.)

Nourished by yang qi, spirit will be refreshed and sinews will be flexible. (*Plain Conversation*)

○气和而生, 津液相成, 神乃自生. (『素问·六节脏象论』)

(脏气和谐而具有生化机能, 津液随之而成, 神气也就自然产生了.)

The harmony of zang-qi ensures the production of body fluids and then spirit. (*Plain Conversation*)

○心者, 生之本, 神之处也, 其华在面, 其充在血脉, 为阳中之太阳, 通于夏气. (『素问·六节脏象论』)

(心, 是生命的根本, 为神之居处, 其荣华表现于面部, 其充养在血脉, 为阳中之太阳, 与夏气相通.)

The heart is the root of life and the storehouse of spirit. Its condition is manifested in the luster of the face, and its vigor in the blood vessels. It pertains to taiyang(greater yang) within yang and is related to summer-qi. (*Plain Conversation*)

┃과거번역┃ vitality(활력); mental activity(정신활동); spirit(정신); Shen(신(神)); mind(정신)

┃현행번역┃ mind(정신); spirit(정신); shen(정신)

┃표준번역┃ spirit(정신)

┃번역설명┃

대부분의 한의학 사전에서는 '신(神)'을 'spirit'(정신)으로 번역한다. 한의학에서 '신(神)'에는 세 가지 의미가 있지만, 기본적으로는 생리적 기능과 정신 활동을 포함하는 인체의 생명 활동을 의미한다. 따라서 일반적으로 통용되는 'spirit'(정신)으로 번역한다.

┃예┃

○ 양기로 영양을 공급받으면 정신은 상쾌해지고 힘줄은 유연해진다. 『소문(素問)-생기통천론(生氣通天論)』

○ 장기(臟氣)의 조화로 변화의 기제가 갖추어지며, 이를 따라 진액이 만들어지고, 신기(神氣)도 자연히 생성된다. 『소문(素問)-육절장상론(六節藏象論)』

○ 심장은 생명의 근원이자 정신의 저장고다. 심장의 상태는 얼굴의 광택과 혈관의 활기로 나타난다. 심장은 양(陽) 중에서 태양(太陽)에 속하며, 하기(夏氣)와 통한다. 『소문(素問)-육절장상론(六節藏象論)』

4.

jīngqì 精气

Essential Qi

精气是一种精灵细微之气，是人体生长发育及各种功能活动的物质基础，包括生殖之精·饮食化生的精微物质和自然界的清气等.

Essential qi, a type of fine qi, is the material basis of human growth, development, and various functional activities. It includes reproductive essence, essence transformed from food and drinks, and the fresh air in nature.

4. 정기(精氣)

미세(微細)한 기의 일종인 정기(精氣)는 인간의 성장과 발달, 그리고 다양한 기능 활동을 위한 물질적 기초이다. 정기는 생식의 정(精), 음식물에서 변형된 정(精), 자연의 신선한 공기(淸氣)를 포함한다.

▎曾经译法 ▎ refined energy; health energy; essence; essential qi

▎现行译法 ▎ essence; essential qi

▎标准译法 ▎ essential qi

▎翻译说明 ▎

‘精气’是‘精’与‘气’的合称，某种程度上可以认为‘精’就是‘气’，‘气’就是‘精’. ‘精’强调偏属阴的物质基础，‘气’强调偏属阳的能量. 在‘精气’这一概念中，虽然‘精’的含义是主体，但在目前的翻译实践中，人们基本都采用 essential qi 来翻译. 国内外中医术语标准也推荐如此译法.

▎引例 Citations ▎

○邪气盛则实，精气夺则虚. (『素问·通评虚实论』)

(邪气亢盛，就是实证；精气不足，就是虚证.)

Predominance of pathogenic qi is defined as excess, whereas insufficiency of essential qi is deficiency. (*Plain Conversation*)

○所谓五脏者，藏精气而不泻也. (『素问·五脏别论』)

(所谓五脏，是贮藏精气而不泻的.)

Five zang-organs store essential qi and do not discharge it. (*Plain Conversation*)

○夫五味入口，藏于胃，脾为之行其精气. (『素问·奇病论』)

(饮食入口，贮藏在胃中，经过脾转输胃所化生的精气.)

When food and drinks ingested, their nutrients are stored in the stomach. The transformed essential qi is then transmitted by the spleen. (*Plain Conversation*)

▌과거번역▐ refined energy(정제된 에너지); health energy(활력 에너지); essence(정); essential qi(정기)

▌현행번역▐ essence(정); essential qi(정기)

▌표준번역▐ essential qi(정기)

▌번역설명▐

'정기(精氣)'는 '정(精)'과 '기(氣)'를 합쳐 부르는 말로, 어느 정도 '정'은 '기'로, '기'는 '정'으로 볼 수 있다. '정(精)'이 음에 속하는 물질적 기초를 강조했다면, '기(氣)'는 양에 속한 에너지를 강조했다. '정기(精氣)'에서 '정'의 의미가 주가 되지만, 현재 번역 관행에서는 기본적으로 'essential qi'(정기)라고 번역한다. 국내외 TCM 용어 표준에서도 이 번역을 권장한다.

▌예▐

○ 병원성 기가 우세하면 병원균이 과잉(實)한 것이고, 정기가 부족하면 면역력이 허약(虛)한 것이다. 『소문(素問)-통평허실론(通評虛實論)』

○ 오장은 정기를 저장하지만 배출하지는 않는다. 『소문(素問)-오장별론(五藏別論)』

○ 음식물을 섭취하면 그 영양분은 위(胃)에 저장된다. 변환된 정기(精氣)는 비장을 통해 전달된다. 『소문(素問)-기병론(奇病論)』

5.
yuánqì 元气
Original Qi

元氣又稱原氣, 是人體最基本·最重要的氣, 是人體生命活動的原動力, 由先天之精所化, 賴後天之精所滋養, 通過三焦輸布全身, 內達五臟六腑, 外至肌膚腠理, 推動和激發人體各臟腑·經絡等組織器官正常的生理活動. 元氣的生理功能主要有兩個方面：其一, 推動和調節人體的生長·發育和生殖. 當父母的生殖之精結合形成胚胎時, 即產生了胚胎個體內部的元氣. 其二, 推動和調控臟腑·經絡等組織器官的生理活動. 元氣通過三焦, 流布周身, 可推動和激發人體各臟腑·經絡等組織器官正常的生理活動.

Original qi, also known as primordial qi, is the source qi that serves as the driving force for the activities of zang-fu organs. Transformed from the prenatal essence and nourished by the postnatal essence, it is distributed throughout the body via triple energizer(sanjiao). It internally permeates five zang-organs and six fu-organs and externally reaches the skin, striae, and interstices, promoting and stimulating the physiological functions of all organs and meridians. Original qi performs two physiological functions. First, it promotes and regulates growth, development, and reproduction. When the reproductive essence from parents combines and develops into an embryo, original qi comes into being. Second, original qi propels and regulates the physiological activities of zang-fu organs, meridians, as well as other organs and tissues when it flows to every part of the human body via triple energizer(sanjiao).

5. 원기(元氣)

원기(元氣)는 원기(原氣)라고도 하며, 인체의 가장 기본적이고 중요한 기(氣)이며 인체의 생명 활동의 원동력이다. 선천지정(先天之精)에서 변환되고 후천지정(後天之精)에서 영양을 공급받는 원기는 삼초(三焦)를 통해 체내 전체에 분포된다. 원기는 내부적으로는 오장육부로 스며들고 외부적으로는 피부, 선조(線條), 틈새(間隙) 등으로 퍼져 모든 장기와 경맥의 생리적 기능을 촉진하고 활성화한다. 원기의 생리적 기능에는 크게 두 가지가 있다. 첫째, 성장과 발달, 생식을 촉진하고 조절한다. 부모에게서 나온 생식 정(精)이 결합하여 배아가 형성되면 원기가 생겨난다. 둘째, 원기는 삼초를 통해 몸 전체로 퍼져 각 장부와 경맥 및 다른 장기와 조직의 생리적 활동을 촉진하고 조절한다.

▌曾经译法▐ primordial energy; primordial qi; original qi; body resistance; source qi; right qi

▌现行译法▐ original qi; primordial qi; source qi

▌标准译法▐ original qi

▌翻译说明▐

‘元气’又称原气, 是人体生命活动的原动力. 从这个意义上讲, original 更符合术语要表达的意义, 因为 original 的意思是‘原始的 ; 最初的’.

▌引例 Citations ▐

○命门者, 诸神精之所舍, 原气之所系也. (『难经·三十六难』)

(命门, 是全身神气与精气汇聚的部位, 也是原气维系的地方.)

Life gate is where spirit and essence reside and where original qi is maintained. (*Canon of Difficult Issues*)

○肾受五脏六腑之精, 元气之本, 生成之根. (『素问·宣明五气』王冰注)

(肾接受贮藏五脏六腑的精气, 为人身元气的本始, 生成的根源.)

The kidney receives and stores the essential qi from five zang-organs and six fuorgans, thus it is where original qi is rooted and engendered. (*Plain Conversation Annotated by Wang Bing*)

○蛤蚧散, 治元气虚寒, 上气咳嗽, 经年不瘥(chài). (『三因极一病证方论』卷十二)

(蛤蚧散, 用于治疗元气虚寒·气逆咳嗽而多年不愈的病症.)

Gejie(Tokay Gecko) Powder is used for deficiency cold of original qi as well as chronic cough persisting for years due to the adverse rising of qi. (*Discussion of Pathology Based on Triple Etiology Doctrine*)

┃과거번역┃ primordial energy(원초적 에너지); primordial qi(원초적 기); original qi(원래 기); body resistance(신체 저항성); source qi(근원 기); right qi(정상적인 기)

┃현행번역┃ original qi(진기); primordial qi(원초 기); source qi(근원 기)

┃표준번역┃ original qi(원기)

┃번역설명┃

‘원기(元氣)’는 달리 ‘원기(原氣)’라고도 하는데, 이는 인체 생명 활동의 원동력으로 알려져 있다. 이런 의미에서 ‘original’이 ‘원래의’, ‘최초의’이라는 의미가 있기에 술어가 표현하고자 하는 의미에도 부합한다.

┃예┃

○명문(命門)은 정신과 정(精)이 깃들어 있고 원기(元氣)가 보존되는 곳이다. 『난경(難經)-제36난(難)』

○신장은 오장육부로부터 정기를 받아 저장한다. 따라서 신장은 원기가 뿌리를 내리고 생성되는 곳이다. 『소문(素問)-선명오기(宣明五氣)』

○합개(蛤蚧: 도마뱀 암수 한 쌍) 가루는 기의 역 상승으로 인해 수년간 지속되는 만성 기침뿐만 아니라 급성의 원기 부족에 사용된다. 『삼인겁일병증방론(三因極一病證方論)』

6.

zōngqì 宗气

Pectoral Qi

宗气聚积于胸中，由水谷精微之气与肺吸入的大气汇聚而成. 宗气的主要功能有二：一是走息道而行呼吸，推动肺的呼吸运动；二是贯心脉以行气血. 宗气贯注于心脉之中，促进心脏的血液运行. 所以宗气之盛衰与人体的气血运行·寒温调节·肢体活动以及呼吸·声音的强弱均有密切关系.

Pectoral qi refers to the qi in the chest transformed from the absorbed nutrients of food and drinks and the inhaled fresh air. It performs two functions: (1) facilitating breathing in the airway and promoting the breathing function of the lung; and (2) permeating the heart and vessels to promote the flow of qi and blood and assist the blood circulation of the heart. Therefore, the exuberance or debilitation of pectoral qi is closely related to the circulation of qi and blood, the regulation of body temperature, the movement of limbs, and the strength of breath and voice.

6. 종기(宗氣)

종기(宗氣)는 음식물을 섭취하여 만들어진 영양물질과 폐가 흡입한 공기가 변환된 가슴의 기를 말한다. 종기는 두 가지 기능을 한다. (1) 기도의 호흡을 용이하게 하고 폐의 호흡 기능을 촉진한다. (2) 심장과 혈관에 스며들어 기와 혈의 흐름을 촉진하고 심장의 혈액순환을 도와준다. 따라서 종기의 왕성함이나 쇠약함은 기와 혈액의 순환, 체온 조절, 사지(四肢)의 움직임, 호흡과 목소리의 강약과 밀접한 관련이 있다.

▌曾经译法▐ initial energy; pectoral qi; gathering qi; ancestral qi

▌现行译法▐ ancestral qi; pectoral qi; thoracic qi; zongqi

▌标准译法▐ pectoral qi

▌翻译说明▐

WHO 专家认为'宗气'的译文首选是 ancestral qi(ancestral 意思是'祖先的'), 备选是 pectoral qi. 宗气聚积于胸, pectoral 和 thoracic 都有'胸部的'的意思, 后者是解剖学术语, 使用频率较低. 故此将其译作 pectoral qi.

▌引例 Citations▐

○故宗气积于胸中, 出于喉咙, 以贯心脉而行呼吸焉. (『灵枢·邪客』)

(宗气积聚在胸中, 上出喉咙, 贯通心脉, 而推动人的呼吸运动.)

Pectoral qi concentrates in the chest, goes through the throat, and permeates the heart and vessels to promote breathing. (*Spiritual Pivot*)

○乳之下其动应衣, 宗气泄也. (『素问·平人气象论』)

(如果乳下虚里跳动剧烈振衣, 这是宗气外泄的现象.)

If the pulse beats fast below the breast(at xuli), it means a leakage of pectoral qi. (*Plain Conversation*)

○宗气留于海, 其下者, 注于气街, 其上者, 走于息道. (『灵枢·刺节真邪』)

(宗气留积于胸中而为气之海, 其下行灌注于气街穴处, 其上行走向呼吸之道.)

Pectoral qi stays in the chest and forms the sea of qi. The part of pectoral qi that flows downwards infuses into qijie(ST30) and the part that flows upwards reaches the trachea. (*Spiritual Pivot*)

❙ 과거번역 ❙ initial energy(초기 에너지); pectoral qi(가슴 기); gathering qi(응집 기); ancestral qi(조상의 기)

❙ 현행번역 ❙ ancestral qi(원형의 기); pectoral qi(종기); thoracic qi(흉부 기); zongqi(종기)

❙ 표준번역 ❙ pectoral qi(종기)

❙ 번역설명 ❙

세계보건기구(WHO) 전문가들은 처음에는 '종기(宗氣)'를 'ancestral qi'('ancestral'은 '조상'이라는 의미)로 번역했고, 대안으로는 'pectoral qi'(가슴 기)로 번역했다. 종기(宗氣)는 가슴에 응집되는데, 'pectoral'과 'thoracic'에는 모두 '가슴'의 의미가 들어있다. 그러나 후자는 해부학적 용어로서 사용빈도가 낮다. 그래서 여기서는 종기(宗氣)를 'pectoral qi'로 번역했다.

❙ 예 ❙

○종기는 가슴에서 집중되어 목구멍을 통과하고 심장과 혈관에 스며들어 호흡을 촉진한다. 『영추(靈樞)-사객(邪客)』

○가슴(at xuli) 아래에서 맥박이 빠르게 박동하는 것은 종기의 누출을 의미한다. 『소문(素問)-평인기상론(平人氣象論篇)』

○종기(宗氣)는 가슴(흉곽)에 머물며 기해(氣海)를 이룬다. 아래쪽으로 흐르는 종기 일부는 기가혈(氣街穴)로 주입되고, 위쪽으로 흐르는 일부는 기관지에 도달한다. 『영추(靈樞)-자절진사(刺節眞邪)』

7·

yíngqì 营气

Nutrient Qi

营气又称荣气, 指流动于脉中富有营养作用的气, 由脾胃运化的水谷精微所化生.
营气循行于经脉之中, 与血液并行, 通过十二经脉和任·督二脉运行全身各个部分.
其主要生理功能为化生血液及给全身提供营养. 营气富含营养成分, 与津液相结
合而化生血液, 是生成血液的主要物质基础. 营气随血液运行于全身, 输布于各
脏腑经络等组织器官, 发挥营养作用, 维持正常的生理功能.

Nutrient qi, also known as rong qi, flowing in the vessels with the function of
nourishing, is extracted from the essence of food and drinks transformed and
transported by the spleen and the stomach. It circulates in channels with blood and
flows in the entire body via twelve regular meridians, conception vessel, and governor
vessel. It is primarily involved in producing blood and nourishing human body.
Nutrient qi, abundant in nutritive components, can produce blood when combined with
body fluids; hence it is the primary substance for blood engenderment. It circulates in
the body with blood and distributes nutrients to zang-fu organs and meridians,
maintaining the normal physiological function.

7. 영기(營氣)

영기(營氣)는 영기(榮氣)라고도 불리며, 혈관을 흐르며 영양을 공급하고, 비위장에서 변형되고 운반되는 음식물의 정(精)에서 얻어진다. 영기는 혈관에서 순환하고 십이경맥(十二經脈), 임맥(任脉), 그리고 독맥(督脈)을 통해 전신에 흐른다. 영기의 주요 기능은 혈액을 생산하고 인체에 영양을 공급하는 것이다. 영기는 영양분이 풍부하기에 진액과 결합하면 혈액을 만들 수 있어서 혈액생성의 주요한 물질이다. 영기는 혈액을 따라 전신을 순환하며 장부와 경맥에 영양분을 분배하여 정상적인 생리적 기능을 유지한다.

┃曾经译法┃ ying-energy; construction qi; nutritive qi

┃现行译法┃ nutrient qi; nutritive qi

┃标准译法┃ nutrient qi

┃翻译说明┃

将'营'译作 construction 不能完全体现'营'的主要含义. '营气'是偏正结构, 用形容词 nutritive 修饰名词 qi, 与原文更贴切. 世界卫生组织·世界中医药学会联合会等所颁布的中医名词术语英译国际标准, 均采用了 nutrient qi 这一译法, 说明这一译法已经约定俗成.

┃引例 Citations┃

○营气者, 泌其津液, 注之于脉, 化以为血, 以荣四末, 内注五脏六腑. (『灵枢·邪客』)

(营气分泌津液, 渗注到脉中, 化为血液, 向外给四肢提供营养, 向内灌注五脏六腑.)

Nutrient qi with body fluids infuses into the vessels and transforms into blood to externally nourish four limbs and internally permeate five zang-organs and six fu-organs. (*Spiritual Pivot*)

○营气不从, 逆于肉理, 乃生痈肿. (『素问·生气通天论』)

(营气不能顺利地运行, 阻逆于肌肉之间, 就会发生痈肿.)

If nutrient qi fails to flow normally and stagnates in the muscular interstices, carbuncle and ulcer will occur. (*Plain Conversation*)

○故卫气已平, 营气乃满, 而经脉大盛. (『灵枢·经脉』)

([络脉充盛了,] 则卫气盛满, 营气亦满, 所以经脉大盛.)

If the stable flow of defense qi is assured, nutrient qi will be abundant and meridian qi will then be exuberant. (*Spiritual Pivot*)

❙과거번역❙ ying-energy(영 에너지); construction qi(구성 기); nutritive qi(영양 분의 기)

❙현행번역❙ nutrient qi(영양소 기); nutritive qi(영양을 제공하는 기)

❙표준번역❙ nutrient qi(영기)

❙번역설명❙

'영(營)'을 'construction'(구성)으로 번역하게 되면 '영(營)'의 주요한 의미를 완전하게 반영할 수가 없다. '영기(營氣)'는 어휘의 구조상 수식구조로 되어, 형용사인 'nutritive'가 명사인 'qi'를 수식하는 구조이다. 그래서 원문에 더 적합하다. WHO와 세계 한의학 협회(World Federation of Chinese Medicine Societies) 등에서 공표한 한의학 용어의 번역에 관한 국제 표준에서도 'nutrient qi'라는 번역어를 사용했는데, 이는 이러한 번역법이 이미 관습으로 자리 잡았음을 말해 준다.

❙예❙

○ 영기(營氣)는 진액을 분비하고 혈관에 주입되어 혈액으로 변형되어 사지 (四肢)에 영양을 공급하고 내부적으로 오장육부로 스며든다.『영추(靈樞)-사객(邪客)』

○ 영기(營氣)가 정상적으로 흐르지 못하고 근육의 틈새(間隙)에서 정체되면 옹종(癰腫, 종기)이 발생한다.『소문(素問)-생기통천론(生氣通天論)』

○ 위기(衛氣)의 안정적인 흐름이 보장되면 영기(營氣)는 풍부해지고 경맥이 크게 왕성해질 것이다.『영추(靈樞)-경맥(經脈)』

8.

wèiqì 卫气

Defense Qi

卫气生于水谷, 源于脾胃, 出于上焦, 行于脉外, 其性刚悍, 运行迅速流利, 具有温养内外, 护卫肌表, 抗御外邪, 滋养腠理, 开阖汗孔等功能. 卫气是产生热量的主要来源, 其流布于体表乃至周身, 对肌肉·皮毛和脏腑发挥着温养作用, 使肌肉充实, 皮肤润泽, 并维持人体体温的相对恒定. 通过控制汗孔开合, 可调节汗液的排泄.

Defense qi, intrepid and swift, is transformed from the nutrients of food and drinks, and originated from the spleen and the stomach. It reaches the upper energizer and flows swiftly outside the vessels. It is primarily involved in warming and nourishing the interior and the exterior of human body, protecting skin from exogenous pathogenic factors, nourishing interstices, and controlling the opening and closing of sweat pores. Being the primary source of heat, defense qi permeates the whole body, warms the skin, hair, muscles, and zang-fu organs to keep them lustrous and healthy, and maintains constant body temperature. It regulates sweat discharge by controlling the opening and closing of sweat pores.

8. 위기(衛氣)

위기(衛氣)는 음식물 영양소로부터 변환되고, 비위장에서 나온다. 위기(衛氣)는 상초(上焦)에 도달하여 혈관 밖으로 빠르게 흐른다. 주로 인체의 내외부를 따뜻하게 하고 영양을 공급하며, 외부의 발병인자로부터 기육의 표면을 보호하며, 틈새(間隙)에 영양을 공급하며, 땀구멍의 개폐를 관장하는 역할을 한다. 위기는 열의 주요 원천으로, 전신에 스며들어 피부, 모발, 근육, 장부를 따뜻하게 하여 근육을 강화시키고, 피부에 윤기를 더하고, 정상 체온을 유지한다. 땀구멍의 개폐를 통제하여 땀 배출을 조절한다.

▌曾经译法 ▌ wei-energy; defense qi; defensive qi

▌现行译法 ▌ defense qi; defensive qi; protective qi

▌标准译法 ▌ defense qi

▌翻译说明 ▌

‘卫气’常常翻译为 defensive qi. 但在世界卫生组织和世界中医药学会联合会所颁布的中医名词术语英译国际标准中, 则采用通俗译法, 将其译作 defense qi. 为了便于国际标准化发展, 国内制定标准时也采用了这一译法.

▌引例 Citations ▌

○卫气者, 所以温分肉, 充皮肤, 肥腠理, 司开阖者也. (『灵枢·本脏』)

(卫气, 是温养肌肉, 充养皮肤, 肥盛腠理, 管理皮肤汗孔开合的.)

Defense qi is to warm the muscles, nourish the skin, fill in the striae and interstices as well as control the sweat pores. (*Spiritual Pivot*)

○卫气者, 出其悍气之慓疾, 而先行于四末分肉·皮肤之间而不休者也. 昼日行于阳, 夜行于阴, 常从足少阴之分间, 行于五脏六腑. (『灵枢·邪客』)

(卫气是水谷化生的慓悍之气, 首先循行于四肢肌肉·皮肤之间, 从不休止. 白天行于阳分, 夜间行于阴分, 常从足少阴部位入里, 循行于五脏六腑.)

Defense qi, the intrepid and swift qi transformed from the nutrients of food and drinks, first flows incessantly in the four limbs, muscles, and skin. In the daytime it flows in the yang phase, whereas at night it flows in the yin phase. It usually begins to flow from the Kidney Meridian of Foot-shaoyin and then into five zang-organs and six fu-organs. (*Spiritual Pivot*)

○天寒日阴, 则人血凝泣(sè), 而卫气沉. (『素问·八正神明论』)

(气候寒冷, 日光阴暗, 人的血行也凝滞不畅, 卫气沉伏于里.)

In cold and cloudy days, blood tends to stagnate and defense qi tends to remain dormant in the body. (*Plain Conversation*)

┃과거번역 ┃ wei-energy(위-에너지); defense qi(방어 기); defensive qi(호위(보위) 기)

┃현행번역 ┃ defense qi (위기); defensive qi(위기); protective qi(보호 기)

┃표준번역 ┃ defense qi(위기)

┃번역설명 ┃

'위기(衛氣)'는 종종 'defensive qi'로 번역된다. 그러나 세계 보건기구와 세계 중의학 약학 연합학회에서 발표한 한의학 용어의 영문번역에 대한 국제 표준에서도 이러한 통속적인 번역어를 채택해 'defense qi'를 사용하고 있다. 국제 표준화의 발전을 촉진하기 위해 이 번역어를 국내 표준의 제정에서도 채택하였다.

┃예 ┃

○ 위기(衛氣)는 땀구멍을 조절하는 것은 물론 근육을 따뜻하게 하고 피부에 영양을 공급하며, 선조(線條)와 틈새(間隙)를 채운다. 『영추(靈樞)-본장(本藏)』

○ 음식 영양분에서 변환된 민첩하고 용맹한 위기는 먼저 사지와 근육, 피부를 따라 끊임없이 흐른다. 낮에는 양(陽)의 형상으로 흐르지만, 밤에는 음(陰)의 형상으로 흐른다. 위기는 보통 족소음신경(足少陰腎經)에서 흐르기 시작하여 오장육부로 흐른다. 『영추(靈樞)-사객(邪客)』

○ 춥고 흐린 날에는 혈액이 정체되고 위기가 몸 안에서 활동을 멈추기 쉽다. 『소문(素問)-팔정신명론(八正神明論)』

9.

qìhuà 气化

Qi Transformation

气化指产生各种变化的运动, 具体表现为精·气·血·津液各自的新陈代谢及其相互转化, 以及人体生命的演化等. 所以气化实际上就是体内物质新陈代谢的过程, 是物质转化和能量转化的过程, 因而也是生命活动的本质所在. 气化过程的激发和维系, 离不开脏腑的功能；气化过程的有序进行, 是脏腑生理活动相互协调的结果. 人体生命活动的维持, 需要不断地与自然界进行物质交换.

Qi transformation refers to various transforming changes caused by qi, i.e., metabolism and inter-transformation of essence, qi, blood, and body fluids. Therefore, qi transformation is the metabolic process in human body whereby the substance and energy transformation takes place, and thus it is the root of life activities. Zang-fu organs play an indispensable role in activating and maintaining qi transformation, whose normal function depends on interregulation of physiological activities among zang-fu organs. Constant substance exchange between nature and human body is indispensable to maintaining life activities.

9. 기화(氣化): 기 변환

기화(氣化)는 기(氣)가 만들어내는 다양한 형질 변화로, 즉 정(精), 기, 혈액, 체액의 신진대사와 상호 변환을 말한다. 그러므로 기화(氣化)는 인체 내에서 발생하는 신진대사의 과정이며, 물질과 에너지 변환의 과정이기에 생명 활동의 근원이다. 기화를 활성화하고 유지하는데 장부의 기능은 필수적이며, 정상적인 기화는 장부의 생리적 활동이 제대로 상호 조절한 결과이다. 자연계(nature)와 인체의 끊임없는 물질적 교환은 생명 활동을 유지하는데 필수적이다.

▌曾经译法▌ activity of vital energy; qi transformation; qi activity; transformative function of qi

▌现行译法▌ qi transformation; qi activity

▌标准译法▌ qi transformation

▌翻译说明▌

尽管'气化'也被译为 activity of qi energy, vital activity 等, 但目前最常见的译法为 qi transformation. 译文 transform 比较准确地表达了'气的运动产生人体物质的转化生成'之意, 基本符合对应性和回译性原则.

▌引例 Citations▌

○膀胱者, 州都之官, 津液藏焉, 气化则能出矣. (『素问·灵兰秘典论』)

(膀胱是水液聚会的地方, 经过气化作用, 才能把尿排出体外.)

Urinary bladder, like an official in charge of a reservoir, is responsible for storing body fluids and discharging urine through qi transformation. (*Plain Conversation*)

○膀胱气化不行者, 助其肾气以益膀胱乎. (『黄帝外经·回天生育』)

(膀胱气化不行的, 要增强其肾气以补益膀胱.)

When qi transformation of the urinary bladder is dysfunctional, it is necessary to reinforce kidney qi to tonify the bladder. (*Yellow Emperor's External Canon of Medicine*)

○其络于膀胱也, 贯脊会督而还出于脐之前, 通任脉始得达于膀胱, 虽气化可至, 实有经可通而通之也. (『黄帝外经·考订经脉』)

(肾经络属膀胱, 贯通于脊而与督脉相会, 然后从脐部之前出, 贯通任脉并开始到达膀胱, 虽然气化可以到达, 其实只有经络贯通以后它才能贯通.)

Kidney meridian pertains to the urinary bladder. It goes through the spine and meets the governor vessel, exiting from the front of umbilicus. It gets to the urinary bladder via the conception vessel. Although qi transformation could reach the urinary bladder as well, the existing meridian paves and leads the way. (*Yellow Emperor's External Canon of Medicine*)

▌과거번역▐ activity of vital energy(생명 에너지의 활동); qi transformation(기
변화); qi activity(기 활동); transformative function of qi(기의 변환 기능)

▌현행번역▐ qi transformation(기 변환); qi activity(기 활동)

▌표준번역▐ qi transformation(기화)

▌번역설명▐

'기화(氣化)'는 'activity of qi energy'(기 에너지의 활동), 'vital activity'(생명
활동) 등으로 번역되지만, 현재 가장 일반적인 번역은 'qi transformation'(기
화)이다. 여기서 사용된 'transform'(변환)은 '기의 운동이 인체 물질의 변화
을 일으키다'는 의미를 상당히 정확하게 표현해내며 기본적으로 대응성과
역 번역(回譯: 회역)의 원칙에도 부합한다.

▌예▐

○방광은 저수지를 담당하는 관리처럼 기화를 통해 체액을 저장하고 소변을
배설하는 역할을 한다. 『소문(素問)-영란비전론(靈蘭秘典論)』

○방광의 기화가 제대로 일어나지 않을 때는 신기(腎氣)를 보강해 방광을
강화해야 한다. 『황제외경(黃帝外經)-회천생육(回天生育)』

○신장 경락은 방광에 속한다. 척추를 지나 독맥(督脉)과 합류하여 배꼽의
앞쪽으로 나온다. 그런 다음 임맥(任脉)을 통해 방광에 닿는다. 기화하여
방광에 도달할 수 있으나 기존의 경혈이 길을 닦고 이끈다. 『황제외경(黃
帝外經)-고정경맥(考訂經脈)』

10.

qìjī 气机

Qi Movement

气机指气在全身各脏腑·经络等组织器官的运动，　激发和推动着人体各脏腑组织的生理活动，其基本形式为升·降·出·入. 气运动的形式多种多样，包括上升和下降·外出和内入·吸引和排斥·发散和凝聚等对立的形式.　正是由于气的不断运动，人体才能吐故纳新，升清降浊，生化不息，维持正常的新陈代谢及生命活动. 气机升降出入的协调平衡是保证生命活动正常进行的重要环节.

Qi movement refers to the movement of qi in all parts of the body including zang-fu organs and meridians. It motivates and propels the physiological functions of organs and tissues. Qi movement is manifested in such basic forms as ascending, descending, exiting, and entering(i.e., upward, downward, outward, and inward movement). It is precisely because of the constant movement of qi that human body is able to exhale the stale and inhale the fresh, ascend lucidity and descend turbidity, be in an endless state of generating and transforming, and maintain normal metabolism and life activities. Balanced qi movement of ascending, descending, exiting, and entering is essential for maintaining life activities.

10. 기기(氣機): 기 운동

기기(氣機)는 장부와 경맥을 포함한 전신에서 일어나는 기의 운동으로 장기와 조직의 생리적 기능을 자극하고 촉진한다. 기기의 기본적인 형태는 상승과 하강, 흡수와 배출(즉, 위, 아래, 바깥쪽, 안쪽으로의 이동)이다. 기의 끊임없는 운동으로 인체는 더러운 공기를 뱉어내고 신선한 공기를 마시며, 맑은 것을 상승시키고 탁한 것은 하강시키며, 항상 생성과 변환의 상태에 있으며, 정상적인 신진대사와 생명 활동을 유지할 수 있다. 기의 상승과 하강, 흡수와 배출의 조화로운 균형은 정상적인 생명 활동을 유지하는데 필수적이다.

┃曾经译法┃ functional activities of vital energy; qi movement; qi activity; qi dynamic

┃现行译法┃ qi movement; qi activity

┃标准译法┃ qi movement

┃翻译说明┃

目前国内对'气机'的翻译比较统一，即将其译为'qi movement'. 译文'functional activities of vital energy'虽比较准确，但过于冗长. 因此，'qi movement' 这一笼统而简洁的译法逐渐成为主流的翻译版本.

┃引例 Citations┃

○然津液藏于膀胱不能自出，必气机传化则津液出而为尿也. (『黄帝内经素问吴注』卷三)

(水液贮存于膀胱不能自行排出，必须有气的运动传输转化，水液才作为尿被排出.)

Yet fluids stored in the urinary bladder cannot discharge on its own. It has to be transformed into urine by qi movement for discharge. (*Plain Conversation in Yellow Emperor's Internal Canon of Medicine Annotated by Wu Kun*)

○春日气机从下而上，故春日脉浮，其形如鱼之游在波. (『黄帝素问直解』卷二)

(春天气的运动从下而上，因此春天脉现浮象，犹如鱼在水波中浮游一样.)

In spring, qi moves from the bottom to the top. Therefore, pulse floats like fish swimming in the waves. (*Direct Interpretation of Plain Conversation in Yellow Emperor's Internal Canon of Medicine*)

▌과거번역▐ functional activities of vital energy(생명 에너지의 기능적 활동); qi movement(기 운동); qi activity(기 활동); qi dynamic(기 역학)

▌현행번역▐ qi movement(기 운동); qi activity(기 활동)

▌표준번역▐ qi movement(기기)

▌번역설명▐

현재 '기기(氣機)'의 중국 내 번역은 비교적 통일되어 있는데, 이를 보통 'qi movement'(기 운동)로 번역하고 있다. 'functional activities of vital energy' (생명 에너지의 기능적 활동)라는 번역은 비교적 정확하지만 너무 길다. 그래서 일반적이고 간결한 'qi movement'라는 번역이 점차 표준번역이 되었다.

▌예▐

○그러나 방광에 저장된 진액은 저절로 배설될 수 없다. 배설되기 위해서는 기의 운동을 통해 소변으로 변해야 한다. 『황제내경소문오주(黃帝內經素問吳注)』

○봄날에는 기가 아래에서 위로 움직인다. 그러므로 맥은 위로 뜬다. 마치 파도 속에서 헤엄치는 물고기처럼 떠다니는 형상이다. 『황제소문직해(黃帝素問直解)-제2권』

11.

qìxué 气穴
Acupoint

气穴指的是腧(shù)穴, 为经脉之气输注的孔穴. 因穴位与脏腑经络之气相通, 故称气穴. 腧穴是人体脏腑经络气血输注出入的部位, 是针灸治疗的刺激点, 又是某些病痛的反应点. 腧穴通过经络与脏腑密切相关, 它能反应各脏腑的生理或病理变化, 通过针灸·按摩等刺激, 能够调动人体内在的抗病能力, 调节机体的虚实状态, 以达防治疾病的目的, 有的还可以用作辅助诊断.

Acupoints are points on the surface of human body where meridian qi infuses, hence the Chinese name qixue(气穴, literally qi points). They are the points where qi of the zang-fu organs and meridians concentrates or passes, where needling can be applied, and where some diseases or pains are manifested or felt. The points, closely linked to zang-fu organs through meridians, can manifest the physiological and pathological changes in zang-fu organs. Various stimuli such as needling, moxibustion, and massage can be applied at acupoints to increase immunity against diseases, regulate deficiency and/or excess conditions, prevent and treat diseases, and in some cases aid diagnosis.

11. 기혈(氣穴)

기혈(氣穴)은 경맥 기가 스며드는 인체 표면을 말하며, 따라서 중국 명칭도 기혈(氣穴, 문자 그대로 기의 구멍(혈(穴))이다. 기혈은 장부와 경맥의 기가 집중되거나 지나가는 부위로 침을 놓을 수 있고, 어떤 질환이나 통증이 나타나거나 느껴지는 자리이다. 기혈의 자리는 경락(경맥과 낙맥)을 통해 장부와 밀접한 관련을 맺으며, 장부의 생리적, 병리적 변화를 드러내는 곳이다. 기혈에 침이나 뜸질, 안마와 같은 자극을 주어 질병에 대한 면역력을 높이고, 결핍이나 과잉 상태를 조절하고, 질병을 예방 치료하며, 경우에 따라서는 진단을 위한 보조 수단으로 쓰인다.

| 曾经译法 | acupuncture point; point; acupoint

| 现行译法 | acupuncture point; acupoint

| 标准译法 | acupoint

| 翻译说明 |

目前, acupuncture point 和 acupoint 均已被牛津官方网络英文词典收录, 其中 acupuncture point 一词被标注出现于 19 世纪 30 年代, 但未提供例句. 译词 acupoint 虽未注明起源时间, 但提供了丰富例句, 属于 acupuncture point 的简洁化表达. 译为 acupuncture point, 可使译文文体与'气穴'这一古雅原文保持一致. 译为 acupoint, 可满足术语简洁性要求.

| 引例 Citations |

○气穴所发, 各有处名. (『素问·阴阳应象大论』)

(腧穴各有它输注的部位和名称.)

Each acupoint has a name of its own and a specific location where qi infuses. (*Plain Conversation*)

○余闻气穴三百六十五, 以应一岁. (『素问·气穴论』)

(我听说人身有三百六十五个腧穴, 与一年的日数相应.)

I have heard that there are three hundred and sixty-five acupoints in the human body, corresponding to the number of days in a year. (*Plain Conversation*)

○乃藏之金兰之室, 署曰气穴所在. (『素问·气穴论』)

(于是将它藏于金兰之室, 题名为'气穴所在'.)

It was stored in the Golden-fragrance Room and entitled 'Location of Acupoints.' (*Plain Conversation*)

│ 과거번역 │ acupuncture point(침술 부위); point(혈); acupoint(기혈)

│ 현행번역 │ acupuncture point(침 혈); acupoint(기혈)

│ 표준번역 │ acupoint(기혈)

│ 번역설명 │

현재 공개된 옥스퍼드 온라인 영어사전에는 'acupuncture point'(침술 부위)
와 'acupoint'(기혈)가 모두 포함되어 있다. 그중 'acupuncture point'는 1930
년대에 사용되었으나, 그 구체적 예문은 제공되지 않았다. 'acupoint'는 언제
부터 사용되었는지 명시되진 않았지만 'acupuncture point'의 간결한 표현으
로 보인다. 'acupuncture point'는 '기혈(氣穴)'이라는 고아(古雅)한 원문의
의미를 정확히 나타낼 수 있고, 'acupoint'는 간결성의 요건을 충족시킬 수
있다.

│ 예 │

○각 기혈은 고유의 이름과 기(氣)가 스며드는 특정한 위치가 있다. 『소문
(素問)-음양응상대론(陰陽應象大論)』

○인체에 365개의 기혈이 있다고 하는데[역주-실은 19*19=361개이다], 이는
일 년의 일수에 해당한다. 『소문(素問)-기혈론(氣穴論)』

○그것은 금난지실(金蘭之室)에 보관되었고, 『기혈의 위치』라는 제목이 붙
었다. 『소문(素問)-기혈론(氣穴論)』

12.
qìhǎi 气海
Sea of Qi

气海指膻中, 即宗气会聚·发源之处. 膻中指胸中部位, 肺居其中, 行呼吸, 主一身之气, 肺朝百脉, 能布散水谷精气, 以充养全身, 所以把膻中部位称为宗气汇聚之海, 又称上气海. 由于宗气积聚于胸中, 故称胸中为'气海'. '气海'也指位于腹正中线的一个经穴名, 即上气海, 该穴主治虚脱·厥逆·腹痛·泄泻·月经不调·痛经·崩漏·带下·遗精·阳痿·遗尿·疝气等疾病.

The sea of qi refers to danzhong where pectoral qi concentrates and originates. Danzhong refers to the central part of the chest where the lung is located, promoting breathing and governing the qi flow in the entire body. The lung, connecting all the vessels and meridians, can distribute the nutrients of food and drinks to replenish and nourish the entire body. Danzhong is the 'sea of qi' where pectoral qi converges. It is alternatively named the 'upper sea of qi.' The 'sea of qi' is also the name of an acupoint located in the middle of the abdominal midline, i.e., the upper sea of qi. It is indicated for collapse, syncope, abdominal pain, diarrhea, irregular menstruation, dysmenorrhea, uterine bleeding, leucorrhea, seminal emission, impotence, enuresis, and hernia.

12. 기해(氣海)

기해(氣海)는 단중(膻中)으로, 종기(宗氣)가 모여 시작되는 곳이다. 단중은 폐가 위치한 가슴(흉부)의 중심부를 말하며 호흡을 촉진하고 전신의 기 흐름을 주관한다. 모든 혈관과 경맥을 연결하는 폐는 음식물 영양분을 분산시켜 전신에 영양을 보충하고 공급할 수 있다. 단중은 종기(宗氣)가 모여드는 곳이기에 '기해'라 부른다. 또한 '기해'는 복부 정중선(正中線)에 위치한 혈인 '상기해(上氣海)'의 명칭이기도 하다. 이곳의 해당 혈위는 쇠약, 실신, 복통, 설사, 생리불순, 월경통, 자궁출혈, 대하증, 정액 배출, 발기부전, 야뇨증, 탈장 등의 증상을 치료한다.

┃曾经译法┃ sea of energy; sea of qi; reservoir of qi; Qihai(Ren 6)

┃现行译法┃ sea of qi; reservoir of qi

┃标准译法┃ sea of qi

┃翻译说明┃

'气海'一词在中医语境中有三种含义：一指四海之一，即膻中；二指丹田，又
名下气海；三指任脉的一个经穴。其翻译可按照国际通用的直译法译作 sea
of qi, 其具体含义可通过释义予以体现.

┃引例 Citations┃

○膻中者，为气之海. (『灵枢·海论』)

(膻中是气海.)

Danzhong is the sea of qi. (*Spiritual Pivot*)

○其大气之抟而不行者，积于胸中，命曰气海. (『灵枢·五味』)

(所产生的大气，抟聚不散，汇聚于胸中，称为气海.)

The great qi, transformed from the nutrients of food and drinks, concentrates in
the chest and does not move. That is why the chest is called the sea of qi.
(*Spiritual Pivot*)

○人有髓海，有血海，有气海，有水谷之海，凡此四者，以应四海也. (『灵枢·海论』)

(人体有髓海·血海·气海和水谷之海，这四海与环绕中国的'四海'相应.)

The human body contains four seas, namely the sea of marrow, sea of blood,
sea of qi, and sea of food and water, which correspond to the four seas
surrounding China. (*Spiritual Pivot*)

┃과거번역┃ sea of energy(에너지의 바다); sea of qi(기의 바다); reservoir of qi(기의 저장소); Qiha(기해, Ren 6)

┃현행번역┃ sea of qi(기의 해); reservoir of qi(기의 저장소)

┃표준번역┃ sea of qi(기해)

┃번역설명┃

'기해(氣海)'는 중국 전통 의학에서 세 가지 의미가 있다. 첫째, 사해(四海)의 하나로 단중(膻中)을 말한다. 둘째, 단전(丹田)을 말하는데, 달리 하기해(下氣海)라고도 한다. 셋째, 임맥(任脈)의 한 경혈(經穴)을 의미한다. 이 용어의 번역은 국제적으로 통용되는 방법에 따라 'sea of qi'(기해)로 직역할 수 있고, 그 구체적인 의미는 의역을 통해 나타낼 수 있다.

┃예┃

○단중(膻中)은 기해다. 『영추(靈樞)-해론(咳論)』

○음식물 영양소에서 변환된 대기(大氣)는 흩어지지 않고 가슴에 모인다. 그래서 가슴(흉부)을 기해(氣海)라고 부른다. 『영추(靈樞)-오미(五味)』

○인체는 수해(髓海), 혈해(血海), 기해(氣海), 수곡지해(水穀之海) 등 4개의 해를 포함하고 있으며, 이는 중국을 둘러싼 4개의 바다에 해당한다. 『영추(靈樞)-해론(咳論)』

13.

qìxū 气虚

Qi Deficiency

气虚指人体的正气虚弱. 造成气虚的原因主要有两方面：一是气的生化不足, 如先天禀赋不足, 元气衰少；或脾胃虚弱, 水谷精气不足；或肺的宣降失常, 清气吸入不足. 二是气的消耗太多, 如过于劳倦, 或外感热病, 或患慢性消耗性疾病, 使气耗散过多而致虚亏. 气虚的临床表现, 以精神委顿·倦怠乏力·少气懒言·眩晕·自汗·面色(hu3ng)白·舌淡·脉虚弱等症为特点.

Qi deficiency refers to the weakness of healthy qi in human body. Two main reasons account for qi deficiency: (1) insufficiency of qi transformation, e.g., the deficiency of prenatal essence may lead to the deficiency of original qi; spleen-stomach weakness may result in deficiency of essence from food and drinks; or the failure of lung qi in dispersing and descending may reduce the inhalation volume of fresh air; and (2) excessive consumption of qi, e.g., excessive lassitude, exogenously-contracted febrile diseases, or chronic consumptive diseases may lead to over-consumption of qi and consequently qi deficiency. Clinical manifestations of qi deficiency include listlessness, fatigue, disinclination to talk due to the lack of qi, dizziness, spontaneous sweating, pallor complexion, pale tongue, and feeble pulse.

13. 기허(氣虛): 기 부족

기허(氣虛)는 인체에 건강한 기가 약해지는 것을 말한다. 기허의 두 가지 주요 원인으로는 (1) 기 변환의 부족, 예를 들어 선천지정의 부족은 원기의 부족을 가져올 수 있고, 비위장의 허약은 음식물 정(精)의 부족을 가져올 수 있으며, 또는 폐기가 분산과 하강을 하지 못하여 신선한 공기의 흡입량이 감소할 수 있다. (2) 과도한 기의 소모, 예를 들어 과도한 무기력이나 외부적 원인에 의한 열 질환 또는 만성 폐 질환은 기의 과다한 소모, 결과적으로 기허(氣虛)로 이어질 수 있다. 기허의 임상적 징후는 노곤함, 피로, 기의 부족으로 인한 언어 미약, 현기증, 진땀, 창백한 안색, 창백한 혀, 약한 맥박 등이 있다.

▌曾经译法 ▌ deficiency of qi; deficiency of the vital energy; qi deficiency; qi vacuity; asthenia of qi

▌现行译法 ▌ qi deficiency; qi vacuity

▌标准译法 ▌ qi deficiency

▌翻译说明 ▌

在 qi deficiency 和 qi vacuity 的译法中, vacuity 表示'空虚；茫然；缺乏思考', deficiency 表示'缺少；不足'. 相比较而言, asthenia 更符合中医'虚'的实际含义, 因为中医上的'虚'一般指的是功能的降低, 而不是量的减少. 但在中医的国际传播中, deficiency 已经成为'虚'约定俗成的译法.

▌引例 Citations ▌

○身体日减, 气虚无精, 病深无气. (『素问·疏五过论』)

(身体一天天消瘦, 气虚精耗, 待到病势加深, 就会毫无力气.)

The patient would become emaciated when qi is deficient and essence is exhausted, and finally become debilitated when the disease deteriorates. (*Plain Conversation*)

○是故气之所并为血虚, 血之所并为气虚. (『素问·调经论』)

(所以气若偏胜, 就有血虚的现象；而血若偏胜, 就有气虚的现象.)

Therefore, if qi is in excess, blood would be deficient. Vice versa, if blood is in excess, qi would be deficient. (*Plain Conversation*)

○数中风寒, 血气虚, 脉不通, 真邪相攻, 乱而相引, 故中寿而尽也. (『素问·调经论』)

(屡遭风寒侵袭, 血气虚耗, 血脉不通利, 外邪就易侵入, 与真气相攻, 真气败乱, 所以就导致其中年而亡.)

Some died in middle age because their essential qi was exhausted in its frequent fight against pathogenic factors. These people were frequently attacked by wind and cold, which caused the deficiency of qi and blood as well as the obstruction in their meridians, thus inviting more attacks by pathogenic factors. (*Spiritual Pivot*)

┃과거번역┃ deficiency of qi(기의 부족); deficiency of the vital energy(생명 에너지의 저하); qi deficiency(기 결핍); qi vacuity(기의 상실); asthenia of qi(기의 무력증)

┃현행번역┃ qi deficiency(기 결핍); qi vacuity(기 부족)

┃표준번역┃ qi deficiency(기허)

┃번역설명┃

‘qi deficiency’(기의 결핍)와 ‘qi vacuity’(기의 상실)에서 ‘vacuity’는 ‘공허(텅 빔)’, ‘상실’, ‘생각(사고)의 부족’을 의미하고, ‘deficiency’는 ‘결핍(모자람)’이나 ‘부족’을 의미한다. 이에 비해 ‘asthenia’(무력, 쇠약)가 한의학에서의 ‘부족(虛)’의 실제 의미와 더 일치한다. ‘허(虛)’는 일반적으로 양의 감소가 아니라 기능의 감소를 의미하지만, 중국 의학이 국제적으로 보급되면서 ‘deficiency’(결핍)가 ‘허(虛)’의 일반적인 번역이 되었다.

┃예┃

○기가 부족하고 정(精)이 고갈되면 환자는 수척해지고, 질환이 악화되면 환자는 결국 쇠약해진다. 『소문(素問)-소오과론(疏五過論)』

○따라서 기가 과도하면 혈액(血)이 부족할 것이다. 반대로 혈액이 과다하면 기(氣)가 부족할 것이다. 『소문(素問)-조경론(調經論)』

○병원성 요인으로 잔병치레를 겪으면 정기가 소진되어 중년에 죽기도 한다. 이 사람들은 종종 풍냉(風冷)이 엄습하고, 이는 기와 혈액의 결핍은 물론 혈맥의 장애까지 초래하고 더 많은 병원성 요인에 의한 공격을 유발하게 된다. 『소문(素問)-조경론(調經論)』

14.

yáng 阳

Yang

阳是与阴相对应的事物或物质. 阳主躁动, 主生成, 主肃杀, 能化生能量. 阳一般代表轻清的·功能的·亢进的·运动的·上升的或热性的一面. 阳的含义可概括为二：一是与'阴'相对， 是对宇宙万物以及人体等所进行的空间·时间·性质等方面的划分；二是指阳气, 是对构成宇宙万物的本元之气或人体生命之气的划分.

Yang refers to things or substances opposite to yin. It is characterized by restlessness, production, clearing, descent, energy engenderment, and transformation. Generally, yang stands for lightness, clearness, function, hyperactivity, motility, upwardness, or hotness. There are two meanings of the term. First, yang as opposed to yin works together with yin as a duality to divide everything in the universe in terms of time, space, and nature. Second, it refers to yang qi which constitutes the original qi of cosmic forces or qi of human life together with yin qi.

14. 양(陽)

양(陽)은 음과 반대되는 사물이나 물질을 가리킨다. 활동성, 생산, 정화, 하강, 에너지 생성, 변형 등이 특징이다. 일반적으로 양은 가벼움, 맑음, 기능, 과잉활동, 운동성, 상승성, 또는 뜨거움(熱)을 나타낸다. 양(陽)은 두 가지 의미가 있다. 첫째, 양은 음과 반대되는 것이다. 양은 시간, 공간, 성질의 측면에서 우주만물을 구분짓는 두 가지 기본원리(이원성, duality)로 음과 함께 작용한다. 둘째, 양은 음기와 더불어 우주적 힘의 원기나 인간 삶의 기(氣)를 구성하는 양기를 가리킨다.

┃曾经译法┃ yang; Yang

┃现行译法┃ yang

┃标准译法┃ yang

┃翻译说明┃

阴阳中的'阳'是中国古代哲学的概念, 其音译早已进入牛津字典, 中医汉英字典也以音译为主. 这个概念已经为英语国家所接受, 因此沿用音译.

┃引例 Citations┃

○夫言人之阴阳, 则外为阳, 内为阴. 言人身之阴阳, 则背为阳, 腹为阴. 言人身之脏腑中阴阳, 则脏者为阴, 腑者为阳. (『素问·金匮真言论』)

(就人体阴阳来说, 外部为阳, 内部为阴. 单就躯干来说, 背部为阳, 腹部为阴. 就人身脏腑来划分阴阳, 则五脏为阴, 六腑为阳.)

There is also yin and yang in the human body. Generally, the exterior is yang and the interior is yin. In terms of human torso, the back is yang and the abdomen is yin. In terms of zang-fu organs, five zang-organs are yin and six fu-organs are yang. (*Plain Conversation*)

○水为阴, 火为阳, 阳为气, 阴为味. (『素问·阴阳应象大论』)

(水属于阴, 火属于阳. 阳是无形的气味, 而阴是有形的滋味.)

Water is considered as yin, whereas fire is yang. Yang is intangible qi, whereas yin is substantial flavor. (*Plain Conversation*)

○阴胜则阳病, 阳胜则阴病. 阳胜则热, 阴胜则寒……阴在内, 阳之守也 ; 阳在外, 阴之使也. (『素问·阴阳应象大论』)

(阴气偏胜, 阳气就会受到损害 ; 阳气偏胜, 阴气也会受到损害. 阳气偏胜就会生热, 阴气偏胜就会生寒……阴气在内, 有阳气卫外 ; 阳气在外, 有阴气辅佐.)

Predominance of yin may result in the disease of yang while predominance of yang may lead to the disease of yin. Predominance of yang generates heat while predominance of yin produces cold… Yin maintains inside to preserve yang while yang stays outside to protect yin. (*Plain Conversation*)

▌과거번역 ▌ yang(양); Yang(양)

▌현행번역 ▌ yang(양)

▌표준번역 ▌ yang(양)

▌번역설명 ▌

음양의 '양'은 고대 중국의 철학적 개념이다. 그 음역은 오랫동안 옥스퍼드 사전에 등재되었으며, 한의학에 관한 중-영 사전에서도 주로 음역되었다. 이 개념은 영어권 국가에서 받아들여져 여전히 음역이 사용되고 있다.

▌예 ▌

○ 인체에도 음양이 있다. 일반적으로 외부는 양이고, 내부는 음이다. 사람의 몸체로 보면 등은 양이고 복부는 음이다. 장부로 보면 오장은 음이고 육부는 양이다. 『소문(素問)-금궤진언론(金匱真言論)』

○ 물은 음으로, 불은 양으로 여겨진다. 양은 무형의 기(氣)인 반면, 음은 유형적 미(味)이다. 『소문(素問)-음양응상대론(陰陽應象大論)』

○ 음이 우세하면 양의 질환을 유발할 수 있고, 양이 우세하면 음의 질환을 유발할 수 있다. 양이 우세하면 열을 생성시키고, 음이 우세하면 냉기를 발생시킨다. 양을 보호하기 위해 음은 내부에 유지되고, 음을 보호하기 위해 양은 외부에 머무른다. 『소문(素問)-음양응상대론(陰陽應象大論)』

15.

yángqì 阳气

Yang Qi

阳气与阴气相对，泛指事物两个相反相成的对立面之一. 就功能与形态而言，阳气指功能；就脏腑功能而言，指六腑之气；就营卫之气而言，指卫气；就运动的方向和性质而言，则指行于外的·向上的·亢盛的·增强的·轻清的. 总而言之，阳气指人体内具有温煦·生发·气化·卫外等作用或特性的气.

Yang qi, opposite to yin qi, generally refers to one of the two components that are opposite and complementary to each other. In terms of function and form, yang qi is function. In terms of visceral activity, it is qi of six fu-organs. In terms of nutrient qi and defense qi, it refers to the latter. In terms of the direction and nature of movement, it tends to be outward, upward, exuberant, intensive, and light. In short, yang qi is involved in functions of warming, generating, transforming, and protecting.

15. 양기(陽氣)

음기와 반대되는 양기(陽氣)는 서로 대립하면서도 보완적인 두 요소 중 하나를 가리킨다. 기능과 형태적인 면에서 양기는 기능에 해당한다. 오장육부의 기능으로 볼 때, 양기는 육부(六腑)의 기(氣)이다. 영기(營氣)와 위기(衛氣)로 보면, 양기는 위기를 가리킨다. 운동의 방향과 성질로 보면, 바깥쪽으로, 위쪽으로, 활기가 넘치고, 강하고, 밝은 성향이 있다. 간단히 말해, 양기는 온화함, 생성, 변환, 보호 등의 기능에 관여한다.

▌现行译法 ▌ yang qi; yangqi
▌标准译法 ▌ yang qi
▌翻译说明 ▌

目前, 国内外对'阳气'的译法相对比较统一. '阳'和'气'都是中国古代哲学概念, 其英译都已进入牛津字典. 因此, '阳气'采用音译, 译为 yang qi.

▌引例 Citations ▌

○是故冬至四十五日, 阳气微上, 阴气微下. (『素问·脉要精微论』)

(所以冬至一阳生, 到四十五天, 阳气微升, 阴气微降.)

During the forty-five days from the Winter Solstice to the Beginning of Spring, yang qi is gradually ascending while yin qi is gradually descending. (*Plain Conversation*)

○故阳气者, 一日而主外, 平旦人气生, 日中而阳气隆, 日西而阳气已虚, 气门乃闭. (『素问·生气通天论』)

(人身的阳气, 白天都运行于人体外部, 日出时人体的阳气开始生发, 中午阳气最旺盛, 到日落时阳气衰退, 汗孔也就关闭了.)

Yang qi in the human body travels in the exterior in the daytime. At sunrise, it starts to rise; at noon, it reaches its peak; at sunset, it declines and the sweat pores close up accordingly. (*Plain Conversation*)

○夜半阳气还, 两足当热. (『伤寒论』)

(半夜阳气来复, 两足自会转热.)

In the midnight, yang qi returns and the feet will turn warm. (*Treatise on Cold Damage*)

┃과거번역┃ yang-energy(양-에너지); yang-qi(양-기); Yang-Qi(양-기); Yangqi(양기); yang influence(양의 영향)

┃현행번역┃ yang qi(양 기); yangqi(양기)

┃표준번역┃ yang qi(양기)

┃번역설명┃

현재 영어권에서 '양기'의 번역 방법은 비교적 통일되어 있다. '양'과 '기'는 모두 고대 중국의 철학적 개념이고, 이것의 영문 번역은 옥스퍼드 사전에도 등재되었기에 '양기'는 음역으로 'yang qi'로 번역된다.

┃예┃

○ 동지(冬至)부터 춘분(春分)까지 45일 동안 양기는 점차 상승하고 음기는 점차 하강한다. 『소문(素問)-맥요정미론(脈要精微論)』

○ 인체의 양기는 한낮에 외부를 떠다닌다. 해가 뜨면 상승하기 시작하고, 정오에는 절정에 달하며, 해가 지면 감소하고 그에 맞춰 땀구멍이 닫힌다. 『소문(素問)-생기통천론(生氣通天論)』

○ 자정이 되면 양기가 다시 생겨나 발이 따뜻해질 것이다. 『상한론(傷寒論)』

16.

yīn 阴

Yin

阴是与阳相对应的事物或物质. 阴主安静, 主生长, 主收藏, 能构成有形的物质. 一般来说, 阴代表重浊的·形质的·衰退的·静止的·下降的或寒性的一面. 阴也指'阴气', 是对构成宇宙万物的本元之气或人体生命之气的划分. 在传统医学中, 人体中具有实体·内守·凝聚·宁静·凉润·抑制·沉降等特性的运动和现象均属于阴.

Yin refers to things or substances opposite to yang. It is characterized by quietness, growth, and storage. Yin constitutes tangible substances. Generally, anything that is turbid, substantial, weak, static, descending, or cold is considered as yin. Yin also refers to 'yin qi, ' one of the two components that constitute the vital qi of the universe or life qi of human being. According to traditional Chinese medicine, yin contains the movement and phenomena in the human body with the attribute of substantial entity, keeping in the interior, concentration, quietness, coolness, moistening, inhibition, and descending.

16. 음(陰)

음(陰)은 양과 반대되는 사물이나 물질을 가리킨다. 음은 조용함, 성장, 저장 등이 특징이다. 음은 유형의 물질을 구성한다. 일반적으로 탁하거나, 순물질이고, 약하거나, 정적이고, 하강하거나, 차가운 것은 음이라 간주한다. 음(陰)은 우주의 활기(活氣)나 인간의 생기(生氣)를 구성하는 두 가지 요소 중 하나인 '음기'를 말한다. 한의학에서 물질적 실체, 내부를 지키는 것, 집중(응집), 조용함, 냉정함, 습윤, 억제, 하강 등의 특성을 지닌 인체의 운동과 현상이 모두 음에 속한다.

▌曾经译法▌ yin; Yin

▌现行译法▌ yin

▌标准译法▌ yin

▌翻译说明▌

'阴'与'阳'相对，是中医理论的核心概念之一. 目前，国内外对'阴'的译法相对比较统一，均采用音译. 其英文翻译已收录进牛津字典. 因此，采用音译，译为 yin.

▌引例 Citations▌

○在内者，五脏为阴，六腑为阳；在外者，筋骨为阴，皮肤为阳. (『灵枢·寿夭刚柔』)

(在体内者，五脏属于阴，六腑属于阳；在体外者，筋骨属于阴，皮肤属于阳.)

In terms of the interior, five zang-organs pertain to yin while six fu-organs pertain to yang. In terms of the exterior, sinews and bones pertain to yin while skin pertains to yang. (*Spiritual Pivot*)

○阴之动，始于清，盛于寒. (『素问·至真要大论』)

(阴气发动，始于凉而盛于寒.)

The action of yin qi begins with coolness and reaches its peak with coldness. (*Plain Conversation*)

○用针之要，在于知调阴与阳. 调阴与阳，精气乃光. (『灵枢·根结』)

(用针治病的关键，在于懂得调节阴阳. 调和了阴阳，则精气就可以充足.)

The key to treating diseases by acupuncture lies in the regulation of yin and yang. If yin and yang stay in harmony, essential qi can be replenished and become abundant. (*Spiritual Pivot*)

┃과거번역┃ yin(음); Yin(음)

┃현행번역┃ yin(음)

┃표준번역┃ yin(음)

┃번역설명┃

'음'은 '양'과 상대되는 개념이며 중의학 이론의 핵심개념 중 하나이다. 현재 영어권에서 '음'의 번역은 비교적 통일되어 둘 다 음역을 사용한다. 옥스퍼드 사전에도 등재되었다. 그래서 음역인 'yin'을 번역어로 채택한다.

┃예┃

○내부를 보면 오장은 음, 육부는 양에 속한다. 외관상으로는 힘줄과 뼈는 음, 피부는 양에 속한다. 『영추(靈樞)-수요강유(壽夭剛柔)』

○음기의 작용은 차가움에서 시작하여 냉기로 절정에 이른다. 『소문(素問)-지진요대론(至眞要大論)』

○침술로 질환을 치료하는 비결은 음과 양의 조절에 있다. 음양이 조화를 이루면 정기가 보충되어 풍성해질 수 있다. 『영추(靈樞)-근결(根結)』

17.

yīnqì 阴气

Yin Qi

阴气与阳气相对, 泛指事物的两个相反相成的对立之一. 就功能与形态而言, 阴气指形质；就脏腑功能而言, 阴气指五脏之气；就营卫之气而言, 阴气指营气；就运动的方向和性质而言, 人体行于内的·向下的·抑制的·减弱的·重浊的属于阴气. 总的来说, 自然界具有寒凉·肃杀·收敛·重浊·成形·下降等作用或特性的气以及人体内具有寒凉·收敛·凝聚·滋润·抑制等作用或特性的气, 都属于阴气.

Yin qi, opposite to yang qi, generally refers to one of the two components that are opposite and complementary to each other. In terms of function and form, it is form. In terms of visceral function, it is qi of five zang-organs. In terms of nutrient qi and defense qi, it refers to the former. In terms of the direction and nature of movement, it tends to be inward, downward, inhibitive, weak, and turbid. In short, yin qi refers to the qi in nature with the attribute of coldness, eliminating, astringency, turbidity, forming, and descending as well as the qi in human body with that of coolness, contraction, concentration, moistening, and suppression.

17. 음기(陰氣)

양기와 반대되는 음기(陰氣)는 서로 대립되면서도 보완적인 두 요소 중 하나를 말한다. 기능과 형태면에서 음기는 형태에 해당한다. 오장육부의 기능으로 볼 때, 음기는 오장(五臟)의 기(氣)이다. 영기(營氣)와 위기(衛氣)로 보면, 음기는 영기이다. 운동의 방향과 성질로 보면 안쪽으로, 아래로, 억제하고, 약하고, 탁한 기운이 있다. 간단히 말해, 자연계에서 냉기, 제거, 수렴성(收斂性), 탁기, 형성, 하강 등의 속성을 가지거나 인체에서 냉기, 수축, 집중(응집), 습윤, 억제의 성질을 가진 기는 모두 음기에 속한다.

▎曾经译法 ▎ yin-energy; yin-qi; Yin-Qi; yinqi; yin influence

▎现行译法 ▎ yin qi; yinqi

▎标准译法 ▎ yin qi

▎翻译说明 ▎

目前, 国内外对阴气的译法相对比较统一. '阴'和'气'都是中国古代哲学概念, 其英文翻译都已进入牛津字典. 因此, 采用音译, 译为 yin qi.

▎引例 Citations ▎

○正月阳气出在上, 而阴气盛, 阳未得自次也. (『素问·脉解』)

(正月阳气已经生发显现, 但阴寒之气尚盛, 阳气还不能按照自己应有的位次而逐渐旺盛.)

The first month of the lunar year is the month in which yang qi begins to rise but yin qi is still exuberant. At this time of the year, yang qi is not strong enough to hold the advantage. (*Plain Conversation*)

○阴气少而阳气胜, 故热而烦满也……阳气少, 阴气多, 故身寒如从水中出. (『素问·逆调论』)

(由于阴气虚少, 阳气偏盛, 所以发热而烦闷……阳气虚弱, 阴气偏盛, 所以身体寒冷, 好像从冷水中出来一样.)

Yin qi is insufficient while yang qi is superabundant. That is why patients feel feverish and restless⋯ The insufficiency of yang qi and excess of yin qi makes the patient feel cold like just getting out of cold water. (*Plain Conversation*)

○阴气盛则梦涉大水而恐惧,阳气盛则梦大火而燔焫. (『灵枢·淫邪发梦』)

(阴气盛, 就会梦见蹚渡大水而感到恐惧 ; 阳气盛, 就会梦见大火燃烧而感到灼热.)

Predominance of yin qi will lead to dreaming of fright in crossing a big river; predominance of yang qi will lead to dreaming of burning heat from a big fire. (*Spiritual Pivot*)

❙ 과거번역 ❙ yin-energy(음-에너지); yin-qi(음-기); Yin-Qi(음-기); yinqi(음기); yin influence(음의 영향)

❙ 현행번역 ❙ yin qi(음 기); yinqi(음기)

❙ 표준번역 ❙ yin qi(음기)

❙ 번역설명 ❙

현재 영어권에서 '음기'의 번역 방법은 비교적 통일되어 있다. '음'과 '기'는 모두 고대 중국의 철학적 개념으로, 이것의 영문 번역은 옥스퍼드 사전에 등재되어 있기에 음역을 채택하여 'yin qi'(음기)로 번역한다.

❙ 예 ❙

○태음년(太陰年)의 정월(正月)은 양기가 상승하기 시작하지만, 음기가 여전히 왕성한 달이다. 이맘때는 양기가 우위를 차지할 만큼 충분히 강하지 않다. 『소문(素問)-맥해(脈解)』

○음기는 불충분하고 양기는 과다하다. 그래서 환자들은 열이 나고 제대로 쉬지를 못한다. 양기가 부족하고 음기가 지나치면 환자들은 마치 찬물에서 막 빠져나온 것 같은 냉기가 느껴진다. 『소문(素問)-역조론(逆調論)』

○음기가 우세하면 큰 강을 가로지르는 무서운 꿈을 꾸고, 양기가 우세하면 거대한 불에서 불에 타는 꿈을 꿀 것이다. 『영추(靈樞)-음사발몽(淫邪發夢)』

18.

yīnyáng 阴阳

Yin and Yang

阴阳是中国古代哲学术语，含有朴素的辩证观. 中医阴阳学说是古代哲学思想与医学实践相结合而形成的理论体系. 其主要内容包括两个方面：即阴阳是自然界的根本规律，万物的纲纪，一切生物生长·发展和变化的根源；阴阳是相对的，又是互根的，互相消长的，互相转化的. 这一理论贯穿于解释人体的结构·生理·病理·诊断和防治等整个医学领域中.

Yin and yang are a philosophical concept in ancient China, containing the plain view of dialectics. Yin-yang theory of traditional Chinese medicine is a theoretical system which combines ancient philosophical thoughts and medical practices. It includes two major aspects. First, yin and yang are the fundamental laws of nature, the principles of everything in creation, and the sources for all creatures to grow, develop, and change. Second, yin and yang are opposite, interdependent, mutually waxing and waning, as well as transforming. The theory runs through the entire medical field, aiming to expound the human structure, physiology, pathology, diagnosis, prevention, and treatment.

18. 음양(陰陽)

음양(陰陽)은 고대 중국의 철학적 개념으로, 분명한 변증법적 관점을 담고 있다. 중의학의 음양론은 고대 철학적 사상과 의학적 관행이 겸비된 이론적 체계다. 그 주요 내용은 두 가지 관점을 담고 있다. 첫째, 음양은 자연계의 근본 법칙이자 창조의 모든 원리, 모든 생명체의 성장, 발전, 변화의 원천이다. 둘째, 음양은 상대적이면서 상호 의존적이며, 서로를 흥하고 쇠하게 하며, 상호 전화한다. 음양론은 인간의 구조, 생리학, 병리학, 진단, 예방, 그리고 치료 등을 상세히 설명하는 것을 목표로 의학 전 분야를 망라한다.

▌曾经译法▐ yin-yang; yinyang; yin and yang; Yin and Yang

▌现行译法▐ yin and yang; yin-yang

▌标准译法▐ yin and yang

▌翻译说明▐

'阴'和'阳'是中国古代哲学相对立的两个基本概念, 所以译文不用连字符, 而用 and 连接. 目前, 国内外对阴阳的译法相对比较统一, 采用音译, 译为 yin and yang.

▌引例 Citations▐

○阴阳者, 天地之道也, 万物之纲纪, 变化之父母, 生杀之本始, 神明之府也. (『素问·阴阳应象大论』)

(阴阳, 是天地间的普遍规律, 是一切事物的纲领, 是万物发展变化的起源, 是生长毁灭的根本, 是万物发生发展变化的动力源泉.)

Yin and yang are the law of the heavens and earth, the fundamental principle of all things, the origin of all changes, the root of life and death, and the storehouse of spirit. (*Plain Conversation*)

○夫自古通天者, 生之本, 本于阴阳. (『素问·生气通天论』)

(自古以来, 人的生命活动与自然界的变化就是息息相通的, 这是生命的根本, 生命的根本就是阴阳.)

Life activities have been closely bound up with the natural changes since ancient times. This is the root of life: yin and yang. (*Plain Conversation*)

○且夫阴阳者, 有名而无形, 故数之可十, 离之可百, 散之可千, 推之可万, 此之谓也. (『灵枢·阴阳系日月』)

(而且阴阳是有名无形的抽象概念, 所以用阴阳的道理来说明事物, 可以由一推到十, 进一步分析, 可以由百推到千, 推演至万, 就是这个意思.)

Yin and yang, onymous but formless, are abstract concepts. They are employed to explain things and phenomena and can be extended from one to ten, from ten to a hundred, from a hundred to a thousand, from a thousand to ten thousand, and to infinity. (*Spiritual Pivot*)

┃과거번역┃ yin-yang(음-양); yinyang(음양); yin and yang(음과 양); Yin and Yang(음과 양)

┃현행번역┃ yin and yang(음과 양); yin-yang(음-양)

┃표준번역┃ yin and yang(음양)

┃번역설명┃

'음'과 '양'은 고대 중국 철학에서 서로 반대되는 두 가지 기본 개념이다. 따라서 번역에서는 하이픈을 사용하지 않고 'and'를 사용한다. 현재 영어권에서 이의 번역은 상대적으로 통일되어 음역어인 'yin and yang'을 사용하고 있다.

┃예┃

○ 음양은 천지의 법칙이고, 만물의 근본 원리이며, 모든 변화의 기원이고, 삶과 죽음의 근원이자, 정신의 저장소이다. 『소문(素問)-음양응상대론(陰陽應象大論)』

○ 생명 활동은 고대로부터 자연적인 변화와 밀접한 관계가 있었다. 이것이 삶의 근원인 음양이다. 『소문(素問)-생기통천론(生氣通天論)』

○ 음양(陰陽)은 명칭은 있지만 형태가 없는 추상적인 개념이다. 음양은 사물과 현상을 설명하기 위해 사용되고, 일(一)에서 십(十), 십에서 백(百), 백에서 천(千), 천에서부터 만(萬), 그리고 무한으로 확장할 수 있다. 『영추(靈樞)-음양계일월(陰陽繫日月)』

19.

yīn píng yáng mì 阴平阳秘

Yin Is Stable and Yang Is Compact.

阴平阳秘指的是阴气平和, 阳气固密, 两者相互调节而呈现出的动态平衡或有序稳态, 是进行正常生命活动的基本条件. 根据阴阳理论, 人体阴精宁静不耗, 阳气固密不散, 阴阳双方保持动态平衡或有序稳态, 才能使人精神旺盛, 生命活动正常. 正是由于人体内阴阳二气的交感相错·相互作用, 推动着人体内物质与物质之间·物质与能量之间的相互转化, 推动和调控着人体的生命进程. 同时又是由于体内阴阳二气的对立制约·互根互用和消长转化, 维系着协调平衡的状态, 人体的生命活动才能有序进行, 各种生理功能才能得到稳定发挥.

The term refers to the dynamic balance or ordered homeostasis due to the mutual regulation of stable yin and compact yang, which is the basis of normal life activities. According to the theory of yin and yang, man will not be full of vitalities and perform normal life activities unless yin and yang maintain the dynamic balance or ordered homeostasis, i.e., yin essence keeps from consumption and yang qi consolidates. It is because of the integration of yin qi and yang qi within the human body that promotes the mutual conversion between substance and substance, substance and energy, as well as propels and regulates human life processes. At the same time, mutual opposing and constraining, mutual rooting and promoting, waxing and waning, as well as mutual conversion of yin and yang maintain the state of balance so that life activities can be performed orderly, and various physiological functions can be fulfilled stably.

19. 음평양비(陰平陽秘): 음은 안정적이고 양은 조밀하다

음평양비(陰平陽秘)는 안정된 음과 조밀한 양의 상호조절로 인한 역동적인 균형이나 질서정연한 항상성을 말하는데, 이것이 정상적인 생명활동의 근간(勤懇)이 된다. 음양론에 따르면, 음양이 역동적인 균형을 유지하거나 질서정연한 항상성을 유지하지 못하면, 즉 음정(陰精)이 소모되는 것을 막지 못해 양기가 굳건해지지 않는다면, 인간은 활력이 없고 정상적인 생명활동을 하지 못하게 된다. 인간의 생명과정을 촉진하고 조절하는 역할 뿐만 아니라, 물질과 물질, 물질과 에너지 간의 상호전화를 촉진하는 것은 인간의 신체 내에 있는 음기와 양기의 통합 덕분이다. 이와 동시에 상호 대립과 억제, 상호의존과 상호강화(互根互用), 생성과 쇠퇴, 음양의 상호전화는 균형상태를 유지하여 생활 활동이 단계적으로 나아가게 하여 다양한 생리적 기능이 안정적으로 이행되도록 한다.

┃曾经译法┃ calm yin and sound yang; yin flourishing smoothly and yang vivified steadily; Yin is even and well while Yang is firm; balance between yin and yang; equilibrium between yin and yang; Yin is at peace and yang is compact

┃现行译法┃ Yin is at peace and yang is compact; balance between yin and yang; stable yin and compact yang

┃标准译法┃ Yin is stable and yang is compact.

┃翻译说明┃

将'阴平阳秘'译为 balance of yin and yang, 就内涵而言, 其义不尽完善. 就语言形式和结构而言, 与源语差异显著. 将其译为 stable yin and compact yang, 从语言形式角度讲, 强调了阴和阳, 而未强调阴和阳的'平和·固密'状态, 因此, 译为 Yin is stable and yang is compact.

┃引例 Citations┃

○阴平阳秘, 精神乃治. (『素问·生气通天论』)

(阴气和平, 阳气固密, 精神就会旺盛.)

Only when yin is stable and yang is compact can one's spirit be vigorous. (*Plain Conversation*)

○人能法道清净, 精气内持, 火来坎户, 水到离宫, 阴平阳秘, 精元密固矣. (『普济方』卷三十三)

(人若能效法道之清净, 精气内守, 火能到达坎位, 水能到达离宫, 水火既济, 阴气和平, 阳气固密, 精元之气就能固守密藏.)

If man can follow the peace and detachment in Taoism, essential qi will remain inside to guard. Fire can reach kanhu(north position in eight trigrams, representing water) and water can reach ligong(south position in eight trigrams, representing fire). Fire and water nourish each other, ensuring yin is stable and yang is compact so that essential qi and original qi are able to remain intact. (*Formulas for Universal Relief*)

┃ 과거번역 ┃ calm yin and sound yang(차분한 음과 건전한 양); yin flourishing smoothly and yang vivified steadily(순조롭게 번성하는 음과 꾸준히 생동감 있는 양); Yin is even and well while Yang is firm(음은 고르고 양은 견고하다); balance between yin and yang(음양의 균형); equilibrium between yin and yang(음양의 평형); Yin is at peace and yang is compact(음은 평화롭고 양은 치밀하다)

┃ 현행번역 ┃ Yin is at peace and yang is compact(음은 평화롭고 양은 조밀하다); balance between yin and yang(음양의 안정); stable yin and compact yang(음은 안정적이고 양은 치밀하다)

┃ 표준번역 ┃ Yin is stable and yang is compact. (음평양비, 陰平陽秘)

┃ 번역설명 ┃

‘음평양비(陰平陽秘)’를 ‘balance of yin and yang’(음양의 균형)으로 번역하면 내포하는 바를 완전히 드러내지 못한다. 언어의 형태와 구조에 있어서도 원어와 크게 다르다. ‘stable yin and compact yang’(안정된 음과 조밀한 양)으로 번역하면 언어의 형태적 관점에서는 음양을 강조하지만, 음양의 ‘조화’와 ‘견고(조밀)한’ 상태를 강조해 주지는 못하기에, ‘Yin is stable and yang is compact’(음평양비)로 번역한다.

┃ 예 ┃

○ 음이 안정되고 양이 조밀해야만 정신이 활기찰 수 있다. 『소문(素問)-생기통천론(生氣通天論)』

○ 인간이 도교의 평화와 무관심을 따를 수 있다면 정기는 내부에 남아 감시를 하고, 불은 감괘(坎卦: 북위 8괘, 물을 나타냄)에 이르고, 물은 리궁괘(離宮卦: 남위 8괘, 불을 나타냄)에 이를 수 있다. 불과 물은 서로 영양을 공급하여 음이 안정되고 양을 조밀하게 하여, 정기와 원기가 온전하게 유지될 수 있도록 한다. 『보제방(普濟方)』

20.

yīnyáng hùgēn 阴阳互根
Mutual Rooting of Yin and Yang.

阴阳之间相互依存·相互为用的关系. 阴和阳任何一方都不能脱离另一方而单独存在, 每一方都以相对的另一方的存在作为自己存在的前提和条件. 如上为阳, 下为阴, 没有上就无所谓下, 没有下也就无所谓上. 同时, 阴阳双方在相互依存的基础上, 还具有相互资生·促进和助长的关系. 如人体阳气的化生, 是以阴精为物质基础, 而人体阴精的内守, 则需阳气的密固, 阴精与阳气相互为用·相互资生.

It refers to the interdependence and mutual reinforcement between yin and yang. One is always a prerequisite or condition for the other. Neither yin nor yang can exist in isolation. For example, the upper is yin while the lower is yang. The upper does not exist without the lower, and vice versa. Meanwhile, yin and yang will generate, increase, and promote each other on the basis of their interdependence. For example, yin essence is the substantial foundation for the conversion and generation of yang qi in human body. The guard of yin essence in the interior part of the human body requires the consolidation of yang qi. Yin essence and yang qi are interdependent and promote each other.

20. 음양호근(陰陽互根): 음과 양은 서로에게서 근원한다

음양호근(陰陽互根)은 음양의 상호의존과 상호강화를 말한다. 음과 양은 서로를 떠나 홀로 존재할 수 없으며, 한 쪽은 항상 상대방에게 전제조건이나 필요조건이다. 예를 들어, 상부는 음이고 하부는 양이다. 상부는 하부가 없이 존재할 수 없으며, 그 반대도 마찬가지다. 동시에, 음양은 상호 의존성을 바탕으로 서로 생성, 증가, 촉진할 것이다. 예를 들어, 음정(陰精)은 인체에서 양기의 전화와 상생을 위한 실질적인 기초이며, 인체 내부에 있어 음정(陰精)을 지키는 것은 양기를 굳건하게 하는 것을 필요로 한다. 음정(陰精)과 양기는 상호 의존적이며 서로를 촉진한다.

▌曾经译法 ▌ Yin and yang are rooted in each other; mutual rooting of yin and yang; the interdependence of yin and yang; interdependence between yin and yang

▌现行译法 ▌ mutual rooting of yin-yang; interdependence of yin and yang; mutual rooting of yin and yang

▌标准译法 ▌ mutual rooting of yin and yang

▌翻译说明 ▌

'阴阳互根'表示阴和阳的存在根源在于彼此, 不可脱离任意一方而存在, 而彼此又是互相依存的关系, 因此, 用 mutual rooting 来表达'根源在于彼此'的相互关系；interdependence不能体现根源. 因此, '阴阳互根'译为 mutual rooting of yin and yang 更佳.

▌引例 Citations ▌

○阳根于阴, 阴根于阳, 阴阳互根, 营卫不息. (『仁斋直指方·诸阴诸阳论』)

(阳根源于阴, 阴根源于阳, 阴阳相互依存·相互为用, 营气与卫气运行不息.)

Yang is rooted in yin, and vice versa. Yin and yang depend on and mutually reinforce each other while nutrient qi and defense qi circulate ceaselessly. (*Renzhai's Direct Guidance on Formulas*)

○阴阳互根也, 原无定位, 然求其位亦有定也. (『黄帝外经·五脏互根』)

(阴阳互根, 本来就没有固定的位置. 但如果一定要寻求它们的位置, 也是可以定位的.)

Mutual rooting of yin and yang does not have a specific location originally, but it can be located if it is bound to find its position. (*Yellow Emperor's External Canon of Medicine*)

○阴阳相根, 无寸晷之离也. 阴亡而阳随之即亡, 故阳亡即阴亡也. (『黄帝外经·亡阴亡阳』)

(阴阳互根, 彼此之间没有片刻的分离. 阴亡了阳就会随之而亡, 因此阳亡就是阴亡.)

Yin and yang are rooted in each other. They are never ever separate. If yin collapses, yang will collapse therewith. As a result, the collapse of yang means the collapse of yin. (*Yellow Emperor's External Canon of Medicine*)

┃과거번역┃ Yin and yang are rooted in each other(음양은 서로에 기반한다); mutual rooting of yin and yang(상호 뿌리를 공유하는 음양); the interdependence of yin and yang(음양의 상호의존); interdependence between yin and yang(음양 간 상호의존)

┃현행번역┃ mutual rooting of yin-yang(음-양의 상호기반); interdependence of yin and yang(음양의 상호의존); mutual rooting of yin and yang(음양의 호근)

┃표준번역┃ mutual rooting of yin and yang (음양호근, 陰陽互根)

┃번역설명┃

'음양호근(陰陽互根)'은 음과 양의 존재가 서로에게 근원하고, 서로를 떠나서는 존재할 수 없으며, 상호의존적 관계에 있음을 의미한다. 따라서 'mutual rooting'을 사용해 '서로에게서 근원한다'는 상호관계를 표현한다. 그러나 'interdependence'(상호의존)는 위의 의미를 반영할 수가 없다. 따라서 '음양호근(陰陽互根)'을 'mutual rooting of yin and yang'(서로 뿌리를 공유하는 음과 양)으로 번역하는 것이 더 낫다.

┃예┃

○양은 음에 기반하고, 그 역(逆)도 그러하다. 음과 양은 서로 의존하고 상호 강화하며, 영기와 위기는 끊임없이 순환한다. 『인재직지방(仁齋直指方)-제음제양(諸陰諸陽)』

○음양의 호근(互根)은 원래 특정한 위치가 정해져 있지 않지만, 그 위치를 찾으려 하면 찾을 수 있다. 『황제외경(黃帝外經)-오장호근(五臟互根)』

○음과 양은 서로에 뿌리를 두고 있다. 그들은 결코 분리될 수 없다. 음이 무너지면 양도 함께 무너지기에 양의 쇠약은 음의 쇠약을 의미한다. 『황제외경(黃帝外經)-망음망양(亡陰亡陽)』

21.

yīnyáng zì hé 阴阳自和
Spontaneous Harmonization of Yin and Yang

阴阳自和指的是阴阳通过对立制约·互根互用所形成的自我调节·自动维持和恢复其协调平衡状态的能力. 对生命体来说, 阴阳自和是生命体内的阴阳二气在生理状态下的自我协调与在病理状态下的自我恢复平衡的能力. 阴阳自和是阴阳的深层运动规律, 揭示人体疾病自愈的内在变化机制.

The term refers to the ability of self-regulation, automatic maintenance, and restoration of balance between yin and yang through mutual opposing and constraining as well as mutual rooting and promoting. For life entity, spontaneous harmonization of yin and yang is the ability of self-coordination in physiological state and self-balancing restoration in pathological state of yin qi and yang qi. Spontaneous harmonization of yin and yang is the law of deep movement of yin and yang, which discloses the internal mechanism of human body's self-healing ability.

21. 음양자화(陰陽自和): 음과 양의 자가 조절

음양자화(陰陽自和)는 상호 대립과 제약, 그리고 서로에게 뿌리(근본)가 되어 서로를 보완하는 것을 통해 음양의 균형이 자가 조절되고, 자동적으로 유지, 회복되는 능력을 말한다. 생명체에게 있어서 음양자화는 생리적 상태에서의 자가 조정 능력과 병리학적 상태에서의 음기와 양기의 자가 균형을 회복하는 능력이다. 음양자화는 음양의 심층적 운동의 법칙으로, 이는 인체의 내적 기제인 자가 치유 능력을 드러낸다.

▌曾经译法 ▌ spontaneous harmonization of yin and yang; natural restoration of the yin-yang balance; re-establishment of equilibrium between yin and yang; restoration of relative equilibrium of Yin and Yang

▌现行译法 ▌ natural harmony of yin-yang; spontaneous harmonization of yin and yang; spontaneous equilibrium between yin and yang; reestablishment of equilibrium between yin and yang

▌标准译法 ▌ spontaneous harmonization of yin and yang

▌翻译说明 ▌

'自和'指阴阳进行自我调节和自我恢复平衡状态的能力，译文 natural harmony 强调天然的和谐状态，spontaneous harmonization 强调自发的(自动的)调和或协调. 相比而言, 后者更符合文意.

▌引例 Citation ▌

○凡病若发汗, 若吐, 若下, 若亡血, 亡津液, 阴阳自和者, 必自愈. (『伤寒论』)

(大凡疾病, 或用发汗, 或用催吐, 或用泻下的方法治疗, 而致血液亏损·津液亏损, 假如阴阳能够渐趋调和的, 就可能自愈.)

Generally, in cases of damage of blood and yin fluids resulting from the treatment with sweating, emetic, or purgative method, there are chances for patients to get self-cured if yin and yang could achieve spontaneous harmonization. (*Treatise on Cold Damage*)

▎과거번역 ▎ spontaneous harmonization of yin and yang(음과 양의 자가 조절 조화); natural restoration of the yin-yang balance(음양 균형의 자연적 회복); re-establishment of equilibrium between yin and yang(음양 간 평정의 복구); restoration of relative equilibrium of Yin and Yang(음양의 상대적 평형의 회복)

▎현행번역 ▎ natural harmony of yin-yang(음양의 자연적 조화); spontaneous harmonization of yin and yang(음과 양의 자가 균형); spontaneous equilibrium between yin and yang(음과 양의 자가 평정); reestablishment of equilibrium between yin and yang(음양 간 평형 회복)

▎표준번역 ▎ spontaneous harmonization of yin and yang (음양자화, 陰陽自和)

▎번역설명 ▎

'자화(自和)'는 음양이 스스로 조절하고 스스로 균형상태를 회복하는 능력을 의미한다. 'natural harmony'는 천연 그대로의(자연스러운:天然) 조화 상태를, 'spontaneous harmonization'은 자발적(자동적, 自動的)인 조화나 균형을 강조 한다. 'spontaneous harmonization'이 의미적으로 더 적합하다.

▎예 ▎

○무릇 땀을 흘리거나 구토하거나 설사를 하여 혈액이나 진액이 크게 손상 되는 병은 음양이 스스로 조화를 이루면 저절로 낫게 된다.『상한론(傷寒 論)』

22.

yīnyáng jiāogǎn 阴阳交感
Interaction of Yin and Yang

阴阳交感指的是阴阳二气在运动中相互感应而交合，亦即相互发生作用. 阴阳交感是宇宙万物赖以生成和变化的根源，是生命产生的基本条件，是阴阳对立·互根·消长·转化等其他关系存在的前提条件. 没有阴阳二气的交感运动，就没有生命，也就没有自然界.

The term refers to the interaction of yin qi and yang qi due to mutual induction. Interaction of yin and yang is the root of the creation and change of all things in the universe. It is the basis for the creation of life, and the prerequisite for the relationships of mutual opposition, mutual rooting, waxing and waning, and mutual conversion between yin and yang. Without interaction of yin and yang, there can be no life or nature.

22. 음양교감(陰陽交感): 음과 양의 상호작용

음양교감(陰陽交感)은 상호감응을 통한 음기와 양기의 상호작용을 말한다. 음양의 상호작용은 우주 만물의 생성(창조)과 변화의 근원이다. 음양교감은 생명을 창조하는 기본이며, 음과 양의 상호 대립, 호근(互根), 생성과 쇠약, 상호전화의 관계를 위한 전제조건이다. 음양의 상호작용이 없다면 생명이나 자연은 있을 수 없다.

▌曾经译法 ▌ yin-yang interlocking; yinyang complex; combination of yin and yang; interaction of yin and yang

▌现行译法 ▌ intercourse of yin and yang; interaction between yin and yang

▌标准译法 ▌ interaction of yin and yang

▌翻译说明 ▌

根据中文释义，'交感'指阴阳相互感召交合，即相互发生作用，因此，译为 interaction of yin and yang 比较符合文义，也符合中医名词术语国际化的发展趋势.

▌引例 Citation ▌

○ 故营中未必无卫，卫中未必无营，但行于内者便谓之营，行于外者便谓之卫，此人身阴阳交感之道，分之则二，合之则一而已. (『类经』卷八)

(所以营气中未必没有卫气，卫气中未必没有营气. 但循行于脉内的就称为营气，循行于脉外的就称为卫气. 这是人身阴阳相互感召交合的规律，分开就为二种，合在一起则为一种.)

It is likely that nutrient qi and defense qi contain one another. The qi circulating inside the vessels is called nutrient qi while the one circulating outside is named defense qi. This is the result of interaction between yin and yang. It becomes two entities when separate and one when combined. (*Classified Classics*)

❚ 과거번역 ❚ yin-yang interlocking(음-양 연동); yinyang complex(음양의 뒤얽힘); combination of yin and yang(음양의 조합); interaction of yin and yang(음양의 상호작용)

❚ 현행번역 ❚ intercourse of yin and yang(음양의 교류); interaction between yin and yang(음양 간 상호작용)

❚ 표준번역 ❚ interaction of yin and yang (음양교감, 陰陽交感)

❚ 번역설명 ❚

중국어 해석에 따르면, '교감(交感)'은 음양이 서로 감응하고 교합하는 것으로, 서로 상호작용하는 것을 의미한다. 따라서 'interaction of yin and yang' (음양의 교감)으로의 번역이 문자적 의미에 더 부합하고, 한의학 용어의 국제화 (발전) 추세와도 일치한다.

❚ 예 ❚

○ 영기(營氣)와 위기(衛氣)는 서로를 함유하고 있을 가능성이 있다. 혈관 안에서 순환하는 기를 영기라고 하고, 바깥에서 순환하는 기를 위기라고 한다. 이것이 음양의 상호작용의 결과이다. 분리하면 두 개가 되고 결합하면 하나의 독립체가 된다. 『유경(類經)』

23.

yīnyáng zhuǎnhuà 阴阳转化
Mutual Conversion of Yin and Yang

阴阳转化指的是阴阳双方在一定条件下向其各自相反的方向转变, 是阴阳运动的基本形式. 在一定的条件下, 阴阳双方可以相互转化, 即阴可以转化为阳, 阳也可以转化为阴. 阴阳的相互转化, 既可以表现为渐变形式, 又可以表现为突变形式. 在生理上, 阴阳转化的表现形式为阳生于阴·阴生于阳的互根以及功能与物质的转换. 在病理上, 阴阳转化的表现为寒极生热和热极生寒.

The term means either yin or yang can be converted to its opposite under certain circumstances, which is the basic form of movement between yin and yang. Under certain conditions, one becomes the other, i.e., yin can be converted to yang and yang can be converted to yin. This conversion could be manifested in either a gradual process or in a sudden manner. In physiology, it is manifested in the conversion between function and substance as well as in the mutual rooting of yin and yang, i.e., yin engenders yang and yang engenders yin. In pathology, mutual conversion of yin and yang is manifested in the fact that extreme cold will engender heat and extreme heat will engender cold.

23. 음양전화(陰陽轉化): 음양의 상호전화

음양전화(陰陽轉化)는 음 또는 양이 일정한 조건하에서 상반된 쪽으로 전환할 수 있다는 의미로, 음양 사이의 운동의 기본적인 형태이다. 어떤 조건에서는 한쪽은 다른 쪽이 될 수 있다. 즉, 음은 양으로, 양은 음으로 전환될 수 있다. 이러한 전화는 점진적인 과정이나 갑작스러운 방식으로 나타날 수 있다. 생리학에서의 음양전화는 음이 양을 발생시키고 양이 음을 발생시키는 음양의 호근(互根)이나 기능과 물질 사이의 전환에서 나타난다. 병리학에서 음양전화는 극한 냉기(寒)가 열을 생기게 하고 극한 열(熱)이 냉기를 생기게 하는 것을 말한다.

▮曾经译法▮ yin-yang conversion; mutual convertibility of yin and yang; the transformation of Yin and Yang into each other; mutual transformation between yin and yang; transformation between yin and yang

▮现行译法▮ mutual convertibility of yin-yang; inter-transformation of yin and yang; yin-yang conversion

▮标准译法▮ mutual conversion of yin and yang

▮翻译说明▮

'阴阳转化'与阴阳转变不同. 就单词含义而言, convert比 transform 更能准确地表达转化的意思. 就 conversion 和 convertibility 而言, conversion 表示转化的行为·过程或状态, 而 convertibility 则表示具有转化的能力, 前者更符合文义.

▮引例 Citation▮

○益心肾之阳而清虚中之热, 皆须此味, 岂非阴阳转化之微? (『本草述』卷十一)

(补益心肾的阳气, 而清内生的虚热, 都须用这一药物, 难道不是阴阳转化之奥妙?)

The same herb is prescribed to tonify the yang qi of both the heart and the kidney as well as to clear the internal deficiency heat. Isn't it an incredible example of mutual conversion of yin and yang? (*Description of Materia Medica*)

┃ 과거번역 ┃ yin-yang conversion(음양 전화); mutual convertibility of yin and yang(음양의 전화성); the transformation of Yin and Yang into each other (음양의 상호변환); mutual transformation between yin and yang(음양의 상호변환); transformation between yin and yang(음양 간의 변환)

┃ 현행번역 ┃ mutual convertibility of yin-yang(음양의 상호 전화성); inter-transformation of yin and yang(음양의 상호 변환); yin-yang conversion (음양 전화)

┃ 표준번역 ┃ mutual conversion of yin and yang (음양전화, 陰陽轉化)

┃ 번역설명 ┃

'음양전화(陰陽轉化)'는 음양의 전환(轉變)과는 다르다. 단어의 의미에 있어 'convert'는 'transform'보다 '전화'의 의미를 더 정확하게 나타낸다. 'conversion'과 'convertibility'의 경우, 'conversion'은 전화의 행위나 과정, 상태를 나타내고, 'convertibility'(전화성)는 전화의 능력(가능성)을 나타낸다. 'conversion'이 문자적 의미에 더 부합한다.

┃ 예 ┃

○ 심장과 신장의 양기를 강화하고, 내부 허열을 해소하기 위해 동일한 약물을 처방한다. 음양의 상호전화의 놀라운 예가 아닌가? 『본초술(本草述)』

24.

yīnyáng xiāozhǎng 阴阳消长

Waxing and Waning of Yin and Yang

阴阳消长指的是阴阳之间互为增减盛衰的运动变化. 对立互根的阴阳双方不是一成不变的, 而是处于不断的增长和消减的变化之中, 并在彼此消长的运动过程中保持着动态平衡. 自然事物中的阴阳双方是对立的, 总是此盛彼衰·此消彼长地变化. 导致阴阳出现消长变化的根本原因在于阴阳之间存在着的相互对立·相互制约及互根互用的关系. 由阴阳相互对立·相互制约关系导致的阴阳变化主要表现为阴阳互为消长.

The term describes the ebb and flow of yin and yang within a certain limit in terms of motion. Because of the relationship of mutual opposing and rooting, yin and yang within any phenomenon are not fixed but in a state of continuous mutual growth and diminishment, maintaining dynamic balance in the process of waxing and waning. Yin and yang aspects in nature are opposite, and are in constant rise-and-fall changes. It is the mutual opposition and constraint as well as the mutual rooting and promotion of yin and yang that causes the waxing and waning of yin and yang, in which the former is primarily involved.

24. 음양소장(陰陽消長)

음양소장(陰陽消長)은 운동의 측면에서 일정한 한계 내에 있는 음양이 하나가 강해져서 성해지면 다른 한쪽은 쇠약해져 소멸함을 말한다. 상호 대립과 호근의 관계에 있는 음양은 고정된 것이 아니라 끊임없이 성장과 소멸의 상태에 있으며, 생성과 쇠약의 과정 속에서 역동적인 균형을 유지한다. 자연계에서 음과 양의 양상은 대립적이며 끊임없는 생성과 소멸의 변화 속에 있다. 음양소장은 상호 대립과 제약뿐 아니라 상호 호근과 촉진으로 발생하며, 전자가 주로 관여한다.

▌曾经译法 ▌ growth and decline between yin and yang; waxing and waning of yin and yang; natural flux of yin and yang; ebb and flow of yin and yang; the relative wax and wane of Yin and Yang; wane and wax of yin and yang

▌现行译法 ▌ waxing and waning of yin-yang; wax and wane between yin and yang

▌标准译法 ▌ waxing and waning of yin and yang

▌翻译说明 ▌

目前, 对于'阴阳消长'的翻译比较统一. 译文 waxing and waning 能够很好地表达阴阳双方由于相互对立·相互制约关系所导致的消长变化.

▌引例 Citation ▌

○寒暑者, 天之阴阳消长也；虚实者, 人之阴阳消长也. (『黄帝内经素问吴注』)

(寒与暑, 是自然界阴阳的增减盛衰；虚与实, 是人体阴阳的增减盛衰.)

Cold and summer-heat days are the manifestations of waxing and waning of yin and yang within the natural environment, whereas deficiency and excess are that of the waxing and waning of yin and yang within the human body. (*Plain Conversation in Yellow Emperor's Internal Canon of Medicine Annotated by Wu Kun*)

┃ 과거번역 ┃ growth and decline between yin and yang(음양 간 증가와 감소); waxing and waning of yin and yang(음양의 생성과 쇠약); natural flux of yin and yang(음양의 자연적 유동); ebb and flow of yin and yang(음양의 쇠퇴와 흐름); the relative wax and wane of Yin and Yang(음양의 상대적 생성과 쇠약); wane and wax of yin and yang(음양의 쇠약과 생성)

┃ 현행번역 ┃ waxing and waning of yin-yang(음-양의 생성과 쇠약); wax and wane between yin and yang(음양 간 생성과 쇠약)

┃ 표준번역 ┃ waxing and waning of yin and yang (음양소장, 陰陽消長)

┃ 번역설명 ┃

현재 '음양소장(陰陽消長)'에 대한 번역은 비교적 통일되어 있으며, 'waxing and waning'(생성과 쇠약)이라는 번역은 상호 대립과 상호제한으로 인해 일어나는 '음양소장'을 잘 표현할 수 있다.

┃ 예 ┃

○춥고 더운 날은 자연환경 속에서 일어나는 음양의 생성과 쇠약의 발현이고, 반면 결핍과 과잉은 인체 내에서 일어나는 음양의 생성과 쇠약의 발현이다. 『황제내경소문오주(黃帝內經素問吳注)』

25.

wǔxíng 五行

Five Elements

五行指水·火·木·金·土五类要素及其运动变化. 五行在中医上的应用——主要以五行配五脏为中心——逐步发展为中医的学术理论. 在五行配五脏为中心的基础上, 通过经络联系全身, 说明了人体的整体性；通过自然现象的观察和临床实践的发展与五方·四时联系在一起, 说明了人与自然的统一性. 另外, 以五行的生·克·乘·侮阐述五脏之间的相互依存和相互制约的关系, 并与阴阳学说贯通一起, 可以体现防病治病的道理.

The concept refers to the five basic substances including water, fire, wood, metal, and earth, as well as their motions and changes. The application of five elements in traditional Chinese medicine is mainly concentrated on the corresponding relationship between five elements and five zang-organs, which was developed into one of the basic theories of traditional Chinese medicine. On the basis of five elements corresponding to five zang-organs, meridians help connect the whole body, which demonstrates the wholism. It also explains the unity of man and nature when combined with the concepts of five directions and four seasons based on the observation in nature and development of clinical practice. In addition, the generation, restriction, over-restriction, and counter-restriction among the five elements illustrate the interdependence and inter-restriction relationships of five zang-organs, which reflect the principle of prevention and treatment of diseases in combination with the theory of yin and yang.

25. 오행(五行)

오행(五行)은 물, 불, 나무, 금속, 흙을 포함한 5가지 기본 물질과 이들의 운동과 변화를 가리킨다. 전통 중의학에서 오행의 적용은 주로 오행과 오장(五臟)의 상응 관계에 집중되어 있고, 점차 전통 중의학의 기본 이론으로 발전하고 있다. 오장에 상응되는 오행을 기초로 하여 전신은 경락(경맥과 낙맥)을 통해 연결되고, 이것은 전체(총체)로서의 인체를 보여준다. 그리고 그것은 자연에서의 관찰과 임상 실습의 발전에 기초하여 5가지 방향과 4계절의 개념과 결합되어 인간과 자연의 합일을 설명한다. 또한, 오행 사이의 상생(相生), 상극(相克), 상승(相乘), 상모(相侮)는 오장 간의 상호 의존성과 상호 제한적인 관계를 보여주며, 이는 음양론을 병행한 질병의 예방 및 치료 원리를 반영한다.

▌曾经译法 ▌ five elements; five phases; Wuxing; Wu-Xing; five interactions; five movements

▌现行译法 ▌ five phases; five elements

▌标准译法 ▌ five elements

▌翻译说明 ▌

对于'五行'的译法争议较大. 译词 elements 可解释为'要素', 中医中的五行是五种物质, 其变化运动构成了人体阴阳变化. 但 elements 是静态的, 并不很准确. 尽管如此, five elements还是较为普遍的一种译法. phases 的意思是'形态', 主要是指物理·化学上的物质形态, 也表示月相的盈亏变化, 与中医理论中的五行概念也有一定的差别. 按照中国古典哲学的理念, 特别是根据冯友兰先生的解释, '五行'的'行'应该是一个动词, 即 movement 或 interaction. 但将'五行'译为 five elements 是一个最为普遍的译法.

┃ 과거번역 ┃ five elements(5가지 요소); five phases(5가지 형태); Wuxing(오행); Wu-Xing(오-행); five interactions(5가지 상호작용); five movements(5가지 운행)

┃ 현행번역 ┃ five phases(5가지 형태); five elements(오행)

┃ 표준번역 ┃ five elements(오행)

┃ 번역설명 ┃

'오행(五行)'의 번역에는 논란의 소지가 많다. 번역어 'elements'는 '요소(要素)'로 해석될 수 있다. 중의학에서 '오행(五行)'은 다섯 가지 요소이며 이들의 변화와 운동은 신체의 음양의 변화를 형성한다. 그러나 'elements'는 정적인 것이기에 그다지 정확하지 않다. 그럼에도 'five elements'는 여전히 쓰이고 있는 비교적 일반적인 번역어이다. 'phases'는 '형태'라는 뜻으로, 주로 물질의 물리적, 화학적 형태를 의미하며, 또한 달의 위상의 변화를 뜻하기도 하는데, 이는 중의학 이론의 '오행' 개념과 다소 차이가 있다. 중국 고전의 철학적 개념, 특히 풍우란(馮友蘭) 교수의 설명에 따르면 '오행'의 '행'은 동사, 즉 'movement'(움직이다) 또는 'interaction'(상호작용하다)으로 번역되어야 한다. 그럼에도 '오행'을 여전히 'five elements'로 번역하는 것이 가장 일반적인 번역법이다.

┃引例 Citations┃

○五行者，金木水火土也，更贵更贱，以知死生，以决成败，而定五脏之气，间甚之时，死生之期也. (『素问·脏气法时论』)

(五行，就是金·木·水·火·土，因其衰旺而产生贵贱的变化，由此可以推知病人的生死，分析治疗的成败，确定五脏之气的盛衰，疾病缓解或加重的时间以及死生的日期.)

Five elements include metal, wood, water, fire, and earth. Their changes in dominance and decline are helpful for practioners to make prognosis, judge the effect of treatment, understand the qi condition of five zang-organs, ascertain the time when a disease becomes alleviated or worsened, and foretell the date of impending death. (*Plain Conversation*)

○五行有序，四时有分，相顺则治，相逆则乱. (『灵枢·五乱』)

(五行的交替有次序，四时气候变化有季节的分别，经脉运行与四时五行的规律相适应就正常，相违背就会反常.)

The alternation of five elements is orderly and the changes of climates are distinguished by four different seasons. It is normal if the circulation of meridian qi is congruent with four seasons and five elements; otherwise, it becomes abnormal. (*Spiritual Pivot*)

○天有四时五行，以生长收藏，以生寒暑燥湿风. (『素问·阴阳应象大论』)

(自然界有四时五行的变化，使万物形成了生·长·收·藏的规律，并产生了寒暑燥湿风的气候.)

The variation of four seasons and alternation of five elements brought into being the law of germination, growth, reaping, and storage, as well as the climate changes of cold, summer-heat, dryness, dampness, and wind. (*Plain Conversation*)

▌예▐

○오행으로는 금속, 나무, 물, 불, 흙이 있다. 이들의 우세와 쇠퇴의 변화는 한의사들이 예후를 하고 치료의 효과를 판단하며, 오장의 기 상태를 이해하고, 질병이 완화되거나 악화되는 시기를 확인하고, 임박한 죽음의 날짜를 예측하는 데 도움이 된다. 『소문(素問)-장기법시론(藏氣法時論)』

○오행의 교대는 질서정연하며 기후의 변화는 사계절에 의해 구별된다. 경맥 기의 순환이 사계절과 오행에 순응하면 병이 낫고, 역행하면 병이 심해진다. 『영추(靈樞)-오란(五亂)』

○사계절의 변화와 오행의 교대는 발아, 성장, 수확, 저장 등의 법칙을 형성하고, 냉기, 더위, 건조, 습기, 바람이 부는 기후로 이어진다. 『소문(素問)-음양응상대론(陰陽應象大論)』

26.

wŭxíng xiāngshēng 五行相生

Generation Among the Five Elements

五行相生指的是五行之间相互资生·助长和促进的关系. 五行相生的次序是：木生火, 火生土, 土生金, 金生水, 水生木. 在五行相生关系中, 任何一行都具有'生我'和'我生'这两方面的关系. 传统上将五行相生的关系比喻为母子关系, 即'生我'者为母, '我生'者为子. 因此, 五行相生, 实际上是指五行中的某一行对另一行的资生·促进和助长.

The term refers to the interrelationship of five elements in which each element engenders, increases, and promotes another in sequence. The order of generation is as follows: wood engenders fire, fire engenders earth, earth engenders metal, metal engenders water, and water engenders wood. In terms of generation relationship, each of the five elements contains both aspects of 'generating' and 'being generated.' Traditionally, this kind of relationship is compared to the mother-child relationship. The element that generates is the mother, whereas the element that is generated is the child. Therefore, generation among the five elements means that one element engenders, strengthens, and promotes another element.

26. 오행상생(五行相生)

오행상생(五行相生)은 오행이 서로 다른 요소를 순차적으로 생성, 증가, 촉진하는 상호관계를 말한다. 상생(相生)의 순서는 다음과 같다. 나무는 불을 낳고(목생화), 불은 흙을 낳고(화생토), 흙은 금속을 낳고(토생금), 금속은 물을 낳고(금생수), 물은 나무를 낳는다(수생목). 상생의 관계에서, 오행의 각각은 '생성하고', '생성을 받는' 두 측면을 모두 포함하고 있다. 전통적으로, 오행상생은 모자(母子) 관계로 비유되는데, 생성하는 것은 어머니, 생성을 받는 것은 자식이다. 따라서 오행상생은 하나가 다른 하나를 낳고 강화하며 촉진하는 것을 의미한다.

▎曾经译法▎ engendering of five elements; inter-generation of five elements; the interpromoting relation of five elements; mutual generation of five elements; intergeneration among five elements; generation of five elements / phases

▎现行译法▎ mutual generation of five phases; generation of five elements; generation among five elements

▎标准译法▎ generation among the five elements

▎翻译说明▎

'五行相生'其实是指金·木·水·火·土之间存在的一种资生·促进和助长的关系，但是这种关系不是两两的相互关系，所以不译成 mutual generation. 译文 generation among the five elements 使用介词 among 能够提示群体内部间的相互关系.

▎引例 Citations▎

○五行相生, 木火土金水, 循环无端. (『脾胃论』卷二)

(五行相生, 按木火土金水的次序, 循环往复, 没有终始.)

The generation among the five elements follows the sequence of wood, fire, earth, metal, and water. It circulates endlessly. (*Treatise on the Spleen and Stomach*)

○盖一岁之中, 木火土金水五行相生, 以主四时之气. (『黄帝素问直解』卷二)

(一年之内, 木火土金水五行相生为序, 以主管四时气候的变化.)

Within a year, five elements(wood, fire, earth, metal, and water) follow the generation sequence to dominate the climate change of four seasons. (*Direct Interpretation of Plain Conversation in Yellow Emperor's Internal Canon of Medicine*)

▌과거번역 ▌ engendering of five elements(5가지 요소의 발생); inter-generation of five elements(5가지 요소의 상호 생성); the interpromoting relation of five elements(5가지 요소의 상호 촉진 관계); mutual generation of five elements(5가지 요소의 상호 생성); intergeneration among five elements(오행 간 상생); generation of five elements / phases(5가지 요소/형태의 생성)

▌현행번역 ▌ mutual generation of five phases(5가지 형태의 상호생성); generation of five elements(5가지 요소의 생성); generation among five elements(오행간의 생성)

▌표준번역 ▌ generation among the five elements (오행상생, 五行相生)

▌번역설명 ▌

'오행상생(五行相生)'은 사실 금속, 나무, 물, 불, 흙 등 다섯 가지 요소 사이에 존재하는 서로를 도와주고 촉진하며 성장시키는 관계를 가리키지만, 이 관계는 서로 쌍(짝)을 이루는 상호관계가 아니므로 'mutual generation' (상호 생성)으로 번역하지 않는다. 'generation among the five elements'(오행상생)는 전치사 'among'을 통해 이들 그룹 간의 상호관계를 나타낼 수 있다.

▌예 ▌

○ 오행 중 상생은 나무, 불, 흙, 금속, 물의 순서를 따른다. 이들은 끝없이 순환한다. 『비위론(脾胃論)-제2권』

○ 일 년이라는 시간 속에서 오행(나무, 불, 흙, 금속, 물)이 상생 순서를 따라 사계절 기후변화를 지배한다. 『황제소문직해(黃帝素問直解)-제2권』

27.

wǔxíng xiāngkè 五行相克

Restriction Among the Five Elements

五行相克指的是五行之间相互克制和相互制约的关系. 五行相克的次序是木克土, 土克水, 水克火, 火克金, 金克木. 在五行相克关系中, 任何一行都具有'克我'和'我克'这两方面的关系. 『黄帝内经』把相克关系称为'所胜'和'所不胜'的关系, 即'克我'者为'所不胜', '我克'者为'所胜'. 因此, 五行相克实际上指的是五行中的某一行对其所胜的某一行的克制和制约.

The term connotes the relationship of restraint and bringing under control among the five elements. Restriction among the five elements follows the sequence below: wood restricts earth, earth restricts water, water restricts fire, fire restricts metal, and metal restricts wood. In the restriction relationship, each of the five elements contains both aspects of 'restricting' and 'being restricted.' According to the Yellow Emperor's Internal Canon of Medicine(Huangdi Neijing), these two aspects are called 'unconquered' and 'not unconquered, ' i.e., 'restricting' is equivalent to 'unconquered' and 'restricted' equals 'not unconquered.' Therefore, restriction among the five elements means one element restricts and brings another element under control.

27. 오행상극(五行相克) : 오행사이의 제한과 억제

오행상극(五行相克)은 오행들 사이의 제한과 억제의 관계를 말한다. 오행 사이의 상극(相克)은 아래의 순서를 따른다. 나무는 흙을 제한하고(목극토), 흙은 물을 제한하고(토극수), 물이 불을 제한하고(수극화), 불은 금속을 제한하고(화극금), 금속은 나무를 제한한다(금극목). 상극 관계에서, 각각의 오행은 '제한하고', '제한을 받는' 두 측면을 모두 가지고 있다. 『황실내경』에 따르면, 이 관계를 '소승(所勝: 정복되지 않은)'과 '소불승(所不勝: 정복된)'으로 보았는데, 다시말해 '아극(我克: 제한하는 것)'은 '정복되지 않은' 것이고 '극아(克我: 제한 받는 것)'는 '정복된' 것과 같다. 따라서 오행상극은 하나의 요소가 제약을 가하고 또 다른 요소가 제약을 받는 것을 의미한다.

▌曾经译法 ▌ restraining of the five elements; inter-inhibition of five elements; the interacting(conquest or checking) relation of five elements;
mutual restraint of five elements

▌现行译法 ▌ mutual restriction of five phases, restriction of five elements, restriction among five elements / phases

▌标准译法 ▌ restriction among the five elements

▌翻译说明 ▌

‘五行相克’指五行存在相互克制和制约的关系. 译词 restrain多用来表示‘阻止；监禁；克制(欲望或情感)’；inhibit 多用来表示‘阻碍；禁止；抑制(过程, 反应, 官能)；降低(酶等的)活性’；interact 表示‘互相作用, 互相影响’；restrict 常用来 表示‘限制, 控制；约束’. 因此, 译为 restriction among the five elements 相对比较符合文义.

▌引例 Citations ▌

○药有五味, 以合五行, 相克相生, 以为补泻. (『黄帝内经太素』卷十九)

(药物有酸苦甘辛咸五味, 以配属五行, 依据相克相生关系, 而发挥补泻作用.)

The medicinal herbs have five flavors(sourness, bitterness, sweetness, pungency, and saltiness) corresponding to five elements. They can exert effects of supplementation or drainage in accordance with the inter-generation or inter-restriction of five elements. (*Grand Simplicity of the 'Yellow Emperor's Internal Canon of Medicine'*)

○五行相克之理, 每传于所胜. (『金匮要略论注』卷一)

(按五行相克的道理, 常传到其所克制的一行.)

According to the theory of restriction among the five elements, the disease of one element is usually transmitted to its restricted counterpart. (*Discussion and Annotations on 'Essential Prescriptions of the Golden Cabinet'*)

❚ 과거번역 ❚ restraining of the five elements(오행의 구속); inter-inhibition of five elements(오행의 상호-억제); the interacting (conquest or checking) relation of five elements(오행의 상호작용(정복하고 또는 억제하는) 관계); mutual restraint of five elements(오행의 상호 제한)

❚ 현행번역 ❚ mutual restriction of five phases(5가지 형태의 상극); restriction of five elements(5가지 요소의 상극); restriction among five elements / phases(5가지 요소/형태 간 상극)

❚ 표준번역 ❚ restriction among the five elements (오행상극, 五行相克)

❚ 번역설명 ❚

‘오행상극(五行相克)’은 오행간의 상호 제약과 제한의 관계를 의미한다. ‘restrain’은 대부분 ‘저지하다’, ‘감금하다’, ‘(욕망 또는 감정을) 억제(제지)하다’는 의미로 사용된다. ‘inhibit’은 주로 ‘방해하다’, ‘금지하다’, ‘(과정, 반응, 기능을) 억제(억압)하다’, ‘(효소 등의) 활동성을 감소시키다’ 등의 의미로 사용된다. ‘interact’는 ‘상호작용하다’, ‘상호 영향을 주다’는 의미이다. 그리고 ‘restrict’는 ‘제한하다’, ‘통제하다’, ‘억제하다’ 등을 의미한다. 따라서 ‘restriction among the five elements’(오행상극)로 번역하는 것이 비교적 원래 의미에 부합한다.

❚ 예 ❚

○ 약초는 오행에 상응하는 다섯 가지 맛(신맛, 쓴맛, 단맛, 매운맛, 짠맛)이 있으며, 오행의 상생 또는 상극에 따라 보충이 되거나 배설이 된다. 『황제내경태소(黃帝內經太素)』

○ 오행상극의 이론에 따르면 보통 오행 중 한 요소의 질환은 그것의 제한을 받는 대응되는 요소로 전염된다. 『금궤요약(金匱要略) 논주(論注)』

28.

wǔxíng xiāngchéng 五行相乘
Over-restriction Among the Five Elements

五行相乘指的是五行中某一行对其所胜的一行的过度克制. 五行相乘的次序是：
木乘土·土乘水·水乘火·火乘金·金乘木. 五行相乘发生的原因有'太过'和'不及'这两
种情况. '太过'指五行中的某一行过于亢盛，对其所胜的一行进行超过正常限度
的克制，从而导致五行之间的协调关系失常. '不及'指五行中某一行过于虚弱,
难以抵御其所不胜的一行正常限度的克制, 使其本身更显虚弱.

The term refers to one element exercising too much restriction on the element that is
originally restricted by it, which follows the sequence below: wood overrestricts earth,
earth over-restricts water, water over-restricts fire, fire overrestrictsmetal, and metal
over-restricts wood. This phenomenon results from two causes: 'too much' and 'too
little.' 'Too much' means that one element is too exuberant to exercise restriction on
another within normal limits, thus resulting in an abnormal condition among the five
elements. 'Too little, ' on the contrary, means that one element is too weak to
combat the normal restriction of another one, and thus becomes even weaker.

28. 오행상승(五行相乘): 오행의 과잉 제한

오행상승(五行相乘)은 상극관계에서 제한하는 요소가 제한을 받는 요소에게 너무 강한 제한을 행사하는 것을 말하며, 이에 따라 과도한 상극이 일어난다. 상승은 아래의 순서에 따른다. 나무는 흙을, 흙은 물을, 물은 불을, 불은 금속을, 금속은 목재를 상승(相乘)한다. 오행상승은 '태과(太過: 기가 넘침)'와 '불급(不及: 기가 부족)'이라는 두 가지 원인으로 발생한다. '태과'는 한 요소가 너무 왕성해서 다른 요소에 대한 제한을 정상적인 한계 내에서 행사할 수 없기에 오행 사이에 정상적인 제한의 한계를 벗어나는 것을 말한다. 반대로 '불급'은 한 요소가 다른 요소의 정상적인 제한에 맞서기에는 너무 약해서 제한과정을 이기지 못한다는 것을 의미한다.

┃曾经译法┃ overwhelming of five elements; inter-invasion of five elements; encroachment of five elements; inter-subjugation among five elements; mutual overrestraint of five elements

┃现行译法┃ over-restriction of five phases; over-restriction among five elements; over-acting among the five phases

┃标准译法┃ over-restriction among the five elements

┃翻译说明┃

'五行相乘'指五行之间的过度克制和制约，含有乘虚侵凌的意思. 译词 overwhelming 表示'淹没；征服；制服'；invasion 表示'入侵；侵害'；encroachment 表示'侵占(领地)；侵犯(权利·隐私等)；侵蚀'；over-restriction 可表示过度限制·控制. 依据上下文，可译为 over-restriction among the five elements.

┃引例 Citation┃

○仲景有五行相乘·纵横逆顺之说. (『脉简补义』卷上)

(张仲景有五行相乘，顺克·反克逆顺的说法.)

Zhang Zhongjing shared his statements of over-restriction and counterrestriction among the five elements in his monograph. (*Complement to the Pulse Lore*)

▌과거번역 ▌ overwhelming of five elements(오행의 제압); inter-invasion of five elements(오행의 상호침투); encroachment of five elements(오행의 잠식); inter-subjugation among five elements(오행간의 상호-정복); mutual overrestraint of five elements(오행간의 과잉 상호제한)

▌현행번역 ▌ over-restriction of five phases(5가지 형태 간의 과잉 상극); over-restriction among five elements(오행간의 과잉-상극); over-acting among the five phases(5가지 형태 간의 과잉 작용)

▌표준번역 ▌ over-restriction among the five elements (오행상승, 五行相乘)

▌번역설명 ▌

‘오행상승(五行相乘)’은 오행간의 과도한 제약과 제한을 의미하며, ‘빈틈을 틈타 침입하다’는 의미가 포함되어 있다. ‘overwhelming’은 ‘침몰시키다’, ‘정복하다’, ‘제압하다’ 등을 뜻하고, ‘invasion’은 ‘침략(침입)하다’, ‘침해하다’ 등을 뜻하며, ‘encroachment’는 ‘침략하여 (영토를) 차지하다’, ‘(권리나 프라이버시 등)을 침해하다’, ‘잠식하다’는 뜻이며, ‘over-restriction’은 ‘과도하게 제한하다’, ‘과도하게 통제(규제)하다’는 뜻을 갖는다. 그래서 앞뒤 문맥에 따라 ‘over-restriction among the five elements’(오행상승)로 번역한다.

▌예▌

○장중경(張仲景)은 그의 논문에서 오행들 사이에서 상승(相乘)과 상모(相侮)에 대한 자신의 의견을 공유했다. 『맥간보의(脈簡補義)』

29.

wǔxíng xiāngwǔ 五行相侮

Counter-restriction Among the Five Elements

五行相侮指的是五行中某一行对其所不胜的一行的反向克制. 五行相侮的次序是：木侮金·金侮火·火侮水·水侮土·土侮木. 五行发生相侮的原因, 有'太过'和'不及'两种情况. '太过'所致的相侮, 是指五行中的某一行过于强盛, 使原来克制它的一行不仅不能克制它, 反而受到它的反向克制. '不及'所致的相侮, 是指五行中某一行过于虚弱, 不仅不能制约其所胜的一行, 反而受到其所胜一行的'反克'.

The term means that one element that originally restricts another will be restricted instead, which follows the sequence below: wood counter-restricts metal, metal counter-restricts fire, fire counter-restricts water, water counter-restricts earth, and earth counter-restricts wood. Two causes account for this phenomenon: 'too much' and 'too little.' The counter-restriction caused by 'too much' means that one element is too exuberant, making the element that originally restricts it unable to exercise restriction, and is counter-restricted instead. In contrast, the counter-restriction caused by 'too little' means that one element is too weak to restrict the element that is originally restricted by it, and is 'counter-restricted' instead.

29. 오행상모(五行相侮): 오행간의 역 제한

오행상모(五行相侮)는 원래 다른 요소를 제한하던 한 요소가 역으로 제한을 받는 것을 의미하는데, 아래의 순서를 따른다. 나무는 금속을, 금속은 불을, 불은 물을, 물은 흙을, 흙은 나무를 상모(相侮)한다. 오행상모는 '태과(太過; 너무 지나침)'와 '불급(不及; 미치지 못함)'이라는 두 가지 원인으로 설명된다. '태과(太過)'에 의한 상모는 한 요소가 너무 왕성하여 원래 그것을 제한하는 것이 제한을 발휘할 수 없게 되고, 대신에 제한을 역으로 받게 되는 것으로 능모를 당하게 되는 것을 의미한다. 이와는 대조적으로 '불급(不及)'으로 인한 상모는 한 요소가 너무 약해서 원래 그것에 의해 제한받는 요소를 제한하지 못하고 대신 제한을 역으로 받는 것(반극:反克)을 의미한다.

┃曾经译法┃ rebellion of five elements; inter-insult of five elements; violation of five elements; reverse restriction among five elements; reverse restraint of five elements

┃现行译法┃ counter-restriction of five phases; counter-restriction of five elements; counter-restriction among five elements; mutual counter-restricting among the five phases

┃标准译法┃ counter-restriction among the five elements

┃翻译说明┃

'五行相侮'指五行之间由于太过或者不及所导致的相互反向克制, counter-restriction 能够很好地表达反向克制的涵义.

┃引例 Citations┃

○如四时太过不及, 阴阳脏腑相乘相侮. (『医宗金鉴』卷十六)

(犹如四时气候的太过与不及, 阴阳脏腑之间的相乘与相侮.)

It is like the excessive or deficient state of climate changes in four seasons and the over-restriction and counter-restriction relationships among yin-yang and zang-fu organs. (*Golden Mirror of the Medical Tradition*)

○不能制水, 使水来相侮, 而脾胃之气愈虚也. (『辨证录』卷五)

(不能制约水, 导致水来反克, 而脾胃之气更加虚衰.)

Earth cannot restrict water so that water will counter-restrict earth. Thus spleen and stomach qi becomes more deficient under such conditions. (*Records on Syndrome Differentiation*)

| 과거번역 | rebellion of five elements(오행의 저항); inter-insult of five elements(오행의 상호-공격); violation of five elements(오행의 위반); reverse restriction among five elements(오행간의 반전 제한); reverse restraint of five elements(오행의 역 제한)

| 현행번역 | counter-restriction of five phases(5가지 형태의 상모); counter-restriction of five elements(오행의 상모); counter-restriction among five elements(오행간 상모); mutual counter-restricting among the five phases(5가지 형태 간 상호 역 제한)

| 표준번역 | counter-restriction among the five elements (오행상모, 五行相侮)

| 번역설명 |

'오행상모(五行相侮)'는 너무 많거나 너무 적어서 오행이 서로를 역으로 제한하는 것을 말하며, 'counter-restriction'(상모)은 역 제한의 의미를 잘 표현할 수 있는 번역어이다.

| 예 |

○그것은 사계절의 기후변화가 과도하거나 부족한 상태, 그리고 음양과 장부 사이의 상극과 상모 관계와 같다.『의종금감(醫宗金鑑)』

○흙이 물을 제한할 수 없어서 물이 흙을 상모할 것이다. 따라서 비위장의 기(氣)는 그러한 상태에서는 더욱 부족해진다.『변증록(辨證錄)』

30.

wǔxíng zhìhuà 五行制化

Inhibition and Transformation Among the Five Elements

五行制化指的是五行之间既相互资生，又相互制约，生中有克，克中有生，以维持五行之间的协调和稳定. 五行制化属五行相生与相克相结合的自我调节. 五行的相生和相克是不可分割的两个方面，没有生，就没有事物的发生和成长；没有克，就不能维持事物间的正常协调关系. 因此，必须生中有克，克中有生，相反相成，才能维持事物间的平衡协调，才能促进稳定有序的变化与发展.

The term refers to the interrelationship of engenderment and restriction among the five elements in which generation and restriction contain each other in order to maintain the coordination and stabilization of five elements. Inhibition and transformation among the five elements connotes the self-regulation of inter-generation combined with inter-restriction among the five elements. Inter-generation and inter-restriction are inseparable from each other. Without generation, there will be no production or growth of things. Without restriction, harmonious relationship of things cannot be maintained. Therefore, generation within restriction and restriction within generation are to exist so that balance and coordination of things can be maintained as well as stable and orderly changes and development can be promoted.

30. 오행제화(五行制化): 오행의 억제와 변형

오행제화(五行制化)는 오행 상호간의 생극(生剋) 관계를 말하는데 오행의 조정과 안정을 유지하기 위하여 상생과 상극이 서로를 내포하고 있다. 오행제화는 오행의 상생과 상극이 결합한 자가 조절을 말한다. 상생과 상극은 서로 불가분의 관계에 있다. 생(生)이 없으면 사물의 생산이나 성장도 없을 것이다. 극(剋)이 없이는 사물의 조화로운 관계는 유지될 수 없다. 그러므로 극(剋)안에 생(生)이, 생(生)안에 극(剋)이 있어야만 사물이 균형과 조화를 이루고, 안정적이고 질서정연한 화합(和合)이 가능하다.

| 曾经译法 | inhibition and generation of five elements; the promoting and counteracting relations of five elements; restriction and generation of five elements; inhibition and promotion of five elements

| 现行译法 | inhibition and generation of five elements; inhibition and transformation among five elements

| 标准译法 | inhibition and transformation among the five elements

| 翻译说明 |

　　'五行制化'指的是五行之间的制约和化生，是五行相生与相克相结合的自我调节，因此有些翻译人员结合五行相生和五行相克的翻译，将'五行制化'译为 restriction and generation among five elements. 但考虑到'制'和'化'是不同于'生'(generation)和'克'(restriction)的两个字，因此将'五行制化'译为 inhibition and transformation among the five elements 以示区别.

| 引例 Citations |

○阴阳万物，不外五行制化之道. (『黄帝素问直解』卷三)

(阴阳万事万物，不外乎五行制化的规律.)

The operating laws of everything in the universe can be explained by the principle of inhibition and transformation among the five elements. (*Direct Interpretation of Plain Conversation in Yellow Emperor's Internal Canon of Medicine*)

○有五行制化之标本者，风为标，火为本. (『泰定养生主论』卷六)

(有五行制化的标本情况，则风属于标，火属于本.)

Wind is biao(标, tip) while fire is ben(本, root) in terms of biaoben in the inhibition and transformation among the five elements. (*The Main Discussion on Health Preservation*)

▌과거번역▐ inhibition and generation of five elements(오행의 억제와 생성); the promoting and counteracting relations of five elements(오행의 촉진과 반작용의 관계); restriction and generation of five elements(오행의 상극과 상생); inhibition and promotion of five elements(오행의 억제와 촉진)

▌현행번역▐ inhibition and generation of five elements(오행의 제한과 생성); inhibition and transformation among five elements(오행 간 억제와 변형)

▌표준번역▐ inhibition and transformation among the five elements (오행제화, 五行制化)

▌번역설명▐

'오행제화(五行制化)'는 오행간의 제한과 화생(化生)을 의미하며, 이것은 오행간의 상생과 상극이 서로 결합하여 일어나는 자가 조절이다. 따라서 일부 번역자들은 오행의 상생과 상극을 결합하여 'restriction and generation among five elements'(오행 간 상극과 상생)로 번역하기도 한다. 그러나 '제(制)'와 '화(化)'가 '생(生: generation)'과 '극(剋: restriction)'과는 다르다는 점을 감안해야 한다. 그래서 'inhibition and transformation among the five elements'(오행제화)라 번역하여 기존의 번역과 차별화했다.

▌예▐

○우주 만물의 모든 작동법칙은 오행간의 제화(制化)의 원리로 설명할 수 있다. 『황제소문직해(黃帝素問直解)-제3권』

○오행제화에 표본(標本)이 있다면, 풍(風)은 '표(標: 가지 끝)'에 속하고, 화(火: 불)는 '본(本: 뿌리, 근원)'에 속한다. 『태정양생주론(泰定養生主論)』

31.

wǔxíng shèngfù 五行胜复

Alternate Preponderance Among the Five Elements

五行胜复指的是五行中一行亢盛，通过依次递相制约，而使五行之间复归于协调平衡. 五行胜复属五行之间按相克规律的自我调节. 胜气的出现，有两种情况：一是由于五行中一行的太过，即绝对亢盛；二是由于五行中一行的不足而致其所不胜的相对偏盛. 复气则是因为胜气的出现而产生，即先出现胜气，而后有复气产生，以对胜气进行'报复'，使胜气复平. 通过胜复调节机制，五行系统在局部出现不平衡的情况下，自行调节以维持其整体的协调平衡.

The term means reducing the exuberance of one element through the successive restriction effects among the five elements to restore the balance. Alternate preponderance among the five elements is a form of self-regulation in accordance with the principle of restriction. There are two situations that preponderance qi occurs: (1) one element being excessive, which manifests itself as absolute exuberance; and (2) a weak element causing the element that restricts it becoming comparatively exuberant. Retaliation qi is generated by the occurrence of preponderance qi, i.e., preponderance qi occurs before retaliation qi. Retaliation qi comes to 'revenge' preponderance qi, bringing it to balance. Through this regulation mechanism, the five-element system can perform its self-regulation function to maintain its overall balance when part of the system is in disharmony.

31. 오행승복(五行勝復): 순환하며 우위를 점하는 오행

오행승복(五行勝復)은 오행간의 연속적인 상극효과를 통하여 한 요소의 항성(亢盛: 지나치게 많음)을 감소시켜 균형을 회복하는 것을 말한다. 오행승복은 상극의 원리에 따른 자가 조절의 한 형태다. 승기(勝氣)가 발생하는 두 가지 상황이 있다. (1) 오행 중 한 요소가 태과(太過)하여 과도하게 극제하는 기운이 승기로 나타나거나 (2) 불급(不及)으로 인해 상반되는 기운이 나타나 승기를 누른다. 복기(復氣)는 승기(勝氣)의 발생으로 만들어진다. 즉, 승기가 먼저 발생한 다음 복기가 생겨나고, 복기는 승기를 눌러 '보복'을 하고 균형을 잡는다. 이러한 조절기제로 오행체계는 체계의 일부가 조화를 이루지 못할 때 자가 조절을 통해 전반적인 균형을 유지할 수 있다.

▌曾经译法 ▌ predominance of five elements; preponderance of five elements
▌现行译法 ▌ alternative preponderance of five elements; alternate preponderance among the five elements
▌标准译法 ▌ alternate preponderance among the five elements
▌翻译说明 ▌

'胜'是强胜的意思, 可译为 preponderance 或 predominance ; '复'含有循环往复的意思, 也隐含报复的意思, 一般译作alternate. 因此, '五行胜复'可译为 alternate preponderance among the five elements.

▌引例 Citations ▌

○面青善怒, 亦是肝气太过, 当益肺金以制之, 毋徒平木. 此五行胜复之理, 用药之法. (『赤水玄珠』卷六)

(面色青而善怒, 也是肝气太盛, 应当补益肺金而制约肝木, 不可仅仅平抑肝木. 这就是五行胜复的道理和用药的法度.)

If a person has bluish complexion and is easy to be irritate, his liver qi is excessive. In this case, we should not only calm the liver(wood) but also tonify the lung(metal) to restrict the former. This is the application of alternate preponderance among the five elements and the guiding principle for prescribing herbs. (*Chishui and Xuanzhu*)

○推此十变之候, 乃五行胜复相加也. (『八十一难经纂图句解』卷二)

(推论这十种变化的脉象, 是五行胜复而相加的.)

These ten changes of pulses are inferred according to the principle of alternate preponderance among the five elements. (*Pictures and Sentences Illustrations to Eighty-one Difficult Issues*)

┃과거번역┃ predominance of five elements(오행의 우세); preponderance of five elements(오행의 우위)

┃현행번역┃ alternative preponderance of five elements(교대로 우위를 점하는 오행); alternate preponderance among the five elements(오행의 승복)

┃표준번역┃ alternate preponderance among the five elements (오행승복, 五行勝復)

┃번역설명┃

'승(勝)'은 강한 승리를 뜻하며, 'preponderance'(우세, 우월)나 'predominance'(우위)로 번역할 수 있다. '복(復)'은 '순환을 거듭하다'는 의미와 '보복(报复)하다'는 뜻을 내포하고 있기에 일반적으로 'alternate'로 번역한다. 따라서 '오행승복(五行勝復)'을 'alternate preponderance among the five elements'로 번역할 수 있다.

┃예┃

○사람의 안색이 푸르스름하고 화를 잘 내는 것도 간기(肝氣)가 지나치게 과도해서 그렇다. 이런 경우는 간(나무)을 진정시켜야 할 뿐만 아니라 폐(금속)를 강화하여 간기(肝氣)를 제한해야 한다. 이것은 오행 사이의 승복과 약초를 처방하기 위한 지침원리를 적용한 것이다. 『적수현주(赤水玄珠)』

○이 열 가지 맥박(脈)의 변화는 오행승복의 원리에 따라 서로 더해지는 것이다. 『81난경찬도구해(八十一難經纂圖句解)』

32.

kàng hài chéng zhì 亢害承制
Restricting Hyperactivity to Keep Balance

亢害承制指的是五行中某一行偏亢为害，随之有另一行克制亢害之行，使之恢复相对平衡. 五行学说认为，事物有生化的一面，也有克制的一面，五行的相生与相克是不可分割的两个方面，只有生中有克，克中有生，相反相成，才能维持事物间的协调平衡，促进事物稳定有序的发展变化. 若有生而无克，势必亢盛之极而为害，因此应该抵御这种过亢之气，令其节制，才能维持阴阳气血的正常生发与协调. 五行的相生与相克并不是绝对均衡的，有时是以生为主，克为次，此即为'生中有克'；有时是以克为主，生为次，此即为'克中有生'. 只有这种生与克相反相成的矛盾运动，才能维持事物的平衡状态，才可能促进事物的发展变化.

The term denotes that when one of the five elements is hyperactive, there will always be another exercising restriction on it, bringing it back to a relatively balanced state. According to the theory of five elements, each element has dual characteristics: to generate and to restrict. The two aspects are inseparable and they contain one another. They oppose yet also complement each other, neither existing in isolation. The inter-relationship of opposition and restriction is the key to maintain balance and coordination, and thus to promote stable and orderly development. Generation without restriction will lead to extreme exuberance, and eventually cause harm. Thus, such exuberance must be restrained in order to maintain the balance of yin, yang, blood, and qi. Generation and restriction are not always of equal strength. When generation takes the upper hand, it is called 'predominant generation with restriction.' Otherwise, it is called 'predominant restriction with generation.' These actions and counteractions ensure balance as well as development of all things under heaven.

32. 항해승제(亢害承制): 균형을 유지하도록 과잉활동 제한

항해승제(亢害承制)는 오행 중 하나가 지나치게 항성(亢盛: 지나치게 많음)하여 해를 입히면 항상 그것에 대해 극(剋: 이기고자 함)을 행사하는 다른 요소가 있어, 그것을 비교적 균형 잡힌 상태로 되돌려 놓는 것을 뜻한다. 오행론에 따르면, 각 요소는 '상생하는 것'과 '상극하는 것'이라는 이중적 특성이 있다. 그 두 양상은 불가분의 관계에 있으며 서로를 견제한다. 그들은 서로 대립되면서도, 또한 서로를 보완하며 결코 홀로 존재하지는 않는다. 균형과 조정을 유지하고 화합을 이루는 데 이러한 제한(承制)의 상호관계가 필수적이다. 극(剋) 없는 생성은 항성(亢盛)으로 이어지며, 결국 해를 입힌다. 따라서 이러한 항해(亢害)는 음, 양, 혈, 기의 균형을 유지하기 위해 제한(承制)되어야 한다. 생극(生剋)이 항상 동등한 강도를 가지는 것은 아니다. 생성이 우위를 점할 때 '생중유극(生中有剋: 상극에 대한 생성의 우위)'이라 하고, 그 반대를 '극중유생(剋中有生: 생성에 대한 상극의 우위)'이라 한다. 생극(生剋)의 이러한 반대되면서도 어울리는 모순되는 운동은 하늘 아래 만물의 발전뿐만 아니라 균형을 보장한다.

┃曾经译法┃ Hyperactivity of the five elements causing damages should be suppressed; Because excess brings harm, it should be restrained; Excess brings harm and restraint makes balance

┃现行译法┃ Hyperactivity is harmful and should be restrained; Hyperactivity among the five elements will bring harm and therefore has to be inhibited; harmful hyperactivity checked for harmony; restraining excessiveness to acquire harmony; unrestrained excess causing disorders; harmful hyperactivity and responding inhibition; harmful hyperactivity checked and restrained to keep balance

┃标准译法┃ restricting hyperactivity to keep balance

┃翻译说明┃

‘亢害承制’是指五行有相互促进的一面, 也有相互制约的 一面, 如果只有促进而没有制约, 就会造成亢盛为害. ‘亢’被译为 excess, excessiveness 和 hyperactivity, 前两个译法在中医中多用来表示‘实’·‘实证’, 而 hyperactivity 通过前缀 hyper- 表示过度·过多, 用词比较准确, 也不易引起歧义. hyperactivity 表示 abnormally and extremely active, 异常活跃, 机 能亢进, 用 harmful 来修饰 hyperactivity 略显多余. ‘承制’是需要对亢进的一行加以钳制来达到平衡, 因此, ‘亢害’和‘承制’之间并不完全是并列关系, 译为 harmful hyperactivity and responding inhibition 似有不妥. 而 to keep balance by restricting 符合源术语含义, 因此‘亢害承制’译为 restricting hyperactivity to keep balance.

❙ 과거번역 ❙ Hyperactivity of the five elements causing damages should be suppressed(손상을 초래하는 오행의 과잉행동은 억제되어야 한다); Because excess brings harm, it should be restrained(과잉행동은 해를 가져오고, 억제되어야 한다); Excess brings harm and restraint makes balance(과잉행동은 해를 가져오고, 균형을 이루기 위하여 억제된다)

❙ 현행번역 ❙ Hyperactivity is harmful and should be restrained(과잉행동은 해롭고 억제되어야 한다); Hyperactivity among the five elements will bring harm and therefore has to be inhibited(오행 간 과잉행동은 해를 가져오므로 억제되어야 한다); harmful hyperactivity checked for harmony(조화를 위해 해로운 과잉행동은 억제되어야 한다); restraining excessiveness to acquire harmony(조화를 이루기 위해 과도함은 억제되어야 한다); unrestrained excess causing disorders(무제한의 과잉행동은 무질서를 초래한다); harmful hyperactivity and responding inhibition(해로운 과잉행동과 대응 억제); harmful hyperactivity checked and restrained to keep balance(균형을 유지하기 위해 해로운 과잉행동은 억제되고 제한된다)

❙ 표준번역 ❙ restricting hyperactivity to keep balance (항해승제, 亢害承制)

❙ 번역설명 ❙

'항해승제(亢害承制)'는 오행이 상호 촉진과 상호 제약의 특성을 함께 가지고 있음을 뜻한다. 제약 없이 촉진만 있으면 과잉행동을 유발하게 된다. '항(亢)'은 'excess'(과잉), 'excessiveness'(과도), 'hyperactivity'(과잉활동) 등으로 번역된다. 앞의 두 가지 번역은 주로 한의학에서 '실(實: 실제)'과 '실증(實證)'을 의미한다. 'hyperactivity'(과잉활동)의 접두사로 쓰인 'hyper-'는 과도함이나 지나치게 많음을 뜻하기에, 이 표현이 모호하지 않고 정확한 번역이다. 'hyperactivity'는 'abnormally and extremely active'로 비정상적으로 매우 활동적이며 기능이 항진(정상보다 높아지거나 강화된 상태)된 것을 의미한다. 그래서 'harmful'(위험한, 해로운)로 'hyperactivity'를 수식하게 되면 다소 의미가 중복된다. '승제(承制)'는 균형을 이루기 위해 과잉행동을 억제(제한)해야 함을 의미한다. 따라서 '항해(亢害)'와 '승제(承制)' 사이의 관계는 완전히 병렬(평행)적인 관계가 아니며, (그래서) 'harmful hyperactivity and responding inhibition'(해로운 과잉행동과 대응하는 억제)으로 번역하는 것은 적합하지 않다. 'to keep balance by restricting'(제한을 통해 균형을 유지하는 것)은 원래 용어의 의미에 부합하므로 '항해승제(亢害承制)'를 'restricting hyperactivity to keep balance'(균형을 유지하기 위해 과잉행동을 제한)로 번역한다.

*****

▎引例 Citations ▎

○ 法当泻土补金以益水, 此五脏亢害承制之证治也. (『痰火点雪』卷一)
(治法应泻脾土补肺金而滋肾水, 这是五脏亢害承制的证候与治疗.)
When spleen diseases are transmitted to the kidney, we should reduce spleen earth and tonify lung metal to nourish kidney water. This is the treatment strategy and pattern differentiation based on the concept of restricting hyperactivity to keep balance. (*Treatise on Consumptive Diseases*)

○ 故业医者, 必讲求亢害承制生化六字而善用之. (『读医随笔』卷一)
(所以从事医疗工作的人, 必须讲求'亢害承制生化'六字, 并善加运用.)
Those who practice medicine should attach importance to the principle of restricting hyperactivity to keep balance and the principle of generation. They should use it wisely in practice. (*Random Notes While Reading About Medicine*)

┃예┃

○ 비장 질환이 신장으로 전염되면 비토(脾土)를 줄이고 폐금(肺金)을 강화시켜 신수(腎水)에 영양을 공급해야 한다. 이것은 균형을 유지하기 위해 과잉 활동을 제한한다는 개념에 기초한 치료전략이자 변증(辨證)이다. 『담화점설(痰火點雪)』

○ 의술을 행하는 사람은 항해승제(亢害承制)와 생극의 원리를 중요시해야 한다. 그들은 이 원리들을 적용할 때 현명하게 사용해야 한다. 『독의수필(讀醫隨筆)』

33.

wǔyùn 五运

Five Circuits

五运指的是木·火·土·金·水五行之气在天地间运动的时相变化，分别称之为木运·火运·土运·金运·水运. 『黄帝内经』将五气运行法运用于对时间·气候·物候的分析上，与风·热·火·湿·燥·寒六气相结合，以推演气候·物候以及人体生理病理的变化情况，用五行理论分析了各种时间段的相生相胜关系，用五行生克关系分析了季节·日子和时辰三种时间关系对疾病的影响. 将五行生克的思想扩展到一年五个季节以及年与年之间，就必然形成了五运的循环运转.

The term refers to the changes of the qi movements of wood, fire, earth, metal, and water, i.e., wood circuit, fire circuit, earth circuit, metal circuit, and water circuit. Together with the theory of six qi(wind, heat, fire, dampness, dryness, and coldness), the theory of five circuits was applied in the Yellow Emperor's Internal Canon of Medicine(Huangdi Neijing) for the analysis of time, climate, and phenology to predict climate, phonology, as well as physiological and pathological changes of human body. The theory of five elements was used to analyze the generation and restriction relationships of different times of a day, and the generation and counteraction relationships were used for the analysis of the influences on diseases from the perspective of different seasons, dates and hours. Thus, the theory of five circuits was developed therewith when the principle of generation and restriction among the five elements was extended to analyze the five seasons(spring, summer, late summer, autumn, and winter) in a year and the time between years.

33. 오운(五運): 오행의 순환

오운(五運)은 나무, 불, 흙, 금속, 물 등의 기 운동의 변화를 나타낸다. 즉, 목운, 화운, 토운, 금운, 수운을 말한다. 육기론(六氣: 풍(風), 열(热), 화(火(暑)), 습(濕), 조(燥), 한(寒))과 함께 오운(五運)론은 『황제내경』에서 활용이 되었는데, 시간, 기후, 사물의 예후를 분석하는 계절학(phenology)과 음운론뿐만 아니라 인체의 생리학적, 병리학적 변화에 대한 분석을 위해서였다. 하루의 다른 시간대의 상생과 상극 관계를 분석하기 위해 오행론이 사용되었고, 서로 다른 계절, 날짜, 시간의 관점에서 질병에 미치는 영향을 분석하기 위해 생극(生剋) 관계를 사용했다. 따라서 오운(五運)론은 오행 사이의 생극(生剋) 원리가 한 해의 5계절(봄, 여름, 장하(長夏), 가을, 겨울)과 여러 해 사이의 시간을 분석하기 위해 확장되면서 함께 발전했다.

▌曾经译法▌ five periods; five movements; five elements' motion
▌现行译法▌ five motions; five circuit phases; five evolutive phases
▌标准译法▌ five circuits
▌翻译说明▌

五运是运气术语，出自『素问·天元纪大论』. '运'是木·火·金·水·土五行之气在天地间的运行变化. period 指一段时间或时期；motion 指运动·移动；movement 指运动·移动·迁移. period 重在表达'五运'的时间概念, motion 和 movement 则表达了'五运'的运行, 但 circuit 可以表示'环行', 表达更加准确. five evolutive phases 不够简洁.

▌引例 Citations▌
○五运相袭, 而皆治之, 终朞之日, 周而复始. (『素问·六节藏象论』)
(五运相互承袭, 都有主治之时, 到了一年终结时, 再从头开始循环.)
Five circuits take turns to move throughout a year, each having its dominating period of time. At the end of a year, it repeats from the start. (*Plain Conversation*)
○余闻五运之数于夫子, 夫子之所言, 正五气之各主岁尔. (『素问·六节藏象论』)
(我曾听你讲过五运的规律, 你所讲的仅仅是五运之气各主一岁.)
I once listened to your explanation on the rules of five circuits; however, your explanation is only about the domination of the year by the qi of five circuits. (*Plain Conversation*)

❚ 과거번역 ❚ five periods(5가지 주기); five movements(5가지 운동); five elements' motion(오행의 움직임)

❚ 현행번역 ❚ five motions(5가지 운동); five circuit phases(5가지 주기적 운행); five evolutive phases(5가지 진화적 형태)

❚ 표준번역 ❚ five circuits(오운)

❚ 번역설명 ❚

오운(五運)은 기의 운동에 관한 용어로, 『소문(素問)·천원기대론(天元紀大論)』에서 나온 것이다. 운(運)은 하늘과 땅 사이에서 행해지는 나무, 불, 금, 물, 땅의 오행의 '운동(运)'을 말한다. 'period'는 시간 또는 기간을, 'motion'은 운동과 이동을 말하며, 'movement'는 움직임, 이동, 변화를 의미한다. 'period'는 '오운(五運)'의 시간적 개념을 중요하게 표현하고, 'motion'과 'movement'는 '오운(五運)'의 운행을 표현한다. 그러나 'circuit'이 '주기적 순환(운행)'의 의미를 나타낼 수 있기에 더욱 정확한 표현이다. 'five evolutive phases'(5가지 진화적 형태)는 간결하지 못하다.

❚ 예 ❚

○오운(五運)이 1년 내내 교대로 움직이며, 각각의 운(運: 운행)이 지배적인 기간을 가진다. 연말에는 처음부터 반복된다. 『소문(素問)-육절장상론(六節藏象論)』

○나는 언젠가 당신에게서 오운(五運)의 규칙에 관해 들었는데 당신은 오운(五運)의 기(氣)가 한 해(1년)만을 지배한다고 말했다. 『소문(素問)-육절장상론(六節藏象論)』

34.
liùqì 六气
Six Qi

六气指的是风·热·火(暑)·湿·燥·寒六种气候的变化. 六气之中，暑与热同属于火类，在运气学说中分别称之为相火与君火. 六气配三阴三阳，分别称为厥阴风木·少阴君火·太阴湿土·少阳相火·阳明燥金和太阳寒水. 六气是以十二地支配属三阴三阳来说明和推算每年气候的一般变化和特殊变化的，具体内容包括主气·客气·客主加临三种情况.

Six qi refers to the changes of six climatic factors, i.e., wind, heat, fire(summerheat), dampness, dryness, and coldness. Among the six qi, summer-heat and heat pertain to fire, named ministerial fire and monarch fire respectively. When six qi is matched with three-yin and three-yang, they are called jueyin windwood, shaoyin monarch fire, taiyin dampness-earth, shaoyang ministerial fire, yangming dryness-metal, and taiyang coldness-water. The theory of six qi explains as well as predicts the general and specific climatic changes in a year based on the configuration of 12 earthly branches plus three-yin and threeyang. Specifically, six qi includes dominant qi, subordinate qi, and joining of subordinate qi to dominant qi.

34. 육기(六氣)

육기(六氣)는 풍(風), 열(热), 화(火(暑)), 습(濕), 조(燥), 한(寒) 등 6가지 기후요
인의 변화를 말한다. 육기 중 불과 관련된 '서(暑)'와 '열(热)'은 각각 상화(相
火)와 군화(君火)라 명명된다. 육기는 삼음(三陰)과 삼양(三陽)으로 짝을 이뤄
궐음풍목(厥陰風木), 소음군화(少陰君火), 태음습토(太陰濕土), 소양상화(少陽相
火), 양명조금(陽明燥金), 태양한수(太陽寒水)로 불린다. 육기론은 12지지(地支)
에 삼음과 삼양을 더한 구성을 바탕으로 해마다 기후의 일반적이고 특수한 변
화를 예측하고 추정하는 것이다. 구체적으로, 육기는 주기(主氣), 객기(客氣), 주
기에 객기를 결합한 객주가림(客主加臨)을 포함한다.

▌曾经译法▐ SIX QI; six kinds of body substance; six kinds of weather; six essentials

▌现行译法▐ six climatic factors; six atmospheric influences; six qi;six qi

▌标准译法▐ six qi

▌翻译说明▐

六气通常是指自然界的六种气候变化, 被译为 six climatic factors, 也有译为 six atmospheric influence. 但六气还是运气术语, 配三阴三阳, 有更丰富的含义. 因此, 将六气译为 six climatic factors 或 six atmospheric influence 不妥. 对于含有丰富中医特色的术语, 应采用术语翻译民族性和简洁性的原则, 用拼音译法表达其特有的内涵. 鉴于 qi 已进入英文词典, 拼音不用斜体, '六气'可译为 six qi.

▌引例 Citations▐

○帝曰：愿闻其岁, 六气始终, 早晏何如? (『素问·六微旨大论』)

(黄帝说：希望听听每年六气始终的早晚怎样?)

Yellow Emperor said: 'I'd like to know the exact times of six qi taking turns to move from one to another during a year.' (*Plain Conversation*)

○六气五类, 有相胜制也. (『素问·五常政大论』)

(六气和五行所化的五种虫类, 是相胜相克的.)

There exists a dominating and restricting relationship between six qi and five kinds of insects and animals that correspond to the five elements. (*Plain Conversation*)

○夫六气正纪, 有化有变, 有胜有复, 有用有病. (『素问·六元正纪大论』)

(六气变化, 有正常之化, 有异常之变, 有胜气, 有复气, 有效用, 有病害.)

The changes of six qi could be normal or abnormal, including preponderance qi and retaliation qi, as well as healthy qi and pathogenic qi. (*Plain Conversation*)

‖ 과거번역 ‖ SIX QI(육기); six kinds of body substance(6가지 체질의 종류); six kinds of weather(날씨의 6가지 유형); six essentials(6가지 필수 요소)

‖ 현행번역 ‖ six climatic factors(6가지 기후요인); six atmospheric influences(6가지 대기의 영향); six qi(6개의 기); six qi(육기)

‖ 표준번역 ‖ six qi(육기)

‖ 번역설명 ‖

육기(六氣)는 보통 자연계의 6가지 기후변화를 말하며, 'six climatic factors'(6가지 기후 요소)로 번역되지만 'six atmospheric influence'(6가지 대기의 영향)로 번역되기도 한다. 하지만 육기(六氣)는 운기(運氣)에 관한 용어이기에, 삼음과 삼양을 결합하면 더욱 풍부한 의미를 가지게 된다. 따라서 육기(六氣)를 'six climatic factors'(6가지 기후 요소)나 'six atmospheric influence'(6가지 대기의 영향)로 번역하는 것은 부적절하다. 한의학의 특색을 풍부하게 담고 있는 용어의 경우 민족성과 간결성의 원칙을 채택하고, 병음 번역법을 사용하여 고유의 의미를 표현해야 한다. 기(qi)는 이미 영어사전에 수록되어 있기에 한어병음을 이탤릭체로 쓰지 않고 '육기(六氣)'를 'six qi'로 번역한다.

‖ 예 ‖

○황제는 '1년 동안 육기가 교대로 이동하는 정확한 시간을 알고 싶다'라고 말했다. 『소문(素問)-육미지대론(六微旨大論)』

○육기와 오행에 해당하는 5가지 종류의 곤충과 동물 사이에는 지배적이고 상극적인 관계가 존재한다. 『소문(素問)-오상정대론(五常政大論)』

○육기의 변화는 정상이거나 비정상일 수 있는데, 여기에는 승기와 복기, 건강한 기와 병원성 기가 포함된다. 『소문(素問)-육원정기대론(六元正紀大論)』

35·

zhǔqì 主气

Dominant Qi

主气指的是统管一年六个季节气候变化的气，也叫主时之气. 主气分主一年的二十四个节气，即把一年分为六步(6 个时间段)，每步主四个节气. 六气主时从上一年十二月中的大寒节起算，经过立春·雨水·惊蛰到春分前夕，为初之气；从春分起算，经过清明·谷雨·立夏，到小满前夕，为二之气；从四月的小满起算，经过芒种·夏至·小暑到六月中旬的大暑前夕，为三之气；从六月中旬的大暑起算，经过立秋·处暑·白露到八月中旬的秋分前夕，为四之气；从八月中旬的秋分起算，经过寒露·霜降·立冬，到十月中旬的小雪前夕，为五之气；从十月中旬的小雪算起，经过大雪·冬至·小寒到十二月的大寒节前夕，为终之气.

Dominant qi, also known as the qi of governing periods, refers to the qi in charge of the climatic changes of the six periods of time throughout a year. More specifically, dominant qi governs twenty-four solar terms(seasonal division points), i.e., it divides an entire year into six phases, each composed of four solar terms. The governing periods of six qi start from Greater Cold in December of the previous year, then the Beginning of Spring, Rain Water, the Waking of Insects, and ends before the Spring Equinox. This is named the firstphase qi. The second-phase qi starts from the Spring Equinox, followed by Pure Brightness, Grain Rain, and the Beginning of Summer, ending before Lesser Fullness of Grain. The third-phase qi begins from Lesser Fullness of Grain in April, followed by Grain in Beard, the Summer Solstice, and Lesser Heat, ending before Greater Heat. The fourth-phase of qi begins from Greater Heat in the middle of June, then the Beginning of Autumn, the End of Heat, and White Dew, ending before the Autumn Equinox. The fifth-phase of qi starts from the Autumn Equinox in the middle of August, followed by Cold Dew, Frost's Descent, the Beginning of Winter, and ends before Lesser Snow. The last phase of qi begins from Lesser Snow in the middle of October, followed by Greater Snow, the Winter Solstice, Lesser Cold, and ends before Greater Cold.

35. 주기(主氣)

주기(主氣)는 1년에 걸친 6개의 기간의 기후변화를 관장하는 기(氣)로, 시기를 주관하는 기(氣)라고도 말한다. 보다 구체적으로, 주기는 24절기(계절분점)를 주관하는데 즉, 1년을 각각 4절기로 구성된 6단계로 나눈다. 육기의 지배 기간은 전년도 12월 대한(大寒)부터 입춘, 우수, 경칩을 거쳐 춘분 전에 끝난다. 이것을 제1기라고 한다. 제2기는 춘분부터 시작하여 청명, 곡우, 입하를 거쳐 소만 이전에 끝난다. 제3기는 4월에 소만에서 시작하여 망종, 하지, 소서를 거쳐 대서 (大暑) 전에 끝난다. 제4기는 6월 중순의 대서에서 시작하여 그 후 입추, 처서, 백로를 거쳐 추분(秋分) 전에 끝난다. 제5기는 8월 중순 추분에서 시작하여 한로, 상강, 입동을 거쳐 소설 전에 끝난다. 마지막 6기는 10월 중순의 소설에서 시작하여 대설, 동지, 소한을 거쳐 대한 이전에 끝난다.

▌曾经译法▐ host climatic qi; main Qi; seasonal Qi

▌现行译法▐ dominant qi; principal qi

▌标准译法▐ dominant qi

▌翻译说明▐

主气的'主'译为 dominant 体现了主时之气所起的主导作用, 比较而言, 译为 host 字面看似乎贴切, 但不及 dominant 更能表达源术语的内涵.

▌引例 Citations ▐

○岐伯曰：有假其气, 则无禁也. 所谓主气不足, 客气有胜也. (『素问·六元正纪大论』)

(岐伯说, 若有假借之气, 就不必依照热无犯热·寒无犯寒的禁忌, 这是主气不足而客气胜的缘故.)

If there is substitutionary qi, there is no need to abide by the rules that heat diseases cannot be treated by medicinals hot in properties. Likewise, there is no need to follow the rules that cold diseases cannot be treated by medicinals cold in properties. This is because subordinate qi will take the place of dominant qi when it is insufficient. (*Plain Conversation*)

○每岁燥湿寒暑风火之主气, 乃六气之常纪. (『运气易览』卷一)

(每年燥湿寒暑风火的主气, 是六气变化的常规.)

In a year, the dominant qi of dryness, dampness, coldness, summer-heat, wind, and fire reveals the routines of six-qi changes. (*Views on Circuit and Qi*)

┃과거번역 ┃ host climatic qi(기후를 주관하는 기); main Qi(주요 기); seasonal Qi(계절적 기)

┃현행번역 ┃ dominant qi(지배 기); principal qi(주요 기)

┃표준번역 ┃ dominant qi(주기)

┃번역설명 ┃
주기(主氣)의 '주(主)'를 'dominant'(지배하다)로 번역하면 시기(時)를 주관하는 기(氣)가 수행하는 지배적인 역할을 잘 담아낼 수 있다. 이에 반해 'host'(주관하다)는 표면상으로는 적절해 보일지라도 'dominant'가 내포하고 있는 근원적 의미를 표현해내지 못한다.

┃예 ┃

○ 치환할 수 있는 기가 있다면 열 질환은 성질이 뜨거운 약재로 치료할 수 없다는 규정을 따를 필요가 없다. 마찬가지로 냉기 질환도 성질이 차가운 약재로 치료할 수 없다는 규정을 따를 필요는 없다. 충분치 않을 때 주기가 객기의 자리를 대신하기 때문이다. 『소문(素問)-육원정기대론(六元正紀大論)』

○ 한 해 동안 건기, 습기, 냉기, 더위, 바람, 불의 주기(主氣)는 육기의 일상적인 변화를 보여준다. 『운기역람(運氣易覽)』

36.
kèqì 客气
Subordinate Qi

客气是与主气相对而言, 分别轮值主管一年六个季节气候变化的气. 客气以六年为一周期, 随年支的演变, 每年各步的客气性质及其盛衰变化均有所不同. 客气与主气一样, 都将一年分为六步, 但二者在六步的次序上完全不同. 客气六步的次序是先三阴后三阳, 按照一定顺序分布于上下左右, 构成了客气六步的变化规律.

Subordinate qi is named as opposed to dominant qi. It takes turns to be in charge of the climatic changes of the six periods of time throughout a year. The periodic cycle of subordinate qi is six years. Subordinate qi displays varied characteristics and changes of rise and fall at different phases of a year along with the changes of the Heavenly Stems. Similar to dominant qi, subordinate qi also divides an entire year into six phases, but the sequence is completely different from that of dominant qi, with three-yin followed by three-yang. Three-yin and three-yang are arranged in a certain sequence, constituting the changing rules for the six phases of subordinate qi.

36. 객기(客氣)

객기(客氣)는 주기(主氣)와 상대적인 명칭으로, 1년에 걸친 6개의 기간의 기후 변화를 담당하는 기(氣)를 말한다. 객기의 주기적인 순환은 6년이고, 천간(天干) 의 변화에 따라 각 단계의 특성이나 성쇠(기복)는 해마다 다르다. 주기와 마찬 가지로 객기도 1년을 6단계로 나누지만, 그 순서는 주기와는 완전히 다르다. 삼음(三陰) 뒤에 삼양(三陽)이 따르며 이들은 일정한 순서에 따라 배열되며, 이는 객기의 6단계에 대한 변화 규칙을 구성한다.

▌曾经译法▌ pathogenous factors; exogenous pathogenic qi; exogenous Evil; abnormal climate

▌现行译法▌ intruding qi; subordinate qi; guest qi; guest climatic qi

▌标准译法▌ subordinate qi

▌翻译说明▌

译文 pathogenous factors, exogenous pathogenic qi 或 intruding qi 均表达来自外部的风·寒·暑·湿·燥·火入侵人体, 即外感病邪, 这是'客气'的另外一个含义. 此处的'客气'是运气术语, 与运气学说的另一术语主气(dominant qi)相对应, 常被译为 subordinate qi, guest qi 或 guest climatic qi. 比较而言, guest qi 从字面上与源术语'客气'更加对应, guest climatic qi 通过增加 climatic 揭示了术语的内涵, 但从术语翻译的统一性和系统性而言, 选择与主气 dominant qi 相对应的 subordinate qi 来表达'客气', 更体现两个概念之间的内在联系.

▌引例 Citations▌

○客气, 谓六气更临之气. (『素问·六元正纪大论』王冰注)

(客气, 指六气变更加临主气之上的气.)

Subordinate qi refers to the qi that joins in dominant qi due to the changes of six qi. (*Plain Conversation Annotated by Wang Bing*)

○客气亦有寒暑燥湿风火之化. (『运气易览』卷一)

(客气也有寒暑燥湿风火的变化.)

Subordinate qi also has the variations of coldness, summer-heat, dryness, dampness, wind, and fire. (*Views on Circuit and Qi*)

┃과거번역┃ pathogenous factors(병원성 인자); exogenous pathogenic qi(외인성 발병 기); exogenous Evil(외인성 악(惡)); abnormal climate(비정상적 기후)

┃현행번역┃ intruding qi(침투하는 기); subordinate qi(객기); guest qi(객 기); guest climatic qi(외부성 기후 기)

┃표준번역┃ subordinate qi(객기)

┃번역설명┃

'pathogenous factors'(병원성 인자), 'exogenous pathogenic qi'(외인성 발병 기), 'intruding qi'(침투하는 기) 등과 같은 번역은 모두 외부로부터 오는 바람, 추위, 열, 습기, 건조함, 불 등이 인체에 침입하는 것으로 즉, 외인성 병원체를 말하며, '객기(客氣)'의 또 다른 의미이다. 여기서의 '객기'는 '운기(運氣)'에 관한 용어로, 운기학에서 말하는 또 다른 용어인 주기(主氣, dominant qi)와 대응되며, 보통 'subordinate qi', 'guest qi', 'guest climatic qi' 등으로 번역된다. 이들을 비교해 보면 'guest qi'는 원문인 '객기(客氣)'와 더욱 직접적으로 대응하고, 'guest climatic qi'(외부성 기후 기)는 'climatic'이 추가되어 술어의 함의를 풍부하게 표현했다. 하지만 용어 번역의 통일성과 체계성이라는 측면에서 주기(主氣, dominant qi)와 상응하는 'subordinate qi'를 선택하여 '객기(客氣)'를 번역하면 이들 두 개념 사이의 내재적 관계를 더 잘 표현할 수 있다.

┃예┃

○객기는 육기의 변화로 인해 주기에 합류하는 기를 말한다. 『소문(素問)-육원정기대론(六元正紀大論)』

○객기에는 또한 냉기, 더위, 건기, 습기, 바람, 불 등의 변화가 있다. 『운기역람(運氣易覽)』

37.
zàngxiàng 藏象
Visceral Manifestation

人体内脏及其表现于外的生理·病理征象, 以及与自然界相通应的事物和现象. '藏' 指隐藏于体内的脏器; '象'主要是指表现于外的生理病理现象, 也涉及内在脏腑 的解剖形象及其通应的自然界的物象. 藏象既揭示了人体内在脏腑与外在现象之 间的有机联系, 又客观地反映了以象测脏的认识方法, 即通过观察外在征象来研 究内在脏腑的活动规律.

Visceral manifestation is the outward revelation of internal organs through which physiological functions and pathological changes can be observed. It also refers to internal organs' corresponding things and phenomena in nature. Zang(藏) refers to the organs hidden inside human body while xiang(象) refers to their external physiological and pathological signs as well as their anatomical images and their corresponding phenomena in nature. Visceral manifestation not only reveals the interconnections between internal organs and external phenomena, but also reflects a cognitive method of 'detecting the internal organs through their manifestations, ' which is an objective approach to assess the changes of the internal organs by observing their external manifestations.

37. 장상(藏象): 내장의 징후

장상(藏象)은 내부 장기의 외적 발현으로 이를 통해 생리학적 기능과 병리학적 변화를 관찰할 수 있다. 또한 내부 장기에 상응하는 자연의 사물이나 현상을 말한다. 장(藏)은 인체 내부에 숨겨진 장기를 말하며, 상(象)은 외부의 생리적, 병리적 징후뿐만 아니라 해부학적 이미지와 자연에서 그에 상응하는 현상을 가리킨다. 장상은 내부 장기와 외부 현상 사이의 상호연관성을 드러낼 뿐만 아니라, '외부 징후를 통해 내부 장기를 감지'하는 인지적 방법으로, 외재적 발현을 관찰함으로써 내부 장기의 활동 변화를 연구할 수 있는 객관적 접근법을 반영한다.

▌曾经译法▐ state of viscera; organ picture; state of Zang-organ; outward manifestations of Zang-organ

▌现行译法▐ organ manifestations; zang-fu manifestation; zang-fu manifestation; visceral manifestation

▌标准译法▐ visceral manifestation

▌翻译说明▐

‘藏象’的基本含义是内在的脏腑及其外在的表现. state of viscera 表示状态而非征象或外象；picture 表示图像，与征象相去甚远，而 manifestation 较为准确. ‘藏’的译法有 viscera, organs, zang-fu 和 zang-fu. organ 通常指器官，对中医术语‘藏象’而言，organ 内涵似乎太宽泛. ‘藏’译为 zang-fu 或用斜体 zang-fu 表达藏于体内的内脏是可以的，但与脏腑的英译相同，从术语翻译的一致性考量，为了便于区分，译为 visceral manifestation 比较妥当.

▌引例 Citations▐

○帝曰：藏象何如? (『素问·六节藏象论』)

(黄帝问道：藏象是怎样的?)

Yellow Emperor asked: 'What are visceral manifestations?' (*Plain Conversation*)

○象，形象也. 脏居于内，形见于外，故曰藏象. (『类经』卷三)

(象，即形象. 脏腑位于人体之内，形象表现于人体之外，所以称为藏象.)

Xiang(象) means manifestation. Viscera are hidden inside the body. As manifestation reflects the condition of viscera and can be observed externally, it is called visceral manifestation. (*Classified Classic*)

┃과거번역┃ state of viscera(내장의 상태); organ picture(장기의 상태); state of Zang-organ(장부의 상태); outward manifestations of Zang-organ(장기의 외적 발현)

┃현행번역┃ organ manifestations(장기 징후들); zang-fu manifestation(장부의 징후); zang-fu manifestation(장부의 징후); visceral manifestation(내장의 발현)

┃표준번역┃ visceral manifestation(장상)

┃번역설명┃

'장상(藏象)'은 내부 장기와 그것의 외재적 발현을 의미한다. 'state of viscera'는 징후나 외상(표면의 모습)이 아닌 상태를 나타내고, 'picture'는 징후의 의미와는 먼 형상(이미지)을 나타낸다. 따라서 'manifestation'(징후, 발현)이 비교적 더 정확한 표현이다. '장(藏)'은 'viscera'(내장), 'organs'(장기), 'zang-fu'(장부), '*zang-fu*'로 번역할 수 있다. 'organ'은 일반적으로 장기를 의미하는데, 중의학 용어인 '장상(藏象)'과 대응해 의미가 광범위하다. '장(藏)'을 'zang-fu'나 이탤릭체인 '*zang-fu*'로 번역하여 인체의 내장을 표현할 수 있지만 '장부'의 영어표현이 동일해지고, 용어번역의 일관성을 고려하여 구분하기 쉽도록 'visceral manifestation'(장상)으로 번역하는 것이 더 적절하다.

┃예┃

○황제가 물었다. '내장의 징후는 무엇인가?' 『소문(素問)-육절장상론(六節藏象論)』

○상(象)은 징후를 의미한다. 내장은 몸 안에 숨겨져 있고 징후를 통해 내장의 상태를 외부로 드러내기에 이를 장상(藏象)이라 한다. 『유경(類經)-제3권』

38.

zàngfǔ 脏腑

Zang-fu Organs

脏腑是人体内脏的总称，包括五脏·六腑和奇恒之腑. 中医对于人体内在脏腑的认识，一方面借助于古代解剖学方法，以了解人体脏腑的结构及形态，推测其功能；另一方面，则是通过观察外在征象，借助于阴阳五行理论来研究内在脏腑的活动规律，以及脏腑与经脉·形体官窍乃至自然界时令变化等的关系. 由此建构了以五脏为中心，以经脉为联络通道，内系六腑·奇恒之腑以及各组织·官窍，外应四时的整体功能活动系统，形成了中医藏象理论有机整体观的特点.

It is a collective term of the five zang-organs, six fu-organs, and extraordinary fuorgans. The zang-fu theory evolved from ancient anatomy, through which the knowledge of shape, structure, and functions of zang-fu organs were obtained. It provided insights into the laws of functional activities of zang-fu organs and their relationships with such factors as meridians, physiques, orifices, and seasonal changes based on yin-yang and the five-element theory by means of observation, i.e., 'detecting the internal organs through their manifestations.' Therefore, the zang-fu theory features the holistic concept of traditional Chinese medicine. It constitutes an integrated system of functional activities with the focus on the five-zang organs, networked by meridians and collaterals, interconnected with the six fu-organs, the extraordinary fu-organs, tissues, and orifices, as well as corresponding to seasonal and climatic factors.

38. 장부(髒腑)

장부(髒腑)는 오장육부와 기항지부(奇恒之腑)를 포함하는 인체 내장들의 총칭이다. 장부 이론은 고대 해부학에서 발전했고, 이를 통해 장부들의 모양, 구조, 기능에 대한 지식을 얻었다. 장부 이론은 '외부 징후들을 통해 내장을 감지'하는 방법으로 음양오행 이론에 근거해 장부의 활동 규칙, 그리고 장부와 경맥, 골격, 구멍, 나아가 계절적 변화와 같은 요소들의 관계에 대한 경험을 제공했다. 따라서 장부 이론은 전통 중의학의 정체(整體) 관념을 특징으로 한다. 장부는 오장을 중심으로 한 기능적 활동의 통합 체계로, 계절적, 기후적 요인들과 상응할 뿐 아니라 경락(經絡)을 통해 서로 연결되어 있고, 육부, 기항지부, 조직, 구멍들과 상호 관련을 가진다.

▌曾经译法▐ zang and fu(viscera); internal organs; viscera and bowels

▌现行译法▐ viscera; bowels and viscera; zang and fu organs; zang-fu organs; *zang-fu* organs; zangfu organs

▌标准译法▐ zang-fu organs

▌翻译说明▐

译词 organ 通常指器官, 对中医术语中的脏腑而言, internal organ 表达的内涵似乎太宽泛, 从译文中无法区分中医特指的'脏'和'腑'. viscera 字面与'脏腑'对应, 但 viscera 既包括中医中的'脏', 又包括中医中的'腑', 还是没有区分出'脏'与'腑'. bowel 表示'肠'的意思, 只是'六腑'之一, 无法涵盖'腑'的全部意义. 目前较为通用的是音·意结合译法zang-fu organs, 比较准确地表达中医脏腑的含义. 由于'脏'·'腑'的音译已被收录到标准中, 故不用斜体.

▌引例 Citations▐

○言人身之脏腑中阴阳, 则脏者为阴, 腑者为阳. (『素问·金匮真言论』)

(就人体脏腑来说, 五脏属阴, 六腑属阳.)

In terms of zang-fu organs, five zang-organs are of yang attribute, and six fuorgansare of yin attribute. (*Plain Conversation*)

○其流溢之气, 内溉脏腑, 外濡腠理. (『灵枢·脉度』)

(它们输送的精气, 在内灌溉脏腑, 在外濡养腠理.)

The transmitted essential qi tonifies zang-fu organs interiorly and nourishes interstitial striations exteriorly. (*Spiritual Pivot*)

○夫胀者, 皆在于脏腑之外, 排脏腑而郭胸胁, 胀皮肤. (『灵枢·胀论』)

(胀病, 都是在脏腑之外, 排挤脏腑而充斥胸胁, 使皮肤胀满.)

All types of distention are located outside zang-fu organs. The skin becomes swollen as the zang-fu organs are compressed and the chest is pressed. (*Spiritual Pivot*)

❚과거번역❚ zang and fu(viscera)(장과 부(내장)); internal organs(내부의 장기); viscera and bowels(내장과 창자)

❚현행번역❚ viscera(내장); bowels and viscera(창자과 내장); zang and fu organs(장과 부 기관); zang-fu organs(장-부 기관); *zang-fu* organs(장-부 기관); zangfu organs(오장육부)

❚표준번역❚ zang-fu organs(장부)

❚번역설명❚

'organ'은 보통 장기를 의미하는데, 한의학 용어에서 장부를 'internal organ'(내장)으로 번역하면 의미가 너무 광범위하다. 이는 한의학에서 '장(臟)'과 '부(腑)'를 특별히 구분해서 지칭할 방법이 없기 때문이다. 'viscera'는 문자 그대로 '장(臟)'에 해당하지만, 'viscera'에는 한의학에서 말하는 '장(臟)'의 의미도 들어있고 또 '부(腑)'의 의미도 들어있기에, '장(臟)'과 '부(腑)' 간의 차이를 드러낼 수가 없다. 그리고 'bowel'은 '장(腸)'을 뜻하는데, 이는 '육부(六腑)' 중 하나일 뿐 '부(腑)' 전체의 의미를 포함하지 못한다. 그래서 음역과 의역을 결합한 'zang-fu organs'가 현재 통용되고 있으며, 중의학에서의 '장부'의 의미를 보다 정확하게 표현한다. '장(臟)'과 '부(腑)'의 음역이 이미 표준 용어로 수록되었기에 이탤릭체로 표기하지는 않는다.

❚예❚

○장부에서 오장은 음의 속성이고, 육부는 양의 속성이다.『소문(素問)-금궤진언론(金匱眞言論)』

○전달된 정기는 내부적으로 장부를 강화하고, 외부적으로 근육과 땀구멍들에 영양을 공급한다.『영추(靈樞)-맥도(脈度)』

○모든 종류의 팽창은 장부 외부에 위치한다. 장부가 압축되고 가슴이 눌려지면 피부가 부어오른다.『영추(靈樞)-창론(脹論)』

39·

wǔzàng 五脏

Five Zang-organs

五脏是肝·心·脾·肺·肾的五个内脏的总称. 由于五脏可主宰或参与人的精神活动, 故又称为五神脏. 五脏的共同生理功能是化生和贮藏精气. 由于五脏主要贮藏精气, 以营养全身组织器官, 不参与水谷·糟粕的转输和排泄；精气必须保持充满, 运行流畅以不断地布散全身, 才能发挥其营养作用, 否则, 壅实不通即为病态. 故五脏的生理特点为藏精气而不泻, 满而不能实. 五脏之间不仅相互联系密切, 而且与天地四时相通, 从而形成了以五脏为中心的藏象学说.

It is a collective term of the liver, heart, spleen, lung, and kidney. The five zang-organs are also called five spiritual zang-organs due to their governing and participating roles in mental activities. They are primarily involved in storing essential qi to nourish the whole body rather than transporting and eliminating food residues and wastes. Essential qi has to be abundant and move without blockage so that the nutrients can be distributed evenly. Otherwise, disorders may occur due to the stagnation. That's why the five zang-organs are characterized by storage without discharge and abundance without excess. Five zang-organs are not only closely related to each other, but also interconnected with their corresponding factors and phenomena in nature. They are the core of the theory of visceral manifestation.

39. 오장(五臟)

오장(五臟)은 정신적 활동을 지배하고 관여하기에 5개의 정신적인 장기로도 불리며, 간, 심장, 비장, 폐, 신장의 총칭이다. 오장은 주로 음식 찌꺼기와 노폐물을 운반하거나 제거하는 일보다는 전신에 영양을 공급하기 위한 정기(精氣)를 저장하는 일에 관여한다. 정기가 풍부하고 막힘없이 움직여야 영양소가 골고루 분포할 수 있다. 그렇지 않으면 정체로 인해 장애가 발생할 수 있다. 그래서 오장은 정기를 저장하여 배설하지 않기에 충만하지만 실(實)하지 않다. 오장은 서로 밀접하게 연관되어 있을 뿐만 아니라, 자연에서 그에 상응하는 요소와 현상들과 상호 연관되어 있다. 오장은 '장상학(臟象學)'의 핵심이다.

▌曾经译法 ▌ five solid organs; five viscera; the five parenchymatous viscera; the Five Viscera; the Five Yin Orbs

▌现行译法 ▌ five viscera; five zang-viscera; five zang-organs; five zang-organs

▌标准译法 ▌ five zang-organs

▌翻译说明 ▌

译词 parenchymatous 是西医术语, 表示实质的. 译语 five solid organs 是意译, 与六腑 six hollow organs 相对. 但 solid 有'实'的意思, 与五脏'满而不能实'的特点冲突, 容易产生歧义. 译语 orb 是'球体'的意思, 与五脏的含义相去甚远. 现行各译法的不同之处在于'脏'的翻译, viscera 包含脏和腑, 没有区分'脏'和'腑'. five zang-viscera/organs 采用音·意译法, 具体到肝·心·脾·肺·肾五个脏器, 目前多译为 five zang organs.

▌引例 Citations ▌

○肾者主水, 受五脏六腑之精而藏之, 故五脏盛乃能泻. (『素问·上古天真论』)

(人体的肾脏主水, 贮藏精气, 它接受五脏六腑的精气以后贮存在里面, 所以五脏精气旺盛, 肾脏才有精气排泄.)

The kidney governs water. It stores essential qi from the five zang-organs and the six fu-organs. Thus only when they are vigorous can the kidney have enough essential qi to distribute and discharge. (*Plain Conversation*)

○所谓五脏者, 藏精气而不泻也, 故满而不能实. (『素问·五脏别论』)

(我们所说的五脏, 是贮藏精气而不泻的, 所以虽然常常充满, 却不像肠胃那样, 要由水谷充实它.)

The five zang-organs store essential qi without discharging it; therefore, they are full yet cannot be filled. (*Plain Conversation*)

○五脏者, 所以藏精神魂魄者也. (『灵枢·卫气』)

(五脏是贮藏精神魂魄的.)

The five zang-organs are where essence, spirit, ethereal soul, and corporeal soul are stored. (*Spiritual Pivot*)

┃과거번역┃ five solid organs(5가지 속이 찬 장기); five viscera(5가지 내장); the five parenchymatous viscera(5가지 실질 내장); the Five Viscera(5가지 내장); the Five Yin Orbs(5가지 음의 장기)

┃현행번역┃ five viscera(5가지 내장); five zang-viscera(5가지 내장기관); five zang-organs(5가지 장 기관); five zang-organs(5가지 장-기관)

┃표준번역┃ five zang-organs(오장)

┃번역설명┃

'parenchymatous'(실질)는 물질(본질)을 표현하는 서양 의학용어이다. 'five solid organs'(5가지 속이 찬 장기)는 의역으로, 'six hollow organs'(6가지 속이 빈 장기)와 대립된다. 하지만 'solid'에는 '실(實: 속이 가득차다)'의 의미가 있어, 오장이 '충만하지만 실(實)하지 않다'는 특징과 상충되어 다르게 해석될 수 있다. 또 'orb'는 '구체(球體)'라는 뜻으로 '오장(五臟)'의 의미와는 상당한 차이가 있다. 현재 '장(臟)'의 번역에 있어 차이가 있는데, 'viscera'는 장(臟)과 부(腑)의 의미를 모두 포함하고 있어 두 기관을 구분할 수 없다. 또 'five zang-viscera/organs'는 음역과 의역이 결합된 번역법으로, 구체적으로는 간, 심장, 비장, 폐, 신장 등 5가지 내장기관을 말하며, 현재는 주로 'five zang organs'라 번역한다.

┃예┃

○신장은 물을 다스리고, 오장육부에서 온 정기를 받아 저장한다. 따라서 정기가 왕성해야 신장은 분배와 배설을 위한 정기를 충분히 가질 수 있다. 『소문(素問)-상고천진론(上古天眞論)』

○오장은 정기를 배출하지 않고 저장하기에 충만하지만 실(實)하지 않다. 『소문(素問)-오장별론(五藏別論)』

○오장은 정(精), 신(神), 혼(魂), 백(魄)이 저장되어 있는 곳이다. 『영추(靈樞)-위기(衛氣)』

40.

liùfǔ 六腑

Six Fu-organs

六腑是胆·胃·小肠·大肠·膀胱·三焦的总称，具有出纳·转输·传化水谷的功能. 六腑的生理功能是受盛和传化水谷. 六腑的生理特点是传化物而不藏·以通为用·以降为顺. 六腑受盛和传化水谷，排泄糟粕，必须及时把代谢后的糟粕排泄于体外，并不贮藏精气. 六腑的传化，以一定的顺序先后，虚实更替，但六腑整体则不能被水谷糟粕所充满，充塞滞满则为患. 若六腑传化功能异常，水谷精微难以化生，体内废物及五脏浊气难以及时排出体外，则可导致五脏功能失常.

The six fu-organs is a collective term of the stomach, small intestine, large intestine, gallbladder, urinary bladder, and triple energizer(sanjiao). They are primarily involved in the digestion and transmission of food and water. They transport, discharge but do not store, characterized by the functions of unblocking and descending. These organs take in and digest food and water, absorb the essence, transmit the residues after decomposition, and finally remove wastes from the body. They cooperate and work in sequence to fulfill their respective functions. The six fu-organs are not supposed to be filled with food, water, and wastes. Otherwise, disorders will occur. The dysfunction of their transforming and transporting will make it difficult to digest food and water and further convert these substances into essence. Moreover, it will be difficult to remove waste substances and turbid qi from the body. All of the above may cause disorders of the five zang-organs.

40. 육부(六腑)

육부(六腑)는 위, 소장, 대장, 담낭(쓸개), 방광, 삼초(三焦)의 총칭이다. 육부는 주로 음식물의 소화와 전달에 관여한다. 육부는 운반과 배설은 하지만 저장하지 않기에 제거와 하강이 특징이다. 육부는 음식물을 섭취하여 소화시키고, 정(精)을 흡수하고, 분해 후 잔여물을 전달하고, 마지막으로 체내의 노폐물을 제거한다. 육부는 각자의 기능을 완수하기 위해 순서대로 협력하고 일한다. 육부가 음식물과 노폐물로 채워져서는 안 된다. 그렇지 않으면 병이 생길 것이다. 육부의 변형과 운반 기능의 장애는 음식물의 소화를 방해하고 나아가 이런 물질들을 정(精)으로 변형시키는 것을 어렵게 만든다. 더욱이, 체내의 노폐물과 탁기를 제거하는 것이 어려울 것이다. 이 모든 것이 오장 기능의 실조를 일으킬 수 있다.

| 曾经译法 | six hollow organs; the six hollow viscera; the Six Bowels; the Six Yang Orbs

| 现行译法 | six bowels; six fu; six-fu organs; six fu-organs

| 标准译法 | six fu-organs

| 翻译说明 |

译文 six hollow organs 是意译, 与五脏 five solid organs 相对应. 译词 orb 是'球体'的意思, 与六腑的含义相去甚远. 现行各译法的不同之处在于'腑'的翻译, viscera 包含'脏和腑'. 目前多采用拼音译法体现中医术语特色, 译为 six fu-organs.

| 引例 Citations |

○肝心脾肺肾五脏皆为阴, 胆胃大肠小肠膀胱三焦六腑皆为阳. (『素问·金匮真言论』)

(肝·心·脾·肺·肾五脏都属阴, 胆·胃·大肠·小肠·膀胱·三焦六腑都属阳.)

The liver, heart, spleen, lung, and kidney are all of yin attribute, whereas the gallbladder, stomach, large intestine, small intestine, urinary bladder, and triple energizer(sanjiao) are all of yang attribute. (*Plain Conversation*)

○六腑者, 传化物而不藏, 故实而不能满也. (『素问·五脏别论』)

(六腑是要把食物消化·吸收·输泻出去, 所以虽然常常是充实的, 却不能像五脏那样被精气充满.)

The six fu-organs are responsible for digesting, absorbing, transporting, and removing what one eats; therefore, they are supposed to be filled yet cannot be full. (*Plain Conversation*)

○六腑者, 所以受水谷而行化物者也. (『灵枢·卫气』)

(六腑是受纳水谷和运输消化之物的.)

The six fu-organs are primarily involved in absorbing food and water as well as transforming and transporting the digested substances. (*Spiritual Pivot*)

❘ 과거번역 ❘ six hollow organs(6가지 속이 빈 장기); the six hollow viscera(6가지 빈 내장); the Six Bowels(6가지 장기); the Six Yang Orbs(6가지 양의 장기)

❘ 현행번역 ❘ six bowels(6가지 장기); six fu(6부); six-fu organs(6부 장기); six fu-organs(6부-장기)

❘ 표준번역 ❘ six fu-organs(육부)

❘ 번역설명 ❘

‘six hollow organs’(6가지 속이 빈 기관)는 의역으로, 오장의 번역어인 ‘five solid organs’(5가지 속이 찬 기관)와 대립된다. ‘orb’는 ‘구체(球體)’라는 뜻으로 ‘육부(六腑)’의 의미와는 상당한 차이가 있다. 현재 ‘부(腑)’에 대한 번역에 있어 차이가 있는데, ‘viscera’는 장(臟)과 부(腑)의 의미를 모두 포함하고 있다. 현재 많이 사용하는 ‘six fu-organs’는 음역법으로 TCM 용어의 특성을 잘 반영한다.

❘ 예 ❘

○간, 심장, 비장, 폐, 신장은 모두 음의 속성이고, 담낭, 위, 대장, 소장, 방광, 삼초(三焦)는 모두 양의 속성이다.『소문(素問)-금궤진언론(金匱真言論)』

○육부는 섭취한 음식물을 소화, 흡수, 운반, 제거하는 역할을 한다. 따라서 육부는 가득 채워도 충만할 수는 없다.『소문(素問)-금궤진언론(金匱真言論)』

○육부는 주로 음식물을 흡수하고, 소화된 물질을 변형하고 운반하는 일에 관여한다.『영추(靈樞)-위기(衛氣)』

41.

qí héng zhī fǔ 奇恒之腑

Extraordinary Fu-organs

奇恒之腑是脑·髓·骨·脉·胆·女子胞的总称. 奇恒之腑在生理功能上具有类似于五脏的贮藏精气作用, 但其功能大多隶属于五脏, 其中除胆又隶属于六腑之外, 其他皆无脏腑表里配合关系, 也无十二经脉之络属, 但与奇经八脉有较多的联系.

The term refers to a special group of fu-organs that are similar to six fu organs in morphology and zang-organs in the function of storing essential qi. Extraordinary fu-organs include the brain, marrow, bones, vessels, gallbladder, and uterus. They do not bear exterior-and-interior relationships with other zangfuorgans and the twelve meridians except the gallbladder which is one of the six fu-organs. However, they do have corresponding connections with the eight extra meridians.

41. 기항지부(奇恒之腑): 독립된(특별한) 부 장기들

기항지부(奇恒之腑)는 뇌(腦), 수(髓), 골(骨), 맥(脈), 담(膽), 자궁(胞)을 포함하는 총체적 개념이다. 기항지부는 형태적으로 육부와 유사하고, 정기를 저장한다는 측면에서 생리적으로 오장과 유사하지만, 기능적으로는 대부분 오장에 예속된다. 그중 담낭이 육부에 속하는 것을 제외하면 다른 것들은 모두 장부나 12경맥과 표리관계에 있지는 않다. 하지만 (12경맥의 부족을 보충하는) 기경팔맥과는 많은 관련이 있다.

▌曾经译法▐　peculiar hollow organ; the unusual internal organs; the Extraordinary organs

▌现行译法▐　extraordinary organ; extraordinary fu-viscera; extraordinary fu-organs; extraordinary fu-organs

▌标准译法▐　extraordinary fu-organs

▌翻译说明▐

‘奇恒’是异于一般之意，即这六个器官与一般脏腑有不同之处。‘奇恒’被译为 peculiar, unusual, extraordinary, 目前多采用 extraordinary. 奇恒之腑多数形态中空，与腑接近，因此曾被译为 hollow organ, 但其功能主藏而不泻，又与脏同，因此，建议译文中不出现 hollow. 根据术语翻译的对应原则(腑—fu)和统一原则 (five zang-organs, six fu-organs), 奇恒之腑可译为 extraordinary fu-organs.

▌引例 Citations ▐

○脑·髓·骨·脉·胆·女子胞，此六者，地气之所生也，皆藏于阴而象于地，故藏而不泻，名曰奇恒之腑. (『素问·五脏别论』)

(脑·髓·骨·脉·胆·女子胞，这六者是感受地气而生的，都能藏精血，像大地厚能载物那样，它们的作用，是藏精气以濡养机体而不泄于外，这叫做‘奇恒之腑’.)

The brain, marrow, bones, vessels, gallbladder and uterus are all produced under the influence of the earth qi. These six organs store yin substances in the way that the earth has ample virtue and carries all things. They store essence without discharge, hence they are named extraordinary fu-organs. (*Plain Conversation*)

○惟胆以中虚，故属于腑. 然藏而不泻，又类乎脏. 故足少阳为半表半里之经，亦曰中正之官，又曰奇恒之腑. (『类经』卷三)

(只有胆因形态中空，所以属于六腑. 但贮藏精气而不泻，又类似于五脏. 所以足少阳胆经为半表半里之经，也称为‘中正之官’，又叫做‘奇恒之腑’.)

The gallbladder is hollow, so it pertains to the six fu-organs. However, it also stores essential qi without discharging it. In this case, it pertains to five zangorgansas well. The Gallbladder Meridian of Foot-shaoyang is a half-exterior and half-interior meridian. As one of the extraordinary fu-organs, the gallbladder is also called the official of justice. (*Classified Classic*)

▌과거번역 ▌ peculiar hollow organ(독특한 빈 장기); the unusual internal organs
(특이한 내부의 장기들); the Extraordinary organs(독립된 장기들)

▌현행번역 ▌ extraordinary organ(독립된 장기); extraordinary fu-viscera(비범한 부-
내장기); extraordinary fu-organs(독립된 부-장기); extraordinary fu-organs(독립된
부-장기들)

▌표준번역 ▌ extraordinary fu-organs (기항지부, 奇恒之腑)

▌번역설명 ▌

'기항(奇恒)'은 일반 장부와 기능이 다르다. 즉 기항장부에 속하는 6개의 장
기는 오장육부와 구별되는 특이한 점이 있다는 뜻이다. '기항(奇恒)'은
'peculiar'(독특한), 'unusual'(특이한), 'extraordinary'(특별한) 등으로 번역되지만,
현재는 대부분 'extraordinary'로 번역한다. '기항지부'에 해당하는 기관은 대부
분 속이 비어 있고 부(腑)와 가까이 있기에, 한때 'hollow organ'(속이 빈 기
관)으로 번역했다. 하지만 주된 기능이 배출이 아닌 저장이기에, 내장과 유
사하다. 그래서 'hollow'(텅 빈)로 옮기는 것은 좋지 않다. 용어 번역의 대응
원칙(腑―fu)과 통일 원칙(five zang-organs, six fu-organs)에 따라 '기항지부(奇
恒之腑)'를 'extraordinary fu-organs'로 번역할 수 있다.

▌예 ▌

○뇌, 골수, 뼈, 혈관, 담낭, 자궁은 모두 지기(地氣: 땅의 기운)를 받아 생성
된다. 이 여섯 가지 장기들은 땅이 풍부한 덕을 가지고 만물을 운반하는
것처럼 음의 물질을 저장한다. 그들은 배설 없이 정(精)을 저장하기 때문
에 '기항지부'라고 불린다. 『소문(素問)-오장별론(五藏別論)』

○담낭은 속이 비어 있기에 육부와 관련이 있다. 그러나 담낭은 또한 정기
를 배출하지 않고 저장하기에 오장과도 관련이 있다. 족소양담경(足少陽
膽經)은 반 외부적이고 반 내부적인 경맥이다. 담낭은 기항지부의 하나로
'정의의 관리(사법관)'라고도 한다. 『유경(類經)-제3권』

42.

xíngzàng 形脏

Physical Organs

形脏指的是内藏有形之物的脏器, 包括胃·小肠·大肠·膀胱. 形脏与神脏相对而言, 胃·小肠·大肠·膀胱隶属于六腑, 主要功能为转输水谷与排泄糟粕, 与主持人体精神活动的五脏相比较而言, 称为形脏.

The term refers to the internal organs which contain substantial things, including the stomach, small intestine, large intestine, and urinary bladder. These organs also pertain to six fu-organs as they digest, absorb, transform, and transport food and water as well as discharge waste substances. The term is so named as opposed to spiritual organs that include organs governing mental activities.

42. 형장(形髒): 신체적 장기들

형장(形髒)은 위, 소장, 대장, 방광 등 유형의 물질을 담고 있는 장기를 말한다. 형장은 또한 음식물을 소화, 흡수, 변형, 운반뿐만 아니라 노폐물을 배설하기에 육부와 관련이 있다. 이 용어는 인체의 정신활동을 관장하는 정신적 장기[신장, 神髒]와 반대된다는 의미에서 신체적 장기(형장, 形髒, Physical Organs)라 명명한다.

▌曾经译法▐ physical viscus; substantial organs; organs containing visible substance

▌现行译法▐ organs containing visible substances; organs containing materials

▌标准译法▐ physical organs

▌翻译说明▐

‘形脏’是指脏器内有有形之物, 因此 organs containing visible substances 和 organs containing materials 译出了源术语的含义, 但略显冗赘. substantial organs 和 physical viscus 均译出了源术语的含义, 字面上与源术语较对应, 根据五脏·六腑的翻译, 脏器均选择了 organ, 同时, 与‘神脏’(spiritual organ) 相呼应, ‘形脏’可译为 physical organs.

▌引例 Citations▐

○故形脏四, 神脏五, 合为九脏以应之也. (『素问·六节藏象论』)

(所以形脏四个, 神脏五个, 合为九脏, 以应天之数.)

The four physical organs and the five spiritual organs amount to a total of nine, which corresponds to nine heavenly qi. (*Plain Conversation*)

○形脏者, 藏有形之物也……藏有形之物者, 胃与大肠·小肠·膀胱也. (『黄帝内经素问集注』卷二)

(形脏是贮存有形之物的脏器……贮存有形之物的脏器, 即胃与大肠·小肠·膀胱.)

Physical organs store tangible substances···These organs containing tangible substances include the stomach, the small intestine, the large intestine, and the urinary bladder. (*Collective Annotations of Plain Conversation in the Yellow Emperor's Internal Canon of Medicine*)

┃과거번역┃ physical viscus(신체의 내장); substantial organs(단단한 장기들); organs containing visible substance(유형의 물질을 함유하는 장기들)

┃현행번역┃ organs containing visible substances(유형의 물질을 담고 있는 장기들); organs containing materials(물질들을 담고 있는 장기들)

┃표준번역┃ physical organs(형장)

┃번역설명┃

'형장(形臟)'은 장기 내의 유형물을 의미한다. 원문의 의미를 잘 살려서 'organs containing visible substances'(눈으로 볼 수 있는 물질을 담고 있는 장기들)와 'organs containing materials'(물질을 담고 있는 장기들)로 영역할 수 있지만, 너무 길다. 'substantial organs'(실재적 기관)와 'physical viscus'(신체적 장기)도 모두 술어의 원래 의미를 잘 드러내고, 표면상으로도 원 용어에 잘 대응한다. 오장과 육부의 번역어에 근거해 장기는 모두 'organ'으로 번역하고, '신장(神臟, spiritual organ)'과 비교될 수 있도록 '형장(形臟)'을 'physical organs'로 옮긴다.

┃예┃

○4개의 형장(形臟)과 5개의 신장(神臟)은 합계가 9개에 달하며 이는 9개의 천기(天氣)에 해당한다. 『소문(素問)-육절장상론(六節藏象論)』

○형장(形臟)은 유형의 물질을 저장한다⋯⋯ 이러한 유형 물질을 담고 있는 장기에는 위, 소장, 대장, 방광 등이 있다. 『황제내경소문집주(黃帝內經素問集注)』

43.

shénzàng 神脏

Spiritual Organs

神脏指的是主宰·参与人体精神活动的脏器，包括肝·心·脾·肺·肾五脏. 中医学把人的精神活动划分为神·魄·魂·意·志五种不同的表现形式，分别归属于五脏，即心藏神，肺藏魄，肝藏魂，脾藏意，肾藏志. 五脏精气充盛，则表现为思维敏捷，反应灵敏，记忆力强，睡眠质量高. 五脏精气虚衰，则出现反应迟钝，记忆力下降，失眠多梦等症状. 由于五脏与人体精神活动密切相关，故称为五神脏.

The term refers to the five zang-organs including the liver, heart, spleen, lung, and kidney that govern and participate in mental and spiritual activities. According to traditional Chinese medicine, mental activities can be classified into spirit, ethereal soul, corporeal soul, thought, and will power, all of which pertain to the five zang-organs respectively. In other words, the heart, lung, liver, spleen, and kidney houses spirit, ethereal soul, corporeal soul, ideation, and will power respectively. Sufficient essential qi of the five zang-organs are characterized by quickness, wit, rapid response, good memory, and sound sleep. Insufficiency, on the other hand, is associated with dull response, poor memory, insomnia, and profuse dreams. The five zang-organs are also called five spiritual zang-organs due to their close relations with mental and spiritual activities.

43. 신장(神臟): 정신적 장기들

신장(神臟)은 간, 심장, 비장, 폐, 신장(腎)을 포함한 정신적이고 영적인 활동들을 주관하고 관여하는 오장을 말한다. 전통적 한의학에 따르면, 정신활동은 신(神), 백(魄), 혼(魂), 의(意), 지(志)로 분류될 수 있으며, 이 모든 것은 각각 오장과 관련이 있다. 다시 말해, 심장, 폐, 간, 비장, 신장(腎)은 각각 신(神), 혼(魂), 백(魄), 의(意), 지(志)를 수용하고 있다. 오장의 충분한 정기는 신속함, 재치, 빠른 반응, 좋은 기억력, 숙면을 특징으로 한다. 반면, 정기의 부족은 둔한 반응, 나쁜 기억력, 불면증, 많은 꿈과 관련이 있다. 오장은 정신적이고 영적인 활동과 밀접한 관련이 있어 '오신장(五神臟)'이라 불린다.

▌曾经译法▐ five zang-organs; five zang-organs
▌现行译法▐ spiritual viscera; spiritual organs
▌标准译法▐ spiritual organs
▌翻译说明▐

五脏与人体精神活动密切相关，称为'五神脏'，'五神脏'就是分别藏有五志的五脏，因此，一种译法是 five zang-organs. 从与源术语的对应性来看，spiritual organs 更为传神，同时，也与'形脏'physical organs 呼应.

▌引例 Citations▐

○神脏五，谓肝心脾肺肾，所以藏无形之气，故曰神. (『黄帝素问直解』卷二)

(神脏五个，就是肝·心·脾·肺·肾，是用来贮藏无形之气的，所以称为神.)

The spiritual organs refer to the liver, heart, spleen, lung, and kidney that house the intangible qi. (*Direct Interpretation of Plain Conversation in Yellow Emperor's Internal Canon of Medicine*)

○神脏者，藏五脏之神也. (『黄帝内经素问集注』卷二)

(神脏是贮藏五脏之神的.)

The spiritual organs house the spirit of five zang-organs. (*Collective Annotations of Plain Conversation in the Yellow Emperor's Internal Canon of Medicine*)

▌과거번역▐ five zang-organs(5가지 장기); five zang-organs(5가지 장-기관)

▌현행번역▐ spiritual viscera(정신적 장부기); spiritual organs(정신적 장기들)

▌표준번역▐ spiritual organs(신장)

▌번역설명▐

오장(五臟)은 인체의 정신 활동과 밀접하게 관련되어 '오신장(五神臟)'이라
고도 한다. '오신장(五神臟)'은 각기 오지(五志)를 품고 있는 오장(五臟)이
기에 'five zang-organs'라 번역하기도 한다. 원문과의 대응성으로 볼 때
'spiritual organs'가 더 생동감 있는 표현이며, 동시에 '형장(形臟, physical
organs)'과도 잘 호응한다.

▌예▐

○ 신장(神臟)은 무형의 기를 품고 있는 간, 심장, 비장, 폐, 신장(腎)을 가리
킨다. 『황제소문직해(黃帝素問直解)-제2권』

○ 신장(神臟)에는 오장의 정신이 깃들어 있다. 『황제내경소문집주(黃帝內經
素問集注)』

44.
xīn 心
Heart

心为五脏之一. 居胸腔之内，膈膜之上，心包卫护其外. 心的主要生理功能为主血脉与主神明. 由于心的主血脉和主神明功能主宰着人体整个生命活动，故称心为'君主之官''生之本''五脏六腑之大主'. 心在五行属火，为阳中之阳，通于夏气；在体合脉，开窍于舌，其华在面，在液为汗，在志为喜；其经脉为手少阴心经，与手太阳小肠经相互络属，互为表里.

As one of the five zang-organs, the heart is located in the thorax above the diaphragm and enveloped by the pericardium. It is primarily involved in governing the blood and vessels as well as housing the mind. Since its two functions play significant roles in all activities of life, the heart is regarded as the 'monarch of all the organs, ' 'root of life, ' and 'great governor of five zangorgans and six fu-organs.' It pertains to fire in terms of five elements and relates to summer qi; therefore, it is yang within yang. It opens into the tongue, manifests its conditions in the luster of the face and associates with sweat in fluids and joy in emotions. It connects the Heart Meridian of Hand-shaoyin which has an interior-exterior relationship with the Small Intestine Meridian of Hand-taiyang.

44. 심장(心)

오장 중 하나인 심장(心)은 횡경막 위 흉부에 위치하며 심막에 싸여 있다. 심장은 주로 정신을 수용하는 것뿐만 아니라 혈액과 혈관을 다스리는 일에 관여한다. 이러한 심장의 두 가지 기능이 삶의 모든 활동에 중요한 역할을 하기에 심장은 '모든 장기의 군주', '생명의 근원', '오장육부의 위대한 통치자'로 여겨진다. 심장은 오행 중 불과 관련이 있고 하기(夏氣)와 관련이 있다. 따라서 심장은 양 안의 양이다. 심장은 혀 쪽으로 열리고, 얼굴의 광택에서 그 상태를 나타내며, 진액 속에서 땀, 감정에서 즐거움과 연관된다. 심장은 수태양소장경(手太陽小腸經)과 표리관계에 있는 수소음심경(手少陰心經)과 연결된다.

┃曾经译法┃ heart; Heart; core; Xin

┃现行译法┃ heart; Heart; heartTM

┃标准译法┃ heart

┃翻译说明┃

‘心’的译法比较一致，均译为 heart. 由于中医‘心’的内涵要比西医‘心’的含义更丰富，一种译法是大写首字母以区别西医的‘心脏’器官，即 Heart，但目前更通用的译法是 heart. WHO 制定 ICD-11 时，为了将中医概念与西医概念区别开来，将‘心’译为 heartTM.

┃引例 Citations┃

○心者，君主之官，神明出焉. (『素问·灵兰秘典论』)

(心就像君主，智慧就是从心产生的.)

The heart is regarded as the 'monarch' organ and it houses the mind. (*Plain Conversation*)

○心者，生之本，神之变也；其华在面，其充在血脉，为阳中之太阳，通于夏气. (『素问·六节藏象论』)

(心是生命的根本，智慧的所在；其荣华表现在面部，其功用是充实血脉，属阳中的太阳，与夏气相应.)

The heart is the root of life and houses the mind. It manifests its conditions in the luster of the face and nourishes the blood vessels. It pertains to taiyang(greater yang) within yang and relates to summer qi. (*Plain Conversation*)

○心者，五脏六腑之大主也，精神之所舍也. (『灵枢·邪客』)

(心是五脏六腑的主宰，又是精神的汇聚地.)

The heart is the monarch of five zang-organs and six fu-organs and it stores the spirit. (*Spiritual Pivot*)

▌과거번역▐ heart(심); Heart(심장); core(중심, 핵심); Xin(심장)

▌현행번역▐ heart(심); Heart(심장); heartTM(심장TM)

▌표준번역▐ heart(심장)

▌번역설명▐

'심(心)'의 번역은 비교적 일치되어 있으며, 모두 'heart'로 번역한다. 한의학
에서 '심(心)'의 의미는 서양 의학에서 '심장(心)'의 의미보다 더 풍부하다.
그렇기에 서양 의학의 'heart'(심장)와 구분하기 위해 첫 글자를 대문자로
하여 'Heart'를 사용하는 것도 한 가지 방법이다. 하지만 현재 통용되는 더
일반적인 번역 방법은 'heart'이다. WHO가 ICD-11(국제질병표준분류기준)
을 제정할 당시, 한의학의 개념과 서양 의학의 개념을 구별하기 위해 '심
(心)'을 'heartTM'으로 번역했다.

▌예▐

○ 심장은 '군주'의 장기로 여겨지며 정신을 수용한다. 『소문(素問)-영란비전
론(靈蘭秘典論)』

○ 심장은 생명의 근원이며 정신을 품는다. 얼굴의 광택으로 심장의 상태를
나타내며 혈관에 영양을 공급한다. 심장은 양(陽) 속의 태양(양)과 관련되
며 하기(夏氣)와 관련이 있다. 『소문(素問)-육절장상론(六節藏象論)』

○ 심장은 오장육부의 군주이고 정신을 저장한다. 『영추(靈樞)-사객(邪客)』

45.
xīnqì 心气
Heart Qi

心气为心的精气, 是心脏生理活动的物质基础及动力来源. 心气为一身之气分布到心并发挥特定作用的精微物质, 是推动心脏搏动·血液运行及振奋精神的动力. 心气充沛则心脏搏动有力, 血运通畅, 精神振奋, 思维敏捷. 心气与舌相通, 心脏就调和, 舌就能辨别五味.

Heart qi is the substantial foundation and driving force of the functional activities of the heart. It is the essential qi derived from the entire body and distributed to the heart, which propels the heart to pulse, promotes the blood to circulate, and raises up the spirit. Abundant heart qi will ensure forceful pulse, regular blood circulation, high spirit, and quick wittedness. Heart qi is related to the tongue: if heart qi is normal, one is able to distinguish five tastes.

45. 심기(心氣)

심기(心氣)는 심장의 기능적 활동의 실질적인 토대이자 원동력이다. 온몸에서 얻어져 심장으로 분배되는 정기로서, 심장이 뛰게 하고, 혈액을 순환시키며 정신을 고양시킨다. 풍부한 심기는 힘찬 맥박, 규칙적인 혈액순환, 진취적 기상, 빠른 두뇌회전을 보장한다. 심기는 혀와 관련이 있기에 심기가 정상이라면 오미(五味)를 구별할 수 있다.

▮曾經譯法▮ heart-energy; cardiac qi; the Qi(functional activities) of the heart

▮现行译法▮ heart qi; heart qi; heart-qi

▮标准译法▮ heart qi

▮翻译说明▮

‘气’是中医特有的术语，目前常音译为 qi，而不是 energy. 译词 cardiac 是西医术语，中医术语英译倾向于少用西医术语. 译文 the Qi(functional activities) of the heart 更像是释义，不够简洁. 尽管采用连字符(heart-qi)的译法更突出‘心气’是一个完整的概念，但‘心血’·‘心阴’·‘心阳’等术语均未加连字符，为保持术语的统一性，‘心气’可译为 heart qi.

▮引例 Citations▮

○心藏脉，脉舍神. 心气虚则悲，实则笑不休. (『灵枢·本神』)

(心与脉相关，神以脉中之血为基础. 心气亏虚，就会悲伤；心气太盛，就会笑而不止.)

The heart governs the blood vessels and the blood vessels store the spirit. Deficiency of heart qi will lead to sorrow while excess of heart qi to ceaseless laughing. (*Spiritual Pivot*)

○心气通于舌，心和则舌能知五味矣. (『灵枢·脉度』)

(心气通于舌，心气调和，舌就能辨别五味.)

Heart qi is related to the tongue. If heart qi is normal, one is able to distinguish five flavors. (*Spiritual Pivot*)

○六十岁，心气始衰，苦忧悲，血气懈惰，故好卧. (『灵枢·天年』)

(到了六十岁，心气开始衰退，经常有忧虑悲伤之苦，血气运行缓慢，所以喜欢躺卧.)

Heart qi begins to decline when one is over sixty. As a result, one is subjected to worry and sorrow and becomes liable to lie down due to the decreased qi and blood. (*Spiritual Pivot*)

┃과거번역 ┃ heart-energy(심장-에너지); cardiac qi(심장의 기); the Qi(functional activities) of the heart(심장의 기(기능적 활동들))

┃현행번역 ┃ heart qi(심장 기); heart qi(심기); heart-qi(심-기)

┃표준번역 ┃ heart qi(심기)

┃번역설명 ┃

'기(氣)'는 한의학 고유의 용어로, 현재는 'energy'(에너지) 대신 'qi'(기)로 번역되는 경우가 많다. 'cardiac'(심장의)은 서양 의학 용어로 영어로 옮길 때, 한의학에서는 서양 의학 용어의 사용을 자제하려 한다. 'the Qi(functional activities) of the heart'(심장의 기[기능적 활동])는 의미를 풀어 쓴 것이라 간결하지 못하다. 'heart-qi'와 같이 하이픈을 사용하면 '심기(心氣)'의 의미가 더욱 뚜렷해진다. 하지만 '심혈(心血)', '심음(心陰)', '심양(心陽)' 등과 같은 용어는 하이픈을 사용하지 않았고, 용어의 통일성을 유지하기 위해 '심기(心氣)'를 'heart qi'로 번역한다.

┃예 ┃

○ 심장은 혈관을 다스리고 혈관은 정신을 저장한다. 심기의 부족은 슬픔으로 이어지며 심기의 과잉은 끊임없는 웃음으로 이어질 것이다. 『영추(靈樞)-본신(本神)』

○ 심기는 혀와 관련이 있다. 심기가 정상이라면 오미(五味)를 구분할 수 있다. 『영추(靈樞)-맥도(脈度)』

○ 심기는 60세가 넘으면 쇠약해지기 시작한다. 그러다 보니, 걱정과 슬픔을 겪게 되고 기와 혈이 제대로 움직이지 않을 수 있다. 『영추(靈樞)-천년(天年)』

46.

xīnxuè 心血

Heart Blood

心血为心所主之血，是神志活动的物质基础，在心气的推动下流注全身，并营养和滋润全身．心血涵养心脏，对心主血脉和心藏神均有重要作用．在心主血脉方面，心血依赖心气的推动得以正常运行．虽然推动血液运行的直接动力是心气，但心血充盈是血液得以正常运行的前提条件．在心藏神方面，心血又为神志活动的物质基础．心神活动，消耗心血，只有心血充盈，才能深思敏捷．

Heart blood, the blood governed by the heart, is the material basis for the physiological activities of the heart including mental activities. Propelled by heart qi, it circulates in the vessels to nourish and moisten the entire body. Since heart blood nourishes the heart, it plays a vital role in the heart governing the blood and vessels as well as housing the mind. Though the smooth flow of heart blood relies on the propelling of heart qi, abundant heart blood is a prerequisite to the regular blood circulation. Heart blood is the substantial foundation for mental activities. Because performing mental activities consumes heart blood, it will be difficult for one to think deeply and have quick-wittedness when one's heart blood is not abundant.

46. 심혈(心血)

심장의 지배를 받는 혈액인 심혈(心血)은 정신활동을 포함한 심장의 생리적 활동을 위한 물질적 기초가 된다. 심기에 의해 추진되는 심혈은 전신에 영양분과 수분을 공급해주기 위해 혈관을 순환한다. 심장에 영양을 공급하는 심혈은 심장이 정신을 수용하고 혈맥을 다스리는 데 중요한 역할을 한다. 심혈이 원활하게 흐르는 것이 심기의 추진에 달려 있지만, 풍부한 심혈은 규칙적인 혈액순환을 위한 전제조건이다. 심혈은 정신활동을 위한 실질적인 기반이다. 정신활동은 심혈을 소모하기 때문에 사람이 심혈이 풍부하지 않을 때는 깊이 생각하거나 빠른 두뇌활동을 하는 것이 어렵다.

▌曾經譯法 ▌ heart-blood; Heart-Blood; cardiac blood
▌现行译法 ▌ heart blood; heart-blood
▌标准译法 ▌ heart blood
▌翻译说明 ▌

目前各版本'心血'的译法基本一致, 均为 heart blood, 译文具有一定的准确性和对应性, 基本成为国际标准.

▌引例 Citations ▌

〇夫怔忡者, 此心血不足也. (『严氏济生方·惊悸怔忡健忘门』)

(怔忡, 这是心血不足的缘故.)

Severe palpitation is caused by the insufficiency of heart blood. (*Yan's Prescriptions to Aid the Living*)

〇心血耗尽, 阳火旺于阴中, 则神明内扰而心神不安, 不得卧之证作矣. (『症因脉治·不得卧论』)

(心血被耗尽, 阳火旺盛于内, 就会内扰神明, 导致心神不安, 则发生不得卧的病症.)

Depleted heart blood leads to the hyperactivity of internal yang fire, causing the invasion to the mind and restlessness which results in sleeplessness. (*Symptoms, Causes, Pulses, and Treatment*)

▌과거번역 ▌ heart-blood(심장-혈); Heart-Blood(심장-혈액); cardiac blood(심장의 혈)

▌현행번역 ▌ heart blood(심 혈); heart-blood(심-혈)

▌표준번역 ▌ heart blood(심혈)

▌번역설명 ▌

현재 모든 판본에서 '심혈(心血)'의 번역법은 기본적으로 동일하며, 모두 'heart blood'를 사용하고 있다. 이러한 번역은 상당한 정확성과 대응성을 가지고 있으며, 기본적으로 국제 표준이 되었다.

▌예 ▌

○ 심계항진(心悸亢進)은 심혈이 부족해서 생긴다. 『엄씨제생방(嚴氏濟生方)-경계정충건망문(驚悸怔忡健忘門)』

○ 심혈이 고갈되어 내부에서 양화(阳火)의 과잉활동이 일어나면 내적으로 혼란스럽고 정신이 불안해져 불면증이 생긴다. 『증인맥치(症因脈治)·부득와론(不得臥論)』

47·
xīnyáng 心阳
Heart Yang

心阳为心的阳气, 与心阴相对, 具有振奋·推动·温煦等作用. 心阳的主要作用是温养心脏, 并激发心的生理机能, 制约心阴而不使过于抑制, 并可防止阴寒内盛, 从而使心的搏动能够适应人体功能活动的需要. 在心的主血脉和藏神两个生理活动中, 心阳都发挥了重要作用. 在血液运行中, 一方面需要心气和心阳的推动作用；另一方面需要心阳的温养, 使血液保持流动状态. 在神志活动中, 一方面需要心血和心阴的滋养, 才能化生心神；另一方面需要心阳的温煦激发作用, 才能振奋心神, 使人神清气朗, 精神健旺.

Heart yang refers to the yang qi of the heart. Opposite to heart yin, it is active, promoting and warming. Heart yang primarily warms and nourishes; it also stimulates the physiological activity of the heart, and also restricts heart yin to prevent internal coldness in excess. This ensures the normal activities of human body. In terms of physiological functions, the heart governs the blood and vessels and stores the spirit, in both of which heart yang plays a vital role. On the one hand, heart yang and heart qi propels the regular blood circulation. On the other hand, heart yang warms and nourishes to ensure the smooth flow of blood. In terms of mental activities, spirit requires the nourishing of heart blood and heart yin. Moreover, the warming and stimulating of heart yang enables one to raise one's spirits, gaining vitality and wellbeing.

47. 심양(心陽)

심양(心陽)은 심장의 양기를 말한다. 심양은 심음과는 반대되며, 활동적이고 촉진하고 따뜻하게 하는 기능을 한다. 심양은 주로 따뜻하게 하고 영양을 공급하며, 또한 심장의 생리적 활동을 자극하고, 심음을 제한하여 체내의 과도한 냉기를 방지한다. 심양은 인체의 정상적인 활동을 보장한다. 생리적 기능의 면에서 심장은 혈액과 혈관을 관장하고 정신을 저장하는데, 이 두 가지 모두에서 심양이 중요한 역할을 한다. 규칙적인 혈액순환을 위해 한편으로는 심양과 심기가 촉진 작용을 해야하고, 다른 한편으로는 혈액의 원활한 흐름을 보장하기 위해 심양이 온기와 영양을 공급해야한다. 정신활동의 관점에서 정신은 심혈과 심음의 자양분이 필요하고, 사람의 기운을 북돋고 활력과 행복을 얻기 위해서는 심양의 온기와 활성화가 필요하다.

▌과거번역 ▌ cardiac yang; heart-yang; the Yang(vital function) of the heart, especially the function of the cardiovascular system in general

▌현행역법 ▌ heart-yang; heart yang

▌표준역법 ▌ heart yang

▌번역설명 ▌

‘心阳’曾被译为 cardiac yang, cardiac 是西医术语，目前在中医术语英译中较少使用西医词汇. 另外一个译法 the Yang(vital function) of the heart, especially the function of the cardiovascular system in general 是释义，不建议采用. 尽管采用连字符(heart-yang)的译法更突出‘心阳’是一个完整的概念，但‘心气’·‘心血’·‘心阴’等术语均未加连字符，为保持术语的统一性，‘心阳’译为 heart yang.

▌引例 Citations ▌

○治寒有法, 当益心阳 ; 治热有权, 宜滋肾水. 此求本化源之妙也. (『医宗必读』卷一)
(治疗寒象有法则，应补益心阳 ; 治疗热象有法则，应滋补肾阴. 这是治病求本，从其化源而治的妙法.)
Treatment strategy of cold patterns is to tonify heart yang, whereas that of heat patterns is to nourish kidney yin. The wonder lies in treating the root of a disease by seeking its causes. (*Required Readings from the Medical Ancestors*)

○心血大亏, 心阳鼓动, 舌绛无津, 烦躁不寐, 加味养心汤主之. (『医醇賸义』卷二)
(心血极度亏虚，心阳鼓动，舌质绛而没有津液，烦躁不睡，用加味养心汤主治.)
The extreme deficiency of heart blood will lead to the hyperactivity of heart yang, characterized by crimson tongue without fluids, restlessness, and insomnia. Jiawei Yangxin Tang can be prescribed to relieve the above symptoms. (*The Refined in Medicine Remembered*)

▌과거번역▐ cardiac yang(심장의 양); heart-yang(심-양); the Yang(vital function) of the heart, especially the function of the cardiovascular system in general (심장 양의 기능, 특히 심혈 관계 기능)

▌현행번역▐ heart-yang(심장-양); heart yang(심양)

▌표준번역▐ heart yang(심양)

▌번역설명▐

'심양(心陽)'은 한때 'cardiac yang'(심장 양)으로 번역되었는데, 'cardiac'은 서양 의학 용어이다. 현재 한의학 용어의 영문 번역에서는 서양 의학 용어를 거의 사용하지 않는다. 'the Yang(vital function) of the heart, especially the function of the cardiovascular system in general'(심장의 양의 기능, 특히 심혈 관계 기능)은 의미를 풀어쓴 것이라 번역어로 권장하지 않는다. 'heart-yang'과 같이 하이픈을 사용하면 '심양(心陽)'의 의미가 더욱 뚜렷해진다. 하지만 '심기(心氣)', '심혈(心血)', '심음(心陰)' 등과 같은 용어는 하이픈을 사용하지 않았고, 용어의 통일성을 유지하기 위해 '심양(心陽)'을 'heart yang'으로 번역한다.

▌예▐

○ 한기(냉병)의 치료전략은 심양을 강화하는 것이고, 열병의 치료전략은 신음을 키우는 것이다. 병의 원인을 찾아 그 근원을 치료하는데 경이로움이 있다. 『의종필독(醫宗必讀)』

○ 심혈이 극도로 부족하면 심양의 과잉활동을 초래하게 되는데 혀가 진액이 없는 진홍색이 되거나 초초해지고 불면증을 겪게 된다. 위의 증상을 완화하기 위해 가미양심탕(加味養心湯)을 처방할 수 있다. 『의순승의(醫醇賸義)』

48.

xinyin 心阴

Heart Yin

心阴为心的阴精，与心阳相对，具有抑制·宁静·内守·滋养·濡润等作用. 心阴是维持心的正常生理功能的基本物质之一，心阴的作用是滋养心脏，制约心阳，防止心火过亢，令心阳得以潜藏避免过于亢奋，使心脏的搏动保持正常的节律，并能宁静心神. 心阴的这种作用与心血不同. 心血虽也属阴，但以涵养为主；而心阴的作用则以宁静·潜藏为主.

Heart yin refers to the yin essence of the heart. Opposite to heart yang, it is inhibitive, quiet, restraining, nourishing, and moistening. Heart yin is one of the basic substances to maintain the physiological functions of the heart. It is primarily involved in nourishing the heart and restricting heart yang to avoid the hyperactivity of heart fire so that heart yang can be held back from over-control and regular pulse as well as calm mind can be kept. Both heart yin and heart blood are of yin attribute, but they differ in function. While heart blood nourishes the heart, heart yin calms the mind and restricts heart yang.

48. 심음(心陰)

심음(心陰)은 심장의 음정(陰精)을 가리킨다. 심양과는 반대로 억제하고, 조용하고, 저지하고, 영양을 공급하고, 수분을 공급하는 기능을 한다. 심음은 심장의 생리적 기능을 유지하는 기본물질 중 하나이다. 심음은 주로 심양이 과도하게 통제되는 것을 제지하고 규칙적인 맥박과 차분한 정신을 유지할 수 있도록 심장에 영양을 공급하고, 심화(心火)의 과도한 활동을 방지하기 위해 심양을 제한하는 일에 관여한다. 심음과 심혈은 모두 음의 속성이지만, 기능에는 차이가 있다. 심혈은 심장에 영양을 공급하고, 심음은 정신을 안정시키고 심양을 제한한다.

┃曾经译法┃ cardiac yin; Heart-yin; heart yin; the Yin(vital essence) of heart, especially the fluid in the heart

┃现行译法┃ heart-yin; heart yin

┃标准译法┃ heart yin

┃翻译说明┃

'心阴'曾被译为 cardiac yin, cardiac 是西医术语, 目前在中医术语英译中较少使用西医词汇. 另外一个译法 the Yin(vital essence) of heart, especially the fluid in the heart 是释义, 不建议采用. 尽管采用连字符(heart-yin)的译法更突出'心阴'是一个完整的概念, 但'心气'·'心血'·'心阳'等术语均未加连字符, 为保持术语的统一性, '心阴'可译为 heart yin.

┃引例 Citations┃

○心脉独大, 口干易汗, 善怒血逆, 此心阴不足, 心阳独亢, 宜犀角地黄汤. (『柳选四家医案·评选静香楼医案』)

(心部脉象独大, 口干, 容易出汗, 多怒, 血液上逆, 这是心阴不足, 心阳单独亢盛, 宜用犀角地黄汤治疗.)

Deficiency of heart yin is characterized by the surging pulse in the heart region without other pulse conditions, dry mouth, sweat, irritation, up-flowing of blood, and the hyperactivity of heart yang alone. Xijiao Dihuang Tang can be prescribed to relieve the above symptoms. (*Case Records of Four Doctors Selected by Liu Baozhi*)

○石斛养胃阴, 沙参养肺阴, 麦冬养心阴. (『温热逢源』卷下)

(石斛滋养胃阴, 沙参滋养肺阴, 麦冬滋养心阴.)

Dendrobium(Caulis Dendrobii) nourishes stomach yin; Coasial Glehnia Root(Radix Glehniae) nourishes lung yin, and Dwarf Lilyturf Tuber(Radix Ophiopogonis) nourishes heart yin. (*Encountering the Sources of Warm-heat Diseases*)

┃과거번역┃ cardiac yin(심장 음); Heart-yin(심장-음); heart yin(심장 음); the Yin(vital essence) of heart, especially the fluid in the heart(심장 음의 기능, 으로, 특히 심장의 진액)

┃현행번역┃ heart-yin(심장-음); heart yin(심장 음)

┃표준번역┃ heart yin(심음)

┃번역설명┃

'심음(心陰)'은 한때 'cardiac yin'(심장 음)으로 번역되었는데, 'cardiac'은 서양 의학 용어이다. 현재 한의학 용어의 영문 번역에서 서양 의학 용어는 거의 사용되지 않는다. 'the Yin(vital essence) of heart, especially the fluid in the heart'(심장 음의 기능, 특히 심장의 진액)는 의미를 풀어쓴 것이라 권장하지 않는다. 'heart-yin'과 같이 하이픈을 사용하면 '심양(心陰)'의 의미가 더욱 뚜렷해진다. 하지만 '심기(心氣)', '심혈(心血)', '심음(心阳)' 등의 용어는 모두 하이픈을 사용하지 않았고, 용어의 통일성을 유지하기 위해 '심음(心陰)'을 'heart yin'으로 번역한다.

┃예┃

○ 심음이 부족하면 다른 맥박의 상태와 상관없이 심장 부위의 맥박이 솟구치고, 입이 마르고, 땀이 나고, 화를 쉽게 내고, 혈액이 위로 흐르며, 심양이 홀로 과잉활동을 하게 된다. 위의 증상을 완화하기 위해 서각지황탕(犀角地黃湯)을 처방할 수 있다. 『유선사가의안(柳選四家醫案)-평선정향루의안(評選靜香樓醫案)』

○ 석곡양(石斛養) 처방은 위음에, 사삼양(沙參養) 처방은 폐음에, 맥문동(麥門冬) 처방은 심음(心陰)에 영양분을 공급한다. 『온열봉원(溫熱逢源)』

49.

xīn zhǔ shénmíng 心主神明

The Heart Governs the Mind

心主神明指的是心主宰人体生理活动和心理活动的功能, 又称为心藏神. 神明, 指精神·意识·思维等高级中枢神经活动, 是由心所主持的, 这是心的主要功能之一. 心主神明, 既包括心对人体各脏腑组织器官生理功能的协调作用, 又包括心主宰人的认知·情感与意志活动. 心主神明功能的正常与否, 常可通过人的精神状态·意识·思维·睡眠及情感活动等得以反映. 生理情况下, 心主神明功能正常, 则精神振奋, 神识清晰, 反应灵敏, 思维敏捷, 寤寐正常.

The term is also known as 'the heart houses the mind, ' meaning that the heart governs both physiological and psychological activities of human body. Here, the 'mind'(shén míng, 神明) refers to the higher nervous activities that are governed by the heart including spirit, consciousness, and thinking. 'The heart governs the mind' denotes two levels of meaning: (1) the heart's coordination of the physiological functions of all organs and tissues in human body; and (2) the heart's domination of cognition, emotions, and volitional activities. Therefore, the states of spirit, consciousness, thinking, sleep, and emotions are all related to the function of the heart in storing the mind. If the heart is in its normal physiological state, such manifestations can be observed as full vitality, sound consciousness, quick response, agile mind, and sound sleep.

49. 심주신명(心主神明): 심장은 정신을 주관한다

심주신명(心主神明)은 '심주신(心主神: 심장이 정신을 수용한다)'으로도 알려져 있으며, 심장이 인체의 생리적 활동과 심리 활동을 모두 주관한다는 의미이다. 여기서 '정신(신명, 神明)'은 정신(sprit), 의식, 사고 등 심장에 의해 지배되는 고도의 신경 활동을 말한다. 심주신명(心主神明)은 두 가지 단계의 의미를 지닌다. (1) 인체에 있는 모든 장기와 조직의 생리적 기능에 대한 심장의 조화로운 작용 (2) 인지, 감정, 그리고 의지 활동에 대한 심장의 지배를 의미한다. 따라서 정신, 의식, 사고, 수면, 감정 등의 상태는 모두 심주신명의 기능과 관련이 있다. 심장이 정상적인 생리적 상태에 있다면 그것은 왕성한 생명력, 건전한 의식, 빠른 반응, 민첩한 정신, 정상적인 수면 등으로 나타날 것이다.

▎曾经译法▎ the heart controls mental and emotional activities; the heart governs the mind; the heart dominates mental activities; the heart is in charge of mental activities, including consciousness and thinking, and dysfunction of the heart may result in insomnia, amnesia, impairment of consciousness, psychosis, etc.

▎现行译法▎ Heart governs the spirit light; The heart governs mental activities; The heart is in charge of mental activities; heart controlling mind; heart controlling the mental activity

▎标准译法▎ The heart governs the mind.

▎翻译说明▎

‘神明’是指‘神’或‘精神’，是人体生命活动的总称，也包括思维意识活动. 直接将‘神明’译为 spirit, 有些将‘神明’简单化. 将‘神明’译为 spirit light, 采用了直译法，目前已不常用. 有些专家认为，‘神明’之‘明’与 intelligence和 thinking 有一定的联系，也就是说，‘神明’二字所表达的意思包括精神和思维两个方面. 因此，‘神明’译为 mental and emotional activities, 不够准确. 译为 mental activities 或mental activity, 比较突出精神活动，但不如 mind 所指意义广泛. ‘主’有多种译法：govern, control, be in charge of, 从心 的主要功能和特点(‘心主神明，为君主之官’)，将‘主’译为govern 更传神.

┃과거번역 ┃ the heart controls mental and emotional activities(심장은 정신적, 정서적 활동을 관장한다); the heart governs the mind(심장은 정신활동을 주관한다); the heart dominates mental activities(심장은 정신적 활동들을 지배한다); the heart is in charge of mental activities, including consciousness and thinking and dysfunction of the heart may result in insomnia, amnesia, impairment of consciousness, psychosis, etc(심장은 의식과 사고를 포함한 정신활동을 관장하고, 심장의 기능장애는 불면증, 기억상실증, 의식의 손상, 정신병 등을 초래할 수 있다)

┃현행번역 ┃ Heart governs the spirit light(심장은 신명(神明)을 주관한다); The heart governs mental activities(심장은 정신적인 활동을 다스린다); The heart is in charge of mental activities(심장은 정신적인 활동을 관장한다); heart controlling mind(정신을 관장하는 심장); heart controlling the mental activity(정신적 활동을 관장하는 심장)

┃표준번역 ┃ The heart governs the mind. (심주신명, 心主神明)

┃번역설명 ┃

'신명(神明)'은 '신(神)'이나 '정신(精神)'을 의미하며, 인간의 생활 활동 모두를 일컫는 말로 사유와 의식(정신)의 활동까지 포함한다. '신명(神明)'을 'spirit'로 직접 번역하는 것은 '정신(精神)'의 의미를 단순화시킨다. '신명(神明)'을 직역하여 'spirit light'로 쓰는 것은 현재 잘 쓰이지 않는 표현이다. 일부 전문가들은 '신명(神明)'의 '명(明)'이 'intelligence'나 'thinking'과 어느 정도 관련이 있다고 보는데, '신명'이 의식과 사유의 의미를 모두 포함하기 때문이다. 그래서 '신명'을 'mental and emotional activities'(정신적, 감정적 활동)로 번역하는 것은 정확하지 않다. 또 'mental activities'나 'mental activity'로 번역하면 정신적 활동의 의미는 두드러지지만 'mind'의 의미만큼 광범위하지 않다. '주(主)'는 'govern', 'control', 'be in charge of'로 번역할 수 있는데, 심장의 주요 기능과 특성(즉 '심장은 마음을 주관하며, 군주의 관직으로 여겨진다')으로 볼 때 '주(主)'를 'govern'으로 번역하는 것이 더 정확한 의미를 전달한다.

▌引例 Citations ▐

○以心主神明, 主明下安之意而论. (『黄帝素问直解』卷二)

(从心主神明, 心的功能正常, 下边就能相安的意思论述.)

The heart governs mind; therefore, once the heart is normal in function, other organs will be normal in function as well. (*Direct Interpretation of Plain Conversation in Yellow Emperor's Internal Canon of Medicine*)

○肝主疏泄, 心主神明, 肺主出气, 肾主纳气. (『读医随笔』卷四)

(肝主管疏泄, 心主管神明, 肺主管呼气, 肾主管吸气.)

The liver governs qi flow. The heart governs mind. The lung governs qi respiration. The kidney governs qi reception. (*Random Notes While Reading About Medicine*)

▌예▐

○ 심장은 정신을 주관하기에 일단 심장이 정상으로 기능하게 되면 다른 장기들도 또한 정상으로 기능하게 된다. 『황제소문직해(黃帝素問直解)-제2권』

○ 간은 기의 순환과 배설을 주관하고, 심장은 정신을 주관한다. 폐는 기의 호흡(배출)을 주관하고, 신장은 기의 수용을 주관한다. 『독의수필(讀醫隨筆)』

50.

xīn zhǔ xu- mài 心主血脉

The Heart Governs the Blood and Vessels.

心主血脉指的是心气推动和调控血液在脉道中运行，流注全身，发挥营养和滋润的作用. 心主血脉包括心主血和主脉两个方面. 心主血，是指心气能推动血液运行，以输送营养物质于全身脏腑形体官窍. 心主血，也指心有生血的作用，主要指饮食水谷经脾胃之气的运化，化为水谷之精，再化为营气和津液，经心阳的作用，化为血液. 心主脉，是指心气推动和调控心脏的搏动和脉管的舒缩，使脉道通利，血流通畅.

The term refers to the function of heart qi in propelling and regulating the constant circulation of blood in the vessels, and providing the nutrients and nourishment to the entire body. It is manifested in two aspects. (1) The heart governs the blood: Heart qi propels the blood to circulate in the vessels, transporting nutrients to the zang-fu organs, tissues, and orifices of the body. It also refers to the blood-generation function of the heart. Food and water assimilated by the stomach and spleen are converted into essence, then converted into nutrient qi and fluids, from which blood is generated via the action of heart yang. (2) The heart governs the vessels: Heart qi propels and regulates the pulse as well as the contraction and expansion of the vessels to ensure the smooth flow of blood.

50. 심주혈맥(心主血脈): 심장은 혈맥을 주관한다

심주혈맥(心主血脈)은 혈관의 지속적인 혈액순환을 촉진하고 조절하며, 전신에 영양소와 자양분을 공급하는 심기의 기능을 말한다. 심주혈맥은 두 가지 양상으로 나타난다. (1) 심장은 혈(血)을 주관한다. 심기는 혈관이 순환하도록 혈액을 촉진하여 장부와 조직, 구멍으로 영양분을 운반한다. 또한, 심장의 혈액 생성 기능과도 관련 있다. 비위장을 통해 흡수된 음식물은 정(精)으로 전환된 후, 영기와 진액으로 전환되고, 심양의 작용을 통해 혈액이 생성된다. (2) 심장은 맥관을 주관한다. 심기는 혈관의 수축과 팽창뿐만 아니라 맥박을 촉진하고 조절하여 혈액의 원활한 흐름을 보장한다.

▌曾经译法▐ the control of blood by the heart: The heart controls the blood circulation; The heart controls blood circulation

▌现行译法▐ Heart governs the blood and vessels; The heart governs blood circulation; heart controlling blood circulation; heart governing blood and vessels

▌标准译法▐ The heart governs the blood and vessels.

▌翻译说明▐

'心主血脉'指心主血和心主脉. 因此, 译为 heart controls blood 或 blood circulation, 不够准确, 应译为 blood and vessels. 同时, 该术语为主谓宾结构, 其译文也应保持源术语的语法特点. '主'译为 control, govern, the control of, 均为 control 之意, 译为 govern 更好, 与'心主神明'(The heart governs the mind)中的'主''相呼应, 同时保持术语译文之间的统一性.

▌引例 Citations▐

○心主身之血脉. (『素问·痿论』)

(心主管全身的血脉.)

The heart governs the blood and vessels. (*Plain Conversation*)

○心主血脉, 心为五脏之主. (『诸病源候论·血注候』)

(心主管全身的血脉, 为五脏的主宰.)

The heart, governing the blood and vessels, is the monarch of the five zangorgans. (*Treatise on the Causes and Manifestations of Various Diseases*)

○心主血脉, 火盛则血涸. (『类经』卷六)

(心主管全身的血脉, 火旺盛就会使血液干涸.)

The heart governs the blood and vessels. Exuberant fire will result in blood exhaustion. (*Classified Classics*)

∎ 과거번역 ∎ the control of blood by the heart(심장에 의한 혈액의 관장): The heart controls the blood circulation(심장은 혈액순환을 관장한다); The heart controls blood circulation(심장은 혈액순환을 관장한다)

∎ 현행번역 ∎ Heart governs the blood and vessels(심장은 혈액과 맥관을 주관한다); The heart governs blood circulation(심장은 혈액순환을 주관한다); heart controlling blood circulation(혈액순환을 관장하는 심장); heart governing blood and vessels(혈액과 혈관을 주관하는 심장)

∎ 표준번역 ∎ The heart governs the blood and vessels. (심주혈맥, 心主血脈)

∎ 번역설명 ∎

'심주혈맥(心主血脉)'은 '심장이 혈액과 맥관을 주관한다'라는 뜻이다. 따라서 'heart controls blood'(심장이 혈액을 관장한다)나 'blood circulation'(혈액순환)으로 번역하는 것은 정확하지 않으며, 'blood and vessels'라는 표현이 들어가 야만 한다. 또한 이 용어는 주어-술어-목적어 구조이며, 따라서 번역문도 이러한 문법적 특성을 유지해야 한다. '주(主)'는 'control', 'govern', 'the control of'로 번역되며, 모두 'control'의 의미를 담고 있기에 이 중 'govern'을 사용하는 것이 '심주신명(心主神明)'(The heart governs the mind)에서의 '주(主)'와 호응을 이루면서도 용어번역의 통일성도 유지할 수 있어 좋다.

∎ 예 ∎

○ 심장은 혈액의 흐름을 주관한다. 『소문(素問)-위론(痿論)』

○ 혈액의 흐름을 다스리는 심장은 오장의 군주다. 『제병원후론(諸病源候論)-혈주후(血注候)』

○ 심장은 혈액의 흐름을 주관한다. 활활 타오르는 화(火)는 혈액을 고갈시킨다. 『유경(類經)』

51.

xīnbāoluo 心包络

Pericardium

心包络简称'心包', 又称'膻中', 指心脏外围的包膜, 具有保护心脏的作用. 在经络学说中, 手厥阴心包经与手少阳三焦经相为表里, 故心包络属于脏. 心为人身之君主, 不得受邪, 所以若外邪侵心, 则心包络当先受病, 所有心包有代心受邪的作用.

Pericardium, also called 'Xinbao'(xīn bāo, 心包) or 'Danzhong'(dàn zhōng, 膻中)is the peripheral tissue surrounding the heart, serving to protect the heart. According to the meridian theory, the Pericardium Meridian of Handjueyinand the Triple Energizer Meridian of Hand-sanjiao are in an interior-and-exterior relationship, so the pericardium pertains to zang-organs. The heart is the monarch of all organs and is not to be invaded by exogenous pathogenic factors; therefore, when exogenous pathogenic factors attack the heart, the pericardium is always the first to be attacked. It plays a role in protecting the heart.

51. 심포락(心包絡): 심낭

심포락(心包絡)은 '심포(心包)' 또는 '단중(膻中)'이라고도 하며, 심장을 감싸고 있는 말초 조직으로 심장을 보호하는 역할을 한다. 경맥이론에 따르면 수궐음심포경(手厥陰心包經)과 수소양삼초경(手少陽三焦經)은 표리관계에 있기에 심포락은 장기와 관련된다. 심장은 모든 장기의 군주로서 외인성 발병 인자의 침입을 받아서는 안되고, 외인성 발병 인자가 심장을 공격하면 심포락이 항상 가장 먼저 공격받는다. 심포락은 심장을 보호하는 역할을 한다.

▎曾经译法▎ envelope of the heart(pericardium); pericardium
▎现行译法▎ pericardiac network / vessel; pericardium; pericardiumTM
▎标准译法▎ pericardium
▎翻译说明▎

　'心包络'指心脏外围的包膜, 曾经被译为 envelope of the heart, envelope 比较形象地译出了包于心脏之外的组织, 但envelope 似乎太生活化·口语化了, 作为术语不太恰当. 另一译法 pericardiac network / vessel, 采用西医术语 pericardiac, 但与network 和 vessel 搭配表达心包络, 又不够准确. 有专家认为, '心包络'就是西医的'心包', 借用西医术语 pericardium 比较准确. WHO 制定 ICD-11 时, 为了将中医概念与西医概念区别开来, 将'心包络'译为 pericardiumTM.

▎引例 Citations▎

○心主手厥阴心包络之脉, 起于胸中, 出属心包络, 下膈, 历络三焦. (『灵枢·经脉』)
(心主手厥阴心包络的经脉, 起于胸中, 外出属于心包络, 下穿膈膜, 依次联系胸腹的上中下三焦.)
The Pericardium Meridian of Hand-jueyin starts from the chest, and enters the pericardium. It goes on to descend through the diaphragm, and then connects the triple energizer(sanjiao) located in the chest and the abdomen successively. (*Spiritual Pivot*)

○故诸邪之在于心者, 皆在于心之包络. (『灵枢·邪客』)
(所以各种病邪侵犯心脏的, 都在心的包络上.)
All the exogenous pathogenic factors to invade the heart would eventually attack the pericardium instead. (*Spiritual Pivot*)

○心主即心包络, 为心君之相, 包络代君以行事. (『黄帝外经·订考经脉』)
(心主就是心包络, 为心君之相, 心包络代替心君行事.)
The pericardium is the minister of the heart, so its duty is to take the place of the heart to function. (*Yellow Emperor's External Canon of Medicine*)

❚과거번역 ❚ envelope of the heart(pericardium)(심장의 막(심막)); pericardium (심낭)

❚현행번역 ❚ pericardiac network vessel(심낭 혈관망); pericardium(심낭); pericardiumTM(심낭TM)

❚표준번역 ❚ pericardium(심포락)

❚번역설명 ❚

'심포락(心包絡)'은 심장을 둘러싸고 있는 포막을 의미한다. 한때 'envelope of the heart'(심장의 막)로 번역되었지만, 'envelope'은 심장 외부의 조직을 비교적 사실적으로 표현해내지만, 너무 일상적이고 구어체적인 표현이라 번역용어로는 적합하지 않다. 'pericardiac network/vessel'(심낭 망/혈관)은 서양 의학 용어인 'pericardiac'을 사용했지만, 'network'(망)와 'vessel'(혈관)의 결합으로 '심포락(心包絡)'을 표현해내기엔 정확하지 않다. 일부 전문가들은 '심포락(心包絡)'이 바로 서양의학에서 말하는 '심포(心包)' 즉 '심낭'이라고 보기에 서양 의학용어인 'pericardium'을 사용하는 것이 더 정확하다고 보았다. WHO가 한의학 개념을 서양 의학의 개념과 구별하기 위해 ICD-11을 제정하면서 '심포락(心包絡)'을 'pericardiumTM'으로 번역했다.

❚예 ❚

○수궐음심포경(手厥陰心包經)은 가슴에서 시작하여 심포락으로 들어간다. 횡격막을 통해 아래로 내려간 다음, 가슴과 복부에 있는 삼초(三焦)를 연속적으로 연결한다. 『영추(靈樞)-경맥(經脈)』

○심장에 침입하는 모든 외인성 발병 인자들은 결국 심포락을 대신 공격하게 될 것이다. 『영추(靈樞)-사객(邪客)』

○심포락은 심장의 장관(minister)이기에, 그 임무는 심장의 기능을 대신하는 것이다. 『황제외경(黃帝外經)-정고경맥(訂考經脈)』

52.

xīn shèn xiāngjiāo 心肾相交
Coordination Between the Heart and Kidney

心肾相交又称'水火既济', 即心与肾的相互交合. 心阳下降于肾, 以资肾阳, 使肾水不寒, 肾阴上济于心, 滋助心阴, 使心阳不亢, 从而使心肾水火阴阳上下交通相助, 协调平衡的关系. 肾无心火之温煦则水寒, 心无肾阴之滋润则火炽. 心肾阴阳上下交通相助, 水火互济, 从而维持心肾生理功能之间的协调平衡.

The term, also known as coordination between fire and water, means that the heart and the kidney are in harmony or balance. Heart yang descends to the kidney, nourishes kidney yang, and keeps kidney water from being cold. Kidney yin ascends to the heart, nourishes heart yin, and keeps heart yang from hyperactivity. In this way, the heart and the kidney, fire and water, yang and yin, and the upper and the lower connect and assist each other to achieve harmony or balance. Kidney water will be excessively cold without the warming from heart fire, and heart fire will be excessively hot and dry without the nourishing and moistening from kidney yin. Only when the heart and the kidney, yang and yin, and the upper and the lower connect and assist each other, i.e., when mutual assistance between water and fire is possible, can functions of the heart and the kidney be coordinated and balanced.

52. 심신상교(心腎相交): 심장과 신장의 조정

심신상교(心腎相交)는 '수화기제(水火旣濟: 불과 물의 조화)'라고도 하며, 심장
과 신장이 조화나 균형을 이루는 것을 의미한다. 심양은 신장으로 내려가 신양
(腎陽)에 영양을 공급하며, 신수(腎水)가 차가워지지 않게 한다. 신음(腎陰)은
심장으로 올라가 심음에 영양을 공급하며, 심양(心陽)이 과잉행동하지 않도록
한다. 이런 방법으로, 심장과 신장, 불과 물, 양과 음, 상부와 하부가 서로 연결
되어 조화나 균형을 이루도록 돕는다. 신수는 심화(心火)의 따스함이 없으면 지
나치게 차가울 것이고, 심화는 신음의 영양과 수분이 없으면 지나치게 뜨겁고
건조할 것이다. 심장과 신장, 양과 음, 상부와 하부가 서로 연결되고 서로 도울
때, 즉, 물과 불의 상호 원조가 가능할 때, 심장과 신장의 기능을 조정하고 균
형을 맞출 수 있다.

▌曾经译法▐ the mutual helping and checking relationship between the heart and the kidney; the functions of the heart and kidney keep in balance; the harmony between the heart and kidney

▌现行译法▐ harmony between heart and kidney; coordination of heart and kidney; heart-kidney interaction; balanced function between the heart and kidney; heart-kidney interaction; heart and kidney interact; coordination between the heart and the kidney

▌标准译法▐ coordination between the heart and kidney

▌翻译说明▐

'交'有交合·互动·协调的意思, 翻译成 harmony 和 balanced function 说明了心肾相交的结果, 但没有突出互动的过程. 译为 interaction 可将心肾互动的关系和过程体现出来, 但缺少对于协调状态的描述. 译为 coordination 可将结果和过程都体现出来.

▌引例 Citations ▐

○心肾相交, 水火既济, 于人何病之有? (『仁斋直指方』卷二十二)

(心肾阴阳相交, 水火相济, 在人会有什么病呢?)

With coordination between the heart and kidney or between fire and water, how can one get ill? (*Renzhai's Direct Guidance on Formulas*)

○盖人身心肾相交, 水火相济者, 其恒也. (『医门法律』卷一)

(人身心肾阴阳相交, 水火相济, 这乃常理.)

Coordination between the heart and kidney or between fire and water is a general rule. (*Precepts for Physicians*)

○是以心肾交而水火既济, 心肾开而水火未济也. (『黄帝外经·心火』)

(所以心肾相交, 水火就能既济；心肾相离, 水火就无法既济.)

Therefore, if the heart and kidney coordinate, there will be balance between fire and water; if the heart and kidney get disconnected and fail to coordinate, fire and water cannot stay in harmony. (*Yellow Emperor's External Canon of Medicine*)

┃과거번역┃ the mutual helping and checking relationship between the heart and the kidney(심장과 신장 사이의 상호 원조와 확인 관계); the functions of the heart and kidney keep in balance(심장과 신장의 기능이 균형을 유지한다); the harmony between the heart and kidney(심장과 신장 간의 조화)

┃현행번역┃ harmony between heart and kidney(심장과 신장 사이의 조화); coordination of heart and kidney(심장과 신장의 조정); heart-kidney interaction(심장-신장 상호작용); balanced function between the heart and kidney(심장-신장 간 균형 기능); heart-kidney interaction(심장-신장 상호작용); heart and kidney interact(심신의 상호작용); coordination between the heart and the kidney(심장과 신장 사이의 조정)

┃표준번역┃ coordination between the heart and kidney (심신상교, 心腎相交)

┃번역설명┃

'교(交)'는 '교합하다, 상호작용하다, 조정하다' 등의 의미로, 'harmony'(조화)와 'balanced function'(균형 잡힌 기능)으로 번역되는데, 이는 심장과 신장의 상호작용의 결과는 보여주지만 그 과정을 표현해내지는 못한다. 'interaction'(상호작용)으로 번역하면 심장과 신장의 상호작용의 영향과 과정 모두를 구체적으로 드러낼 수 있지만 조화로운 상태에 대한 설명은 부족하다. 따라서 'coordination'(조정)으로 번역하면 결과와 과정을 모두 잘 반영할 수 있다.

┃예┃

○ 심장과 신장 또는 불과 물이 서로 조정되면 어떻게 병에 걸릴 수 있겠는가? 『인재직지방(仁齋直指方)』

○ 심장과 신장 또는 불과 물 사이의 조정은 일반적인 규칙이다. 『의문법률(醫門法律)』

○ 그러므로, 심장과 신장이 조정을 이루면 불과 물의 균형이 생기고, 심장과 신장이 단절되어 조정을 이루지 못하면 불과 물이 조화를 이룰 수 없다. 『황제외경(黃帝外經)-심화(心火)』

53.

fèi 肺

Lung

肺为五脏之一，位于胸腔，左右各一. 由于肺在脏腑中的位置最高，所以覆盖着五脏六腑. 肺叶娇嫩，不耐寒热燥湿诸邪之侵. 肺上通鼻窍，外合皮毛，与自然界息息相通，易受外邪侵袭. 肺的基本功能为主宣发肃降，由此派生出主气，司呼吸，通调水道，朝百脉，助心行血等功能. 肺在五行属金，为阳中之阴，通于秋气；在体合皮肤，开窍于鼻，其华在毛，在液为涕，肺藏魄，在志为悲(忧). 其经脉为手太阴肺经，与手阳明大肠经相互络属，互为表里.

The lung, one of the five zang-organs, is located in the chest. There is one on the left side and one on the right. Since the lung is positioned higher than any other zang-fu organs in the body, it covers them all. The delicate lobe of the lung is vulnerable to the invasion of pathogenic factors such as cold, heat, dryness, and dampness. Associated with the nose, skin, and body hair, the lung is closely linked with the nature and susceptible to the invasion of pathogenic factors. Generally speaking, the lung governs dispersion, depuration, and descent. To be specific, it governs qi and respiration and regulates water passage; with all meridians and vessels converging in it, it assists the heart in promoting blood circulation. The lung pertains to metal in terms of the five elements. It is yin within yang and related to autumn qi in nature. It is also related to the skin and nose, and manifests its condition in the luster of the body hair. The lung is associated with nasal mucus and sorrow, and houses the corporeal soul. The Lung Meridian of Hand-taiyin has an interior-exterior relationship with the Large Intestine Meridian of Hand-yangming.

53. 폐(肺)

오장의 하나인 폐(肺)는 흉부에 위치하는데, 좌우에 각각 하나씩 있다. 폐는 체
내의 다른 장부보다 높은 위치에 있기에 장기들 모두를 덮는다. 폐의 섬세한 엽
(葉)은 추위, 더위, 건조함, 습기 등 병원성 요인의 침입에 취약하다. 코, 피부,
체모 등과 관련된 폐는 자연계와 밀접하게 연관되어 있고 병원성 인자의 침입
에 예민하다. 일반적으로, 폐는 선발(宣發: 분산)과 숙강(肅降: 정화와 하강)을
주관한다. 구체적으로 말하면, 기와 호흡을 다스리고 수로를 조절하는데, 모든
경맥과 혈관이 그 안에 모여, 심장의 혈액순환을 촉진하는 것에 도움을 준다.
폐는 오행으로 볼 때 금속(金)에 관련된다. 폐는 양 안의 음이며 자연계에서는
추기(秋氣)와 관련이 있다. 피부와 코와도 관련이 있으며, 체모의 광택으로 그
상태를 드러낸다. 폐는 콧물과 슬픔과 관련이 있으며 백(魄)을 수용한다. 수태음
폐경(手太陰肺經)은 수양명대장경(手陽明大腸經)과 표리관계에 있다.

| 曾经译法 | the lung; the pulmonic orb; lung; lungs; Fei

| 现行译法 | lung; pulmo; lungTM

| 标准译法 | lung

| 翻译说明 |

该术语翻译比较统一, 以 lung 为主. lungs 复数因为有两个肺叶, 如果看成一个整体, 还是应该用单数. pulmonic orb 和pulmo 则过于西医化, 不适合作为中医术语的译文. WHO 制定 ICD-11 时, 为了将中医概念与西医概念区别开来, 将'肺'译为 lungTM.

| 引例 Citations |

○肺者, 相傅之官, 治节出焉. (『素问·灵兰秘典论』)

(肺好像宰相, 主一身之气, 人体上下内外的活动, 都由它来调节.)

The lung is the organ similar to a prime minister; it governs the qi in the whole body. The upward, downward, inward, and outward activities of the human body are managed and regulated by the lung. (*Plain Conversation*)

○肺者, 气之本, 魄之处也；其华在毛, 其充在皮, 为阳中之太阴, 通于秋气.

(『素问·六节藏象论』)(肺是人身气的根本, 是藏魄的地方；其荣华表现在毫毛, 其功用是充实皮肤, 属阳中的太阴, 与秋气相应.)

The lung is the root of qi and the location of the corporeal soul. It manifests its condition in the luster of the body hair and nourishes the skin. The lung pertains to taiyin(greater yin) within yang and is related to autumn qi in nature. (*Plain Conversation*)

○饮入于胃, 游溢精气, 上输于脾. 脾气散精, 上归于肺, 通调水道, 下输膀胱.

(『素问·经脉别论』)

(水液进入胃里, 分离出精气, 上行输送到脾；脾散布精华, 又向上输送到肺, 肺气疏通调畅水道, 下行输入膀胱.)

When water is taken into the stomach, essential qi is generated and transported to the spleen. The spleen distributes essence and transports it upwards to the lung. The lung regulates water passage and transports water downward to the urinary bladder. (*Plain Conversation*)

▌과거번역 ▌ the lung(폐); the pulmonic orb(폐의 장기); lung(폐); lungs(폐엽);
Fei(폐)

▌현행번역 ▌ lung(폐); pulmo(폐, 허파); lungTM(폐TM)

▌표준번역 ▌ lung(폐)

▌번역설명 ▌

폐(肺)의 번역은 상대적으로 통일되어 있으며 'lung'을 주로 사용한다. 복수
형인 'lungs'는 두 개의 폐엽을 의미하고, 전체로서의 하나의 폐를 말할 땐
단수형을 사용해야 한다. 'pulmonic orb'와 'pulmo'는 너무 서구식 표현으로
TCM 용어의 번역어로서 적합하지 않다. WHO가 한의학 개념과 서양의학의
개념을 구별하기 위해 ICD-11을 제정했을 때, '폐(肺)'를 'lungTM'으로 번역
했다.

▌예 ▌

○폐는 수상(首相)과 비슷한 장기로, 전신의 기(氣)를 다스린다. 인체의 위,
아래, 안, 바깥 활동은 폐에 의해 관리되고 조절된다. 『소문(素問)-영란비
전론(靈蘭秘典論)』

○폐는 기의 근원이며 백(魄)의 위치다. 체모의 광택으로 그 상태를 나타내
며 피부에 영양을 공급한다. 폐는 양(陽) 안의 태음(太陰)에 속하며 자연계
에서는 추기(秋氣)와 관련이 있다. 『소문(素問)-육절장상론(六節藏象論)』

○음식물이 위장에 흡수되면 정기가 생성되고 비장으로 운반된다. 비장은
정기를 분배하여 위쪽 폐까지 운반한다. 폐는 수로를 조절하고 물을 아래
쪽 방광으로 운반한다. 『소문(素問)-경맥별론(經脈別論)』

54.

fèiqì 肺气
Lung Qi

肺气为肺的精气，是肺脏生理活动的物质基础及动力来源. 肺气是一身之气分布到肺并发挥特定作用的精微物质. 肺气的生成有先天和后天两个来源，就先天而言，肺气根于肾，为肾中元气，经三焦而上达于肺，成为肺气的一部分. 肺气的后天来源，为脾胃运化输送而来的水谷精气和肺自身吸入的自然界清气结合而形成的宗气. 肺气通过宣发肃降作用，而发挥主司呼吸·调节水液代谢以及助心行血的功能.

Lung qi, the essential qi of the lung, is the material basis and driving force of the physiological activities of the lung. Lung qi is the qi and essence in the whole body distributed to the lung to perform special functions. It has a prenatal source and a postnatal source. Prenatally, lung qi is rooted in the original qi in the kidney, which is transported upward to the lung via triple energizer(sanjiao) and becomes part of lung qi. Postnatally, lung qi comes from pectoral qi transformed from nutrients of food and drinks ingested and fresh air inhaled. Via its functions of dispersion, depuration, and descent, lung qi governs respiration, regulates body fluid metabolism, and assists the heart in promoting blood circulation.

54. 폐기(肺氣)

폐의 정기인 폐기(肺氣)는 폐의 생리적 활동의 물질적 기초와 원동력이다. 폐기는 특별한 기능을 수행하기 위해 폐에 분배되는 전신의 기(氣)이자 정(精)으로 선천지정(先天之精)과 후천지정(後天之精)을 가지고 있다. 선천적으로, 폐기는 신장의 원기에 기반을 두고 있으며 삼초(三焦)를 통해 위쪽 폐로 운반되어 폐기(肺氣)의 일부가 된다. 후천적으로, 폐기는 섭취한 음식물의 영양분과 흡입한 신선한 공기에서 변환된 종기(宗氣)에서 나온다. 폐기는 선발(宣發: 분산)과 숙강(肅降: 정화와 하강) 등의 기능을 통해 호흡을 다스리고 체액의 대사를 조절하며, 심장이 혈액 순환을 촉진하는데 도움을 준다.

▌曾经译法▐ pulmono qi; the Qi(functional activities) of the lung; lung-energy; the pulmonary qi; Lung-Qi

▌现行译法▐ pulmonary qi; lung-qi; lung qi

▌标准译法▐ lung qi

▌翻译说明▐

把'肺'翻译成 pulmonary 或者 pulmono, 过于西医化, 不适合中医术语翻译.

▌引例 Citations ▐

○肺气通于鼻, 肺和则鼻能知臭香矣. (『灵枢·脉度』)

(肺气通于鼻窍, 肺气调和, 则鼻能辨别香臭.)

Lung qi is associated with the nose and only when lung qi is in harmony can the nose distinguish odor from aroma. (*Spiritual Pivot*)

○八十岁, 肺气衰, 魄离, 故言善误. (『灵枢·天年』)

(到了八十岁, 肺气虚衰, 魂魄离散, 所以言语常常错误.)

When one is 80 years old, lung qi will decline and corporeal soul will leave the body. Therefore, one often makes errors in speaking. (*Spiritual Pivot*)

○肺气旺, 则风入于肺而不上走于脑, 故不痛也. (『黄帝外经·风寒殊异』)

(如果肺气旺盛, 风气进入于肺中, 但不会上行于脑中, 因此头就不会痛.)

If lung qi is vigorous, pathogenic wind that enters the lung will not go upward to the brain and there will be no headache. (*Yellow Emperor's External Canon of Medicine*)

┃과거번역┃ pulmono qi(폐 기); the Qi(functional activities) of the lung(폐의 기(기능적 활동들)); lung-energy(폐-에너지); the pulmonary qi(폐 기); Lung-Qi(폐-기)

┃현행번역┃ pulmonary qi(폐의 기); lung-qi(폐-기); lung qi(폐기)

┃표준번역┃ lung qi(폐기)

┃번역설명┃

'폐'를 'pulmonary'나 'pulmono'로 번역하는 것은 너무 서구식 표현으로 한의학 용어의 번역에 적합하지 않다.

┃예┃

○폐기는 코와 연관되어 있으며 폐기가 조화를 이루어야만 코는 냄새와 향을 구별할 수 있다. 『영추(靈樞)-맥도(脈度)』

○80세가 되면 폐기가 쇠퇴하고 백(魄)이 몸을 떠나게 된다. 그래서 말을 할 때 실수를 하는 경우가 많다. 『영추(靈樞)-천년(天年)』

○폐기가 왕성하면 폐로 들어온 병원성 풍(風)이 뇌로 올라가지 않고 두통도 없다. 『황제외경(黃帝外經)-풍한수이(風寒殊異)』

55.

fèiyīn 肺阴

Lung Yin

肺阴为肺之阴液, 与肺阳相对, 具有抑制·滋润·宁静·内守等作用. 肺阴的生理作用包括三个方面：一是滋润肺脏, 制约肺阳, 保障肺的正常宣降；二是肃降肺气, 调节气机, 保障肺的肃降功能；三是下接肾阴, 协同纳气, 输精于肾, 使肾阴充盛. 肺司呼吸, 吸入之气在肺阴的作用下, 下纳于肾, 在肾阴的作用下得以封藏.

Lung yin, the yin fluid of the lung, as opposed to lung yang, performs the functions of inhibiting, nourishing, moistening, calming, and keeping essence in the interior. Its physiological functions are threefold. First, it nourishes the lung and inhibits lung yang so that the lung can properly perform its functions of dispersion and descent. Second, it helps lung qi to depurate and descend and regulates qi movement to guarantee the depuration and decent functions of the lung. Third, connected with kidney yin, lung yin helps the kidney to receive qi from the lung and transports essence to the kidney to replenish kidney yin. Because the lung governs respiration, the inhaled fresh air is sent downward to the kidney and finally stored in the kidney with the help of kidney yin.

55. 폐음(肺陰)

폐양(肺陰)과 반대인 폐음(肺陰)은 폐의 음액(陰液)으로, 내부의 정(精)을 억제하고 영양을 공급하며 수분을 공급하고 진정시키고 유지하는 기능을 한다. 폐음의 생리적 기능은 세 가지다. 첫째, 폐에 영양을 공급하고 폐양을 억제하여 폐가 분산과 하강 기능을 적절하게 수행할 수 있도록 한다. 둘째, 폐기의 정화와 하강을 돕고 폐의 숙강(肅降)기능을 보장하기 위해 기(氣) 운동을 조절한다. 셋째, 신음(腎陰)과 연결된 폐음은 신장이 폐에서 기를 수용하는 것을 돕고, 신장으로 정(精)을 운반하여 신음을 보충한다. 폐가 호흡을 다스리기 때문에, 흡입된 신선한 공기는 아래쪽 신장으로 보내지고 최종적으로 신음의 도움을 받아 신장에 저장된다.

▎曾经译法▎ the yin(vital essence) of the lung; lung-yin; lung-yin; pulmonary yin; pulmono yin

▎现行译法▎ pulmonary yin; lung-yin; lung yin

▎标准译法▎ lung yin

▎翻译说明▎

译词'yin'已收录于牛津词典, 所以'阴'不用翻译为'vital essence', 也不必使用斜体 'yin'. 将'肺'翻译成'pulmonary'过于西医化. 在'lung'和'yin'之间加连字符, 固然可以视为将其转变成复合名词, 但也有将其转变成形容词之嫌, 不如直接译为'lung yin'这个名词词组.

▎引例 Citations▎

○喘为气不足, 浮为肺阴虚. (『类经』卷六)

(喘促为气虚, 脉浮为肺阴亏虚.)

Panting and hasty breathing are symptoms of qi deficiency, and floating pulse is a symptom of deficiency of lung yin. (*Classified Classics*)

○此症全因肺阴耗散, 肺气空虚所致. (『医醇賸义』卷四)

(这些症状全是因为肺阴耗散, 肺气亏虚所导致.)

All these symptoms are caused by the consumption and dissipation of lung yin and the deficiency of lung qi. (*The Refined in Medicine Remembered*)

∥과거번역∥ the yin(vital essence) of the lung(폐의 음(생명의 정)); lung-yin(폐
-음); lung-yin(폐-음); pulmonary yin(폐의 음); pulmono yin(폐음)

∥현행번역∥ pulmonary yin(폐의 음); lung-yin(폐-음); lung yin(폐 음)

∥표준번역∥ lung yin(폐음)

∥번역설명∥

'yin'은 이미 옥스퍼드사전에 수록되었기에 '음(陰)'을 'vital essence'(생명의
정)로 번역할 필요가 없고 이탤릭체로 된 '*yin*'을 사용할 필요도 없다. '폐'
를 'pulmonary'로 번역하는 것은 너무 서구식 표현이다. 'lung'과 'yin' 사이
에 하이픈을 넣은 표현은 복합 명사로 볼 수 있지만, 형용사로 보일 여지가
있기에 직접적으로 명사구인 'lung yin'으로 번역하는 것이 좋다.

∥예∥

○ 헐떡이고 성급한 호흡은 기허(氣虛)의 증상이며, 부맥(浮脈)은 폐음이 부
족한 증상이다. 『유경(類經)』

○ 이 모든 증상은 폐음의 소모와 소멸, 폐기의 부족에 기인한다. 『의순승의
(醫醇賸義)』

56.
fèiyáng 肺阳
Lung Yang

肺阳为肺的阳气, 与肺阴相对, 具有温煦·推动·振奋等作用. 肺阳的生理功能主要有三个方面：一是温化蒸腾, 气化肺阴和津液；二是宣发输布, 将津液卫气上行至头面, 外达于肌表；三是暖身卫外, 即在内是温养心肺胸膈, 在外则温养鼻窍皮毛, 以抗御外邪的侵袭.

Lung yang, the yang qi of the lung, as opposed to lung yin, performs the functions of warming, propelling, and exciting. The physiological functions of lung yang are threefold. First, it warms and transforms lung yin and body fluids into qi. Second, it disperses and distributes body fluids and defense qi upward to the head and the face and outward to the body surface. Third, it warms and protects the body, i.e., it warms and nourishes the heart, lung, chest, and diaphragm internally, and warms and nourishes the nose, skin, and body hair to guard against the invasion of pathogenic factors externally.

56. 폐양(肺陽)

폐음과 상반되는 폐양(肺陽)은 '폐의 양기'라는 뜻으로 온후, 촉진, 승산(升散: 위기나 진액 등의 선발과 숙강의 작용을 촉진함)의 기능들을 수행한다. 폐양의 생리적 기능은 세 가지다. 첫째, 폐음과 체액을 따뜻하게 하고 기(氣)로 변환시킨다. 둘째, 체액과 위기를 위쪽인 머리와 얼굴로 분산시켜 체표면 바깥쪽으로 분산시킨다. 셋째, 몸을 따뜻하게 하고 보호하는데, 내부적으로는 심장, 폐, 가슴, 횡격막 등을, 외부적으로는 코, 피부, 체모를 따뜻하게 하고 영양을 공급하여 발병인자의 침입을 막는다.

▎曾经译法 ▎ pulmono yang; Lung-Yang; pulmonary yang; lung yang

▎现行译法 ▎ pulmonary yang; lung-yang; lung yang

▎标准译法 ▎ lung yang

▎翻译说明 ▎

将'肺'翻译成 pulmonary 过于西医化. 在 lung 和 yang 之间加连字符, 固然可以视为将其转变成复合名词, 但也有将其转变成形容词之嫌, 不如直接译为 lung yang 这个名词词组.

▎引例 Citations ▎

○肺以恶寒, 弦急即是有寒乘肺, 肺阳与寒交战. (『黄帝内经太素』卷十五)

(肺因恶寒, 脉象弦急, 是有寒邪侵袭肺脏, 肺的阳气与寒邪相争.)

Because the lung detests coldness, the pulse will be wiry and racing when the lung is under attack by cold pathogen and lung yang is fighting against it. (*Grand Simplicity of the 'Yellow Emperor's Intenal Canon of Medicine'*)

○肺阳不足, 脉缓濡软, 四君子汤·补中益气汤. (『症因脉治』)

(肺阳不足, 脉象缓而濡软, 用四君子汤·补中益气汤.)

For symptoms of lung-yang deficiency such as moderate, soggy, and weak pulse, Four Noble Men Decoction and Center-supplementing and Qi-boosting Decoction should be indicated. (*Symptoms, Causes, Pulses, and Treatment*)

┃과거번역┃ pulmono yang(폐 양); Lung-Yang(폐-양); pulmonary yang(폐의 양); lung yang(폐 양)

┃현행번역┃ pulmonary yang(폐의 양); lung-yang(폐-양); lung yang(폐 양)

┃표준번역┃ lung yang(폐양)

┃번역설명┃

'폐(肺)'를 'pulmonary'로 번역하는 것은 너무 서구식 표현이다. 'lung'과 'yang' 사이에 하이픈을 넣은 표현은 복합 명사로 볼 수 있지만, 형용사로 보여질 여지가 있기에 직접적으로 명사구인 'lung yang'으로 번역하는 것이 좋다.

┃예┃

○폐는 냉기를 싫어하기 때문에 폐가 차가운 병원균의 공격을 받고 폐양(肺陽)이 그것에 대항하여 싸우게 되면 맥박이 가늘고 빨리 뛰게 된다. 『황제내경태소(黃帝內經太素)』

○중간 정도의, 기력이 없는, 약한 맥과 같은 폐양의 결핍 증상에는 사군자탕(四君子湯)과 보중익기탕(補中益氣湯)이 필요하다. 『증인맥치(症因脈治)』

57.
fèi zhǔ qì 肺主气

The Lung Governs Qi.

肺主气指的是肺主呼吸之气与一身之气. 肺主呼吸之气, 是指肺是人体的呼吸器官, 主司人体呼吸运动. 肺主呼吸之气的功能, 实际上是肺主宣发肃降作用在呼吸运动中的具体表现. 通过肺的宣发, 浊气得以呼出, 为吸入清气创造条件；通过肺的肃降, 使肺能充分吸入自然界的清气. 肺主一身之气, 是指肺有主持并调节一身之气的生成和运行的作用, 主要体现在两个方面：一是直接参与气的生成；二是调节全身气机. 肺的宣发与肃降功能协调有序, 则呼吸调匀, 气息平和.

The term means that the lung governs respiratory qi and qi in the whole body. The lung governing respiratory qi means that the lung is the respiratory organ of the body and it governs respiration, which is the manifestation of lung's functions of dispersion, depuration, and descent in respiration. Through the lung's function of dispersion, turbid qi is exhaled, which makes inhalation of fresh air possible. Via its functions of depuration and descent, the lung can deeply inhale the fresh air in nature. The lung governing qi in the whole body means that the lung governs and regulates the generation and movement of qi in the whole body. If the dispersion, depuration, and descent functions of the lung are in harmony, breathing will be regular, rhythmic, and harmonized.

57. 폐주기(肺主氣): 폐는 기를 주관한다

폐주기(肺主氣)는 폐가 호흡지기(呼吸之氣)와 기(氣) 전체를 주관한다는 의미이다. 폐가 호흡지기(呼吸之氣)를 다스린다는 것은 폐가 호흡기고 호흡을 관리한다는 의미이며, 이것은 폐의 호흡 기능인 선발(宣發: 분산)과 숙강(肅降: 정화와 하강)을 통해 나타난다. 폐의 선발기능을 통해 탁기(濁氣)를 내뿜고 신선한 공기를 흡입할 수 있다. 정화와 하강 기능을 통해 폐는 자연의 신선한 공기를 깊게 들이마실 수 있다. 폐주기(肺主氣)는 전신의 기의 발생과 움직임을 관리하고 조절한다는 것이다. 폐의 선발과 숙강 기능들이 조화를 이루면, 호흡은 규칙적이고 원활하게 이루어진다.

▎曾经译法▎ The lung is in charge of vital energy and performs the function of respiration; The lung controls the vital energy; The lungs are concerned with air

▎现行译法▎ lung controlling respiration; The lung governs qi; Lung governs qi

▎标准译法▎ The lung governs qi.

▎翻译说明▎

将'主'翻译成 control 和 govern 的区别在于：control 有控制·监管的意思；govern 除了控制, 还有调节·影响的意思, 更符合术语原文的内涵.

▎引例 Citations▎

○肺主气, 气之所行循经络荣脏腑. (『诸病源候论·风气候』)

(肺主气, 气的运行循经络而营养脏腑.)

The lung governs qi, and qi moves along the meridians and collaterals and nourishes zang-fu organs. (*Treatise on the Origins and Manifestations of Various Diseases*)

○脾虚则肺无所养, 肺主气, 故少气也. (『素问·脉要精微论』王冰注)

(脾虚就会使肺失水谷精气的滋养, 肺主气, 所以出现少气.)

Spleen deficiency results in a lack of nourishment for the lung from nutrients of food and drinks. As the lung governs qi, this in turn leads to weak breathing. (*Plain Conversation Annotated by Wang Bing*)

┃과거번역┃ The lung is in charge of vital energy and performs the function of respiration(폐는 생명 에너지를 관장하고 호흡 기능을 수행한다); The lung controls the vital energy(폐는 생명 에너지를 관장한다); The lungs are concerned with air(폐는 공기와 관련이 있다)

┃현행번역┃ lung controlling respiration(호흡을 관장하는 폐); The lung governs qi(폐는 기를 관장한다); Lung governs qi(폐는 기를 지배한다)

┃표준번역┃ The lung governs qi. (폐주기, 肺主氣)

┃번역설명┃

'주(主)'를 'control'과 'govern'으로 번역하는 것은 다음과 같은 차이가 있다. 'control'에는 '통제하다, 감독하다'의 의미가 있지만, 'govern'에는 '통제하다'는 의미 외에도 '조절하다, 영향을 끼치다'의 의미가 있기에, 'govern'이 원문의 의미에 더 일치한다.

┃예┃

○폐는 기를 주관하고 기는 경맥과 낙맥을 따라 움직이고 장부에 영양을 공급한다. 『제병원후론(諸病源候論)- 풍기(風氣)』

○비장이 허약하면 폐에 영양을 잘 공급할 수 없다. 폐가 기를 주관하기에 이는 호흡곤란으로 이어진다. 『소문(素問)-맥요정미론(脈要精微論)』

58.

fèi zhǔ xuānfā 肺主宣发

The Lung Governs Dispersion.

肺主宣发为肺主气的升宣与布散运动, 与肺主清肃相对, 具有排出浊气, 宣散卫气, 敷布津液和气血的作用. 肺主宣发的生理作用, 主要体现在四个方面: 一是通过肺气宣发, 呼出体内的浊气, 为吸入清气创造条件; 二是通过肺气向上·向外的扩散运动, 将由脾转输至肺的津液与水谷精气布散于全身, 以滋润·濡养五脏六腑·四肢官窍·肌腠皮毛; 三是宣发卫气, 以温养脏腑·肌肉·皮毛, 调节腠理开阖, 控制汗液的排泄; 四是通过肺气的向外运动, 将汇聚于肺的血液经清浊之气交换后输布到全身.

As opposed to its function of depuration and descent, the lung governing dispersion means that the lung governs upward and outward dispersion and distribution of qi, i.e., the lung exhales turbid qi, disperses defense qi, and distributes body fluid, qi, and blood. This physiological function of the lung is manifested in four aspects. Firstly, via dispersion of lung qi, turbid qi in the body is exhaled, which makes possible the inhalation of fresh air. Secondly, through upward and outward dispersion of lung qi, both body fluids and nutrients from food and drinks transported to the lung by the spleen are distributed throughout the whole body to nourish and moisten the five zang-organs and six fu-organs, four limbs, orifices, muscles, striae and interstices, skin, and body hair. Thirdly, dispersion of defense qi warms and nourishes the zang-fu organs, muscles, skin, and body hair, regulates the opening and closing of striae and interstices, and controls perspiration. Fourthly, via the outward movement of lung qi, the blood that flows to the lung is distributed all over the body after the lung exhales turbid qi and inhales fresh air.

58. 폐주선발(肺主宣發): 폐는 분산을 주관한다

숙강(정화와 하강) 기능과는 달리, 폐주선발(肺主宣發)은 폐가 위쪽과 바깥쪽으로 기를 분산하고 분포하는 것을 주관한다는 말이다. 다시 말해, 폐는 탁기를 내보내고, 위기(衛氣)를 분산시키고, 체액과 기, 혈액을 분배한다. 이러한 폐의 생리적 기능은 네 가지 측면에서 나타난다. 첫째, 폐기의 선발을 통해 신체의 탁기를 내보내고 이로 인해 신선한 공기를 들이마실 수 있다. 둘째, 폐기의 위쪽과 바깥쪽으로의 선발을 통해 비장을 거쳐 폐로 운반되는 섭취한 음식물에서 나온 체액과 영양분은 모두 전신으로 분포되어, 오장육부와 사지, 구멍들, 근육, 선조(線條)나 틈새(間隙), 피부, 체모에 영양과 수분을 공급한다. 셋째, 위기(衛氣)의 선발은 장부와 근육, 피부, 체모를 따뜻하게 하고 영양을 공급한다. 그리고 선조(線條)나 틈새(間隙)의 개폐를 조절하고 발한을 관리한다. 넷째, 폐기의 외부로의 움직임을 통해 폐로 흐르는 혈액은 폐가 탁기를 내보내고 신선한 공기를 들이마시면 몸 전체에 분포된다.

┃曾经译法┃ The lung keeps the pathway of air unobstructed and disseminates vital energy throughout; Lung keeps the dispersing function

┃现行译法┃ The lung is responsible for dispersion; Lung governs diffusion; lung governing ventilation; The lung governs diffusion and distribution

┃标准译法┃ The lung governs dispersion.

┃翻译说明┃

将'主'译为 be responsible for 不如译为 govern 简洁, 后者还便于与其他类似术语统一. 将'宣发'译为 diffusion, dispersion 和 ventilation 的区别在于：diffusion 主要是指抽象的观念和技术的传播；dispersion 可以描述具体的事物和能量的扩散和传播, 例如气的扩散；ventilation 在医学语境中经常与artificial 或者 mechanical 搭配, 含义是利用呼吸机向肺部供氧. 此处, 译为 dispersion 比较合适.

┃引例 Citation┃

○肺主宣发, 外合皮毛, 司汗孔之开阖. (『中医经典选读』)

(肺主宣发, 与体外的皮毛相合, 主管汗孔的开合.)

The lung governs dispersion, is associated with skin and body hair, and controls the opening and closing of sweat pores. (*Selected Reading from TCM Classics*)

┃과거번역┃ The lung keeps the pathway of air unobstructed and disseminates vital energy throughout(폐는 공기의 통로를 확보하고 전신에 생명 에너지를 전달한다); Lung keeps the dispersing function(폐는 분산 기능을 유지한다)

┃현행번역┃ The lung is responsible for dispersion(폐는 분산기능을 담당한다); Lung governs diffusion(폐는 발산을 주관한다); lung governing ventilation(환기 기능을 주관하는 폐); The lung governs diffusion and distribution(폐는 발산과 분배를 주관한다)

┃표준번역┃ The lung governs dispersion. (폐주선발, 肺主宣發)

┃번역설명┃

'주(主)'를 'be responsible for'(~에 책임이 있다)로 번역하는 것보다 'govern'으로 번역하는 것이 간결하고, 'govern'이 다른 유사한 용어들과 통일성을 유지하기에도 좋다. '선발(宣發)'을 'diffusion'(발산), 'dispersion'(분산), 'ventilation'(환기)으로 번역하는데, 그 차이는 'diffusion'(발산)은 주로 추상적인 개념이나 기술의 전파(유포)를 나타내고, 'dispersion'은 '기(氣)의 확산'과 같이 구체적인 사물이나 에너지의 확산, 전파를 의미한다. 'ventilation'(환기)은 의학 언어에서 'artificial'(인공적) 또는 'mechanical'(기계적)과 자주 결합되어 쓰이는데, 인공호흡기를 통해 폐에 산소를 공급하는 것을 의미한다. 여기서는 'dispersion'(분산)으로 번역하는 것이 적절하다.

┃예┃

○폐는 선발을 주관하고, 피부 및 체모와 관련이 있으며, 땀구멍의 개폐를 제어한다.『중의경전선독(中醫經典選讀)』(TCM 고전에서 정선된 읽기)

59.
fèi zhǔ sùjiàng 肺主肃降
The Lung Governs Depuration and Descent.

肺主肃降为肺主气的清肃与下降运动, 与肺主宣发相对, 具有吸入清气, 下输津液和气血, 肃清异物的作用. 肺主肃降的生理作用有四个方面: 一是通过肺气的下降, 使肺能充分吸入自然界的清气; 二是由于肺气的下降, 将吸入的清气和由脾转输而来的津液和水谷精气向下·向内布散到全身, 并将代谢产物及多余水液下输于肾和膀胱, 生成尿液, 排出体外; 三是肺气的肃降作用还有助于肃清肺和呼吸道的异物, 保持呼吸道的洁净; 四是通过肺气向内的运动, 使周身的血液经百脉流经于肺.

As opposed to its function of dispersion, the lung governing depuration and decent means that the lung governs the depuration and descent of lung qi, i.e., the lung inhales fresh air, transports body fluids, qi, and blood downward, and depurates. This physiological function of the lung is manifested in four aspects. First, via the descent of lung qi, the lung inhales deeply the fresh air in nature. Second, through the descent of lung qi, inhaled fresh air, body fluids, and nutrients from food and drinks transported to the lung by the spleen are distributed downward and inward into the whole body, and metabolites and excessive body fluids are transported downward to the kidney and the urinary bladder and turned into urine for discharge. Third, the depuration function of lung qi rids the respiratory tract off foreign matters and keeps it clean. Fourth, with the inward movement of lung qi, the blood in the whole body flows to the lung along the blood vessels.

59. 폐주숙강(肺主肅降): 폐는 정화와 하강을 주관한다

선발(宣發)의 기능과는 달리, 폐주숙강(肺主肅降)은 폐가 폐기의 정화와 하강을 주관하는 것을 말한다. 다시 말해, 폐는 신선한 공기를 들이마시고, 체액과 기, 혈액을 아래로 보내고 정화한다. 이러한 폐의 생리적 기능은 네 가지로 나타난다. 첫째, 폐기의 하강을 통해 폐는 자연의 신선한 공기를 들이마신다. 둘째, 폐기의 하강을 통해 흡입한 신선한 공기와 체액, 그리고 비장을 통해 폐로 운반된 음식물 영양소가 신체의 아래와 내부로 퍼진다. 대사물과 과다 체액은 신장과 방광의 아래로 이동되어 배설을 위해 소변으로 변한다. 셋째, 폐기의 정화 작용은 호흡기관의 이물질을 제거하고 깨끗하게 해준다. 넷째, 폐기의 내부로의 이동은 전신에 흐르는 혈액이 혈관을 따라 폐로 흐르게 한다.

┃曾经译法┃ The lung cleanses the inspired air and keeps it and the vital energy flowing downward; Lung-energy should keep pure and descendant; The lungs are concerned with purification and descendance; Lung Qi should keep pure and descendant

┃现行译法┃ lung requiring purity and descending; The lung governs depuration and descent; Lung governs depurative downbearing; The lung has the purifying and descending function; The lung governs purification and descending.

┃标准译法┃ The lung governs depuration and descent.

┃翻译说明┃

将'肃'译为 purification 和 depuration 的区别在于：purification 有医学意义上的'净化'之意，但是该词还有宗教意义上的'净化'之意，不适合做术语. Depuration 有生物学意义上的'净化'之意，而且是个专业性较强的词，适合做术语. 将'降'译为 descent 符合原文之意，也比较简练；descendance 表示'后裔'；downbearing 是通俗派的创新.

┃引例 Citation┃

〇今邪阻于上而不下行, 为肺之不主肃降. (『温热经纬』卷五)

(现邪气阻滞于上而不下行, 是肺的肃降功能失常.)

Now the pathogenic qi is stuck in the upper part of the body without moving down, it means that the lung qi fails to depurate and descend. (*Warp and Woof of Warm-heat Diseases*)

❚ 과거번역 ❚ The lung cleanses the inspired air and keeps it and the vital energy flowing downward(폐는 흡입한 공기를 정화시키고, 그 공기와 생명 에너지를 아래로 흐르게 한다); Lung-energy should keep pure and descendant(폐 에너지는 깨끗하고 하강성을 유지해야 한다); The lungs are concerned with purification and descendance(폐는 정화와 하강과 관련되어 있다); Lung Qi should keep pure and descendant(폐기는 깨끗하고 하강성을 유지해야 한다)

❚ 현행번역 ❚ lung requiring purity and descending(정화와 하강을 필요로 하는 폐); The lung governs depuration and descent(폐는 정화와 하강을 주관한다); Lung governs depurative downbearing(폐는 아래로의 정화를 주관한다); The lung has the purifying and descending function(폐는 정화와 하강의 기능이 있다); The lung governs purification and descending(폐는 정화와 하강을 주관한다)

❚ 표준번역 ❚ The lung governs depuration and descent. (폐주숙강, 肺主肅降)

❚ 번역설명 ❚

‘숙(肅)’을 ‘purification’(정화)과 ‘depuration’(정화)으로 번역하는데, ‘purification’은 의학에서의 ‘정화’라는 의미뿐만 아니라 종교적 의미에서의 ‘정화’도 함께 내포하고 있기에 적합하지 않다. ‘depuration’은 생물학적 의미의 ‘정화’를 내포하고 있고, 전문성이 강한 용어이기에 사용에 적합하다. ‘강(降)’을 ‘descent’(하강)로 번역하는 것은 원문의 의미와 부합하고 비교적 간결한 표현이다. ‘descendance’는 ‘후손(후예)’을 의미하고, ‘downbearing’은 일반적으로 ‘혁신하다, 창조하다’는 의미로 통한다.

❚ 예 ❚

○이제 병원성 기는 아래로 움직이지 않고 몸의 상부에 붙어 있는데, 이는 폐기가 숙강을 하지 못하는 것을 의미한다. 『온열경위(溫熱經緯)-제5권』

60.

fèi zhǔ zhìjié 肺主治节

The Lung Governs Management and Regulation.

肺主治节为肺通过调控气·血·津液生成或输布，治理调节全身生理活动的功能. 肺主治节的作用主要体现在四个方面：一是肺司有节奏的呼吸吐纳活动，主持呼吸节律， 并以此调节着宗气·营卫之气等生成；二是肺的宣肃吐纳调节着气机的升降出入， 一身脏腑及经络之气·宗气·营卫之气的运动， 均是在肺主治节的作用下，实现其正常的升降出入运动；三是肺主气， 宣肃吐纳， 推动和调节血液的运行，并参与心律·心率的调控；四是肺主宣发肃降， 治理和调节机体津液的输布和排泄.

The term means that the lung manages and regulates the physiological activities of the whole body through regulating the generation or distribution of qi, blood, and body fluids. This function of the lung is reflected in four aspects. First, the lung governs rhythmical respiration, controls the rhythm of breathing, and therefore regulates the generation of pectoral qi, nutrient qi, and defense qi. Second, the dispersion, depuration and descent functions of the lung regulate the ascending, descending, exiting, and entering of qi movement. It is the function of management and regulation of the lung that governs proper ascending, descending, exiting, and entering of qi in zang-fu organs and meridians, as well as of pectoral qi, nutrient qi, and defense qi. Third, the lung governs qi, dispersion, depuration, and respiration, through which it drives and regulates the movement of blood, and regulates the heart rhythm and heart rate. Fourth, the lung governs dispersion, depuration, and descent, through which it manages and regulates the distribution and excretion of body fluids.

60. 폐주치절(肺主治節): 폐는 관리와 조절을 주관한다

폐주치절(肺主治節)은 폐가 기와 혈액, 체액의 생성이나 분배를 조절하여 전신의 생리적 기능을 관리하고 조절한다는 의미이다. 폐의 기능은 네 가지 양상으로 나타난다. 첫째, 폐는 규칙적인 호흡을 주관하고, 호흡의 주기를 조절하여 종기(宗氣), 영기(營氣), 위기(衛氣)의 생성을 조절한다. 둘째, 폐의 선발, 정화, 하강 기능은 기 운동의 상승, 하강, 배출, 흡수를 관리한다. 종기, 영기, 위기뿐만 아니라 장부와 경맥에 있는 기의 적절한 상승, 하강, 배출, 흡수를 주관하는 것이 폐주치절의 기능이다. 셋째, 폐는 기와 선발, 정화, 호흡을 주관하고, 이를 통해 폐는 혈액의 이동을 조절하고, 심장의 리듬과 심박수를 조절한다. 넷째, 폐는 선발과 숙강을 주관하고, 이를 통해 폐는 체액의 분배와 배설을 관리하고 조절한다.

▌曾经译法 ▌ The lung is responsible for coordinating the activities of viscera; regulatory functions of the lungs; Lung-energy should keep pure and descendant; Lung is in charge of coordination of visceral activities

▌现行译法 ▌ lung regulating visceral activities; The lung is responsible for coordination of visceral activities; Lung governs management and regulation; The lung governs the activities of management and regulation

▌标准译法 ▌ The lung governs management and regulation.

▌翻译说明 ▌

‘肺主治节’内涵十分丰富, 主要并不是协调脏腑活动, 而是包括调节全身气血津液和心脏运行, 因此不宜译成 coordination of visceral activities, 而应译为 ‘management and regulation’, ‘management’ 含有‘控制·处理’之意. Regulation 意为‘控制·保持速度·速率, 使正常运行’, 可用于医学语境.

▌引例 Citations ▌

○肺者, 相傅之官, 治节出焉. (『素问·灵兰秘典论』)

(肺好像宰相, 主一身之气, 人体上下内外的活动, 都由它来调节.)

The lung is the organ similar to a prime minister; it governs the qi in the whole body. The upward, downward, inward, and outward activities of the human body are managed and regulated by the lung. (*Plain Conversation*)

○饮食入胃, 由脾散精于肺, 肺主治节, 分布于脏腑. (『医略』卷一)

(水谷进入到胃, 由脾布散精气到肺, 肺主治节, 分别输布精气到各脏腑.)

After food and drinks are ingested in the stomach, the spleen distributes essential qi to the lung. The lung governs management and regulation, and it distributes the essential qi to the zang-fu organs. (*Medical Synopsis*)

❙ 과거번역 ❙ The lung is responsible for coordinating the activities of viscera(폐는 내장의 활동을 조정하는 역할을 한다); regulatory functions of the lungs(폐의 조절기능들); Lung-energy should keep pure and descendant(폐 에너지는 깨끗하고 하강성을 유지해야 한다); Lung is in charge of coordination of visceral activities(폐는 내장 활동들의 조정을 관장한다)

❙ 현행번역 ❙ lung regulating visceral activities(내장 활동들을 조절하는 폐); The lung is responsible for coordination of visceral activities(폐는 내장 활동들의 조정을 담당한다); Lung governs management and regulation(폐는 관리와 조절을 주관한다); The lung governs the activities of management and regulation(폐는 관리와 조절의 활동들을 주관한다)

❙ 표준번역 ❙ The lung governs management and regulation. (폐주치절, 肺主治節)

❙ 번역설명 ❙

'폐주치절(肺主治節)'은 매우 함축적인 용어인데, 장부 활동을 조정한다는 의미보다는 주로 전신의 기, 혈액, 진액(체액), 그리고 심장의 작동을 조절한다는 뜻으로 사용된다. 따라서 'coordination of visceral activities'(내장 활동의 조정)가 아니라 'management and regulation'으로 번역해야 한다. 'management'는 '통제와 처리'의 의미가 있고, 'regulation'은 '속도와 속력을 제어, 조절하고 정상적인 운행을 시킨다'는 뜻으로 의학용어로 쓰기에 적합하다.

❙ 예 ❙

○폐는 상부(相傅)와 비슷한 기관이다. 그것은 전신의 기를 주관한다. 인체의 위, 아래, 내부, 외부로의 활동은 폐에 의해 관리되고 조절된다. 『소문(素問)-영란비전론(靈蘭秘典論)』

○음식물이 위장에 섭취된 후 비장은 정기(精氣)를 폐에 분배한다. 폐는 관리와 조절을 주관하고 정기(精氣)를 장부에 분배한다. 『의략(醫略)-제1권』

61.

fèi cháo bǎi mài 肺朝百脉

All Meridians and Vessels Converge in the Lung.

肺朝百脉指的是肺助心行血于周身血脉的生理功能. 全身经脉气血会聚于肺, 经肺的呼吸进行气体交换, 而后输布于全身. 肺助心行血的生理作用主要表现在三个方面：一是肺朝百脉, 全身的血液通过血脉不断地向上汇聚于肺；二是肺吸入的自然界清气与脾胃运化生成的水谷精气相结合生成宗气, 通过生成宗气助心行血；三是肺调节气机, 影响血行.

The term means the lung performs the physiological function of assisting the heart in promoting blood circulation throughout the body. All meridians and vessels which carry qi and blood converge in the lung, fulfilling the exchange of qi via the lung and then distributing qi and blood all over the body. The term has three meanings. First, the blood in the whole body flows upward to the lung along the vessels. Second, the fresh air inhaled by the lung integrates with the essential qi from nutrients of food and drinks transformed and transported by the stomach and the spleen to form pectoral qi, which assists the heart in promoting blood circulation. Third, the lung regulates qi movement and influences blood circulation.

61. 폐조백맥(肺朝百脈): 모든 경맥과 혈관이 폐로 수렴된다

폐조백맥(肺朝百脈)은 심장을 도와 전신의 혈액순환을 촉진시켜주는 폐의 생리
적 기능을 의미한다. 기와 혈액을 운반하는 모든 경맥(經脈)과 혈관은 폐로 모
여, 폐를 통해 기를 교환하고 그 후 기와 혈액을 전신에 분배한다. 폐조백맥에
는 세 가지 의미가 있다. 첫째, 전신의 혈액이 혈관을 따라 폐로 올라간다. 둘
째, 폐가 흡입한 신선한 공기는 비위장에서 변형되고 옮겨진 음식물 영양소로부
터 나오는 정기(精氣)와 합쳐져 종기(宗氣)를 생성해내고, 종기는 심장의 혈액
순환을 촉진하는데 도움을 준다. 셋째, 폐는 기 운동을 조절하고 혈액순환에 영
향을 미친다.

▌曾经译法▐ All blood vessels lead to the lungs; All the blood vessels meet in the lungs; Blood flow of the whole body converges in the lung; The vessels converge in the lung

▌现行译法▐ all vessels converging in lung; association of lung with all vessels; Lung faces the hundred vessels; The lung is connected with all meridians and vessels

▌标准译法▐ All meridians and vessels converge in the lung.

▌翻译说明▐

该术语中'脉'可指经脉，也可指血脉，因此，译为 meridians and vessels. '朝' 有'朝会'之意，既有方向性，又表示汇聚. 译文 converge 指'线条朝某一方向 汇合'，血脉可以看作线条，汇聚于肺. 译词 face 和 associate 无法体现汇合 之意. 词组 lead to 只强调方向，没有汇合之意，不如 converge 简洁·正式. 译词 meet 虽有汇合之意，但不如 converge 正式·明确·意思单一.

∥ 과거번역 ∥ All blood vessels lead to the lungs(모든 혈관은 폐로 이어진다); All the blood vessels meet in the lungs(모든 혈관은 폐에서 만난다); Blood flow of the whole body converges in the lung(전신의 혈류는 폐에서 수렴된다); The vessels converge in the lung(혈관들은 폐로 수렴된다)

∥ 현행번역 ∥ all vessels converging in lung(폐로 수렴되는 모든 혈관); (association of lung with all vessels(모든 혈관과 폐의 연관성); Lung faces the hundred vessels(폐는 백 개의 혈관과 닿아있다); The lung is connected with all meridians and vessels(폐는 모든 경맥과 혈관과 연결되어 있다)

∥ 표준번역 ∥ All meridians and vessels converge in the lung. (폐조백맥, 肺朝百脈)

∥ 번역설명 ∥

폐조백맥(肺朝百脈)의 '맥(脈)'은 '경맥(經脈)'을 의미할 수도 있고 '혈관(血脈)'을 의미할 수도 있기에 'meridians and vessels'(경맥과 혈관)로 번역한다. '조(朝)'에는 방향성과 수렴을 뜻하는 '조회(朝會)'의 의미가 있다. 그리고 'converge'는 '선이 특정 방향으로 이동하여 모이는 것'을 의미한다. 여기서 '선(线条: 선조)'은 혈관(혈맥)을 말하며, '혈관'은 폐로 모인다. 'face'와 'associate'는 합류하거나 모인다는 의미를 나타낼 수 없다. 구동사(a phrasal verb) 'lead to'는 방향만 강조할 뿐 합류의 의미는 없으며, 'converge'(수렴하다)만큼 간결하지도 표준적이지도 않다. 'meet'는 합류의 의미를 담고 있지만 'converge'만큼 표준적이고 명확한 표현은 아니다.

┃ 引例 Citations ┃

○脉气流经, 经气归于肺, 肺朝百脉, 输精于皮毛. (『素问·经脉别论』)

(血气流行在经脉之中, 上达于肺, 肺又将血气输送到全身百脉, 直至皮毛.)

Blood and qi flow upward in the vessels and meridians that converge in the lung. The lung then distributes blood and qi to all the vessels and meridians throughout the body and finally to the skin and body hair. (*Plain Conversation*)

○肺朝百脉, 脉之大会聚于此, 故曰脉口. (『类经』卷三)

(肺朝百脉, 经脉大的汇合在气口, 所以称为脉口.)

All meridians and vessels converge in the lung. In addition, all meridians and vessels meet at qikou(气口, literally qi gateway) where radial pulse is taken. Therefore, qikou is also known as maikou(脉口, literally vessel gateway). (*Classified Classics*)

○肺朝百脉者, 肺受百脉之朝也. (『黄帝素问直解』卷三)

(肺朝百脉, 是说肺接受百脉的朝会.)

All meridians and vessels converge in the lung, meaning the lung is the place where all vessels and meridians meet. (*Direct Interpretation of Plain Conversation in Yellow Emperor's Internal Canon of Medicine*)

‖예‖

○ 혈액과 기는 경락을 유주하면서 폐로 모인다. 폐에는 모든 맥이 모인다. 그런 다음 폐는 혈액과 기를 전신의 혈관과 경맥으로 분배하고 마지막으로 피부와 체모로 보낸다. 『소문(素問)-경맥별론(經脈別論)』

○ 모든 경맥과 혈관은 폐로 수렴한다. 또한 모든 경맥과 혈관은 요골맥박(radial pulse)을 잡는 기구(氣口, 기의 문)에서 만난다. 따라서 기구(氣口)는 맥구(脈口, 혈관의 문)라고도 한다. 『유경(類經)-제3권』

○ 폐조백맥(肺朝百脈: 모든 경맥과 혈관이 폐로 수렴된다)은 폐가 모든 혈관과 경맥이 만나는 곳이라는 의미다. 『황제소문직해(黃帝素問直解)-제3권』

62.

fèi zhǔ tōngtiáo shuuidào 肺主通调水道
The Lung Governs Regulation of Water Passage.

肺主通调水道又称'肺主行水', 指的是通过肺气的宣发肃降, 对体内水液的输布·
运行和排泄的疏通和调节作用. 肺通过宣发肃降以通调水道. 通过肺的宣发, 将
津液布散于全身, 外达于皮毛, 以发挥其滋润濡养作用；同时通过肺的宣发卫气,
主司腠理的开阖, 调节汗液的排泄. 通过肺的肃降, 将水液向下向内输布, 以充
养和滋润体内的脏腑组织器官. 肺的通调水道功能是肺主宣发和肺主肃降的作用
在人体水液代谢方面的具体体现.

The term means that the lung governs and regulates the distribution, transportation,
and excretion of water and body fluids through the activities of dispersion,
depuration, and descent. That is, the lung regulates water metabolism by means of
dispersion, depuration and descent. Through dispersion, body fluids are distributed all
over the body and to skin and body hair on body surface to nourish and moisten the
whole body. Meanwhile, the lung regulates perspiration through its dispersion of
defense qi and control over the opening and closing of striae and interstices. Fluids
are distributed downward and inward through the depuration and descent by the lung
to nourish and moisten zang-fu organs and tissues. The lung's regulation of water
passage is a manifestation of the dispersion, depuration, and descent governed by the
lung in terms of water metabolism.

62. 폐주통조수도(肺主通調水道): 폐가 수로의 조절을 주관한다

폐주통조수도(肺主通調水道)는 폐가 선발과 숙강 활동을 통해 물과 체액의 분배, 운반, 배설을 주관하고 조절하는 것을 의미한다, 즉, 폐는 분산, 정화, 하강을 통해 수분대사를 조절한다. 선발을 통해 체액은 전신으로 분배되고, 체표면의 피부와 체모로 분산되어 몸 전체에 영양분과 수분을 공급한다. 그러는 동안에 폐는 위기(衛氣)의 선발과 선조(線條)나 틈새(間隙)의 개폐에 대한 통제를 통해 발한(땀)을 조절한다. 진액은 폐의 숙강을 통해 아래쪽과 내부로 분배되어 장부와 조직들에 영양과 수분을 공급한다. 폐주통조수도(肺主通調水道)는 수분대사에 있어서 폐가 선발과 숙강을 주관한다는 표시이다.

┃曾经译法┃ The lung opens up and regulates the water course; The lung controls the regulation of body fluids; The lungs are concerned with the flow of fluids

┃现行译法┃ lung controlling water metabolism; The lung regulates water passage; Lung governs regulation of the waterways; The lung governs regulation of water passage

┃标准译法┃ The lung governs regulation of water passage.

┃翻译说明┃

'通调'主要指控制·调节, 译为 regulate 最为贴切, 意为'控制·保持速度·速率, 使正常运行'. '水道'中的'水'若译为 body fluid, 显得有些西医化, 可直译为 water. '道'可译为 passage, 指血管等体内小通道. 若译为 waterway, 则主要指河道. 参照其他类似术语, '主'译为 govern.

┃引例 Citations┃

○脾气散精, 上归于肺, 通调水道, 下输膀胱. (『素问·经脉别论』)

(脾散布精华, 又向上输送到肺, 肺气疏通调畅水道, 下行输入膀胱.)

The spleen distributes essence and transports it upwards to the lung. The lung regulates water passage and transports water downwards to the urinary bladder. (*Plain Conversation*)

○肺主通调水道, 而小便之泄, 实在三焦. (『素问释义』卷一)

(肺主通调水道, 而小便的排泄, 实际在于三焦功能的正常.)

The lung governs regulation of water passage. Nevertheless, urine discharge depends on the proper function of triple energizer(sanjiao). (*Interpretation of Plain Conversation*)

○肺主通调水道, 故小则少饮, 大则多饮. (『灵枢集注』卷六)

(肺主通调水道, 所以肺小就饮水少, 肺大就饮水多.)

The lung governs regulation of water passage. Therefore, those with lungs smaller in size drink less water, whereas those with lungs larger in size drink more water. (*Collected Commentaries on the 'Spiritual Pivot'*)

▎과거번역▎The lung opens up and regulates the water course(폐는 수로를 개방하고 조절한다); The lung controls the regulation of body fluids(폐는 체액의 조절을 관장한다); The lungs are concerned with the flow of fluids(폐는 진액의 흐름과 관련이 있다)

▎현행번역▎lung controlling water metabolism(수분대사를 관장하는 폐); The lung regulates water passage(폐는 수로를 조절한다); Lung governs regulation of the waterways(폐는 수로의 통제를 주관한다); The lung governs regulation of water passage(폐는 수로의 통제를 주관한다)

▎표준번역▎The lung governs regulation of water passage. (폐주통조수도, 肺主通調水道)

▎번역설명▎

'통조(通調)'는 '통제하다, 조절하다'는 의미로, '속도와 속력을 제어하고 조절하며, 정상적인 운행을 시키다'는 뜻을 가진 'regulate'로 번역하는 것이 가장 적절하다. '수도(水道)'에서의 '수(水)'를 'body fluid'(체액)로 번역하면 서양 의학적인 표현처럼 보이기에 'water'로 직역하는 것이 적절하다. '도(道)'는 혈관과 같은 신체의 작은 통로를 의미하는 'passage'로 번역할 수 있다. 'waterway'(수로)로 번역하게 되면 '물길'의 의미가 강하다. 다른 유사한 용어를 참조하며 '주(主)'는 'govern'으로 번역한다.

▎예▎

○ 비장은 정(精)을 분배하여 위쪽의 폐로 운반한다. 폐는 수로를 조절하고 물을 아래의 방광으로 운반한다.『소문(素問)-경맥별론(經脈別論)』

○ 폐가 수로의 조절을 주관하지만 소변배설은 삼초(三焦)의 적절한 기능에 달려있다.『소문석의(素問釋義)-1권』

○ 폐는 수로의 조절을 주관한다. 따라서 폐 크기가 작은 사람은 물을 적게 마시고, 폐가 큰 사람은 더 많은 물을 마신다.『영추집주(靈樞集注)-제6권』

63.

pí 脾

Spleen

脾为五脏之一, 位于腹腔上部. 脾的基本功能为主运化·主升举和主统血, 其中以运化为核心, 通过运化为机体生命活动提供精微物质. 脾在五行属土, 为阴中之至阴, 通于长夏之气；在体合肌肉·主四肢, 开窍于口, 其华在唇, 在液为涎, 脾舍意, 在志为思；其经脉为足太阴脾经, 与足阳明胃经相互络属, 互为表里.

The spleen, located in the upper part of the abdomen, is one of the five zang-organs. Its basic functions include governing transportation and transformation, ascent, and blood, among which the transportation and transformation is the core. It is the function of transportation and transformation that helps provide essence for life activities. The spleen pertains to earth in five elements. It is extreme yin of yin and is related to late-summer qi in nature. The spleen is associated with muscles and limbs. It opens into the mouth, has its condition manifested in the luster of lips, and houses consciousness. It is related to saliva in terms of fluids and thinking in terms of emotions. The Spleen Meridian of Foot-taiyin has an interior-exterior relationship with the Stomach Meridian of Foot-yangming.

63. 비장(脾臟)

복부의 상부에 자리한 비장(脾臟)은 오장 중 하나로, 기본적으로 운반, 변형, 상승, 그리고 혈액을 관장하는 기능을 한다. 이 중 운화(運化: 운반과 변형)가 주된 기능이며, 운화는 생명활동을 위한 정(精)을 공급하는 일을 돕는다. 비장은 오행에서 토(土)에 속하며, 음에 있어서 지음(至陰)이고 자연계에서 하지기(夏之氣)와 관련된다. 비장은 근육과 사지와 관련이 있다. 비장은 구강 쪽으로 통하며, 입술의 광택으로 상태를 나타내며, 의식(意)을 수용한다. 진액에 있어서는 타액, 정서에 있어서는 사고(思考)와 관련된다. 족태음비경(足太陰脾經)은 족양명위경(足陽明胃經)과 표리관계에 있다.

▌曾经译法▐ the spleen; the splenic orb; spleen; Pi

▌现行译法▐ spleen; lien; spleenTM

▌标准译法▐ spleen

▌翻译说明▐

该术语的曾经译法和都以 spleen 为主. 曾经译法中的 splenic orb 过于具体, 且西医化. 现行译法中的 lien 是个法律术语, 表示'留置权, 扣押权', 也是拉丁语, 表示'脾'. WHO 制定 ICD-11 时, 为了将中医概念与西医概念区别开来, 将'脾'译为 spleenTM.

▌引例 Citations▐

○脾胃者, 仓廪之官, 五味出焉. (『素问·灵兰秘典论』)

(脾胃受纳水谷, 好像仓库, 五味转化为营养, 由它那产生.)

The spleen and the stomach take in food and drinks, and play the role similar to a granary in which the five flavors are transformed into nutrients. (*Plain Conversation*)

○脾……仓廪之本, 营之居也……其华在唇四白, 其充在肌. (『素问·六节藏象论』)

(脾……是水谷所藏的根本, 是营气所生成的地方……其荣华表现在口唇四周, 其功用是充实肌肉.)

The spleen …is the foundation of the granary which stores food and drinks and is the place where nutrient qi is generated. … Spleen manifests its condition in the luster of lips, and it helps to strengthen muscles. (*Plain Conversation*)

○夫五味入口, 藏于胃, 脾为之行其精气. (『素问·奇病论』)

(饮食入口, 贮藏在胃中, 由脾转输其精气.)

After being ingested through the mouth, food and drinks are stored in the stomach and transformed into essence. The spleen is responsible for transporting the essence. (*Plain Conversation*)

┃과거번역┃ the spleen(비장); the splenic orb(비장 구); spleen(비장); Pi(비(脾))

┃현행번역┃ spleen(비장); lien(비장, 지라); spleenTM(비장TM)

┃표준번역┃ spleen(비장)

┃번역설명┃

비장(脾臟)은 과거부터 지금까지 대체로 'spleen'으로 번역하고 있다. 과거 번역인 'splenic orb'는 너무 구체적이고 서구식 표현이다. 현행 번역에서 'lien'은 '구류권', '압류권'을 의미하는 법률 용어이며, 또한 라틴어로 '비장(脾)'을 의미한다. WHO가 한의학의 개념과 서양 의학의 개념을 구별하기 위해 ICD-11을 제정할 당시 '비장(脾)'을 'spleenTM'으로 번역했다.

┃예┃

○ 비위장은 음식물을 섭취하고, 오미(五味)를 영양소로 바꾸는 곡창(창고)과 유사한 역할을 한다. 『소문(素問)-영란비전론(靈蘭秘典論)』

○ 비장은 …… 음식물을 저장하는 곡창(창고)의 기초이며, 영기(營氣)가 생성되는 곳이다. …… 비장은 입술의 광택으로 징후를 드러내며, 근육 강화에 도움을 준다. 『소문(素問)-육절장상론(六節藏象論)』

○ 구강을 통해 섭취된 음식물은 위에 저장되어 정(精)으로 변형된다. 비장은 정(精)을 운반하는 역할을 한다. 『소문(素問)-기병론(奇病論)』

64.
píqì 脾气
Spleen Qi

脾气为脾的精气, 是脾脏生理活动的物质基础及动力来源. 脾气是一身之气分布到脾并发挥特定作用的精微物质, 是推动运化水谷·运化水液·升清功能的动力, 又是统血功能的固摄力. 脾气以升为用, 对于水谷精微输布心肺·头面和腹腔内脏位置恒定具有重要作用. 脾气以肾所藏的先天元气为根基, 以水谷精微之气的补充尤为重要.

Spleen qi, the essential qi of the spleen, is the material basis and driving force of the physiological activities of the spleen. Spleen qi is the qi and the essence in the whole body that are distributed to the spleen to perform special functions such as promoting transportation and transformation of food and drinks, ascending the clear, and controlling blood. With the function of ascent, spleen qi distributes the nutrients of food and drinks to the heart, lung, head, and face, and keeps internal organs in the abdomen in their normal positions. It is rooted in the original qi prenatally stored in the kidney and replenished by the qi transformed from nutrients of ingested food and drinks.

64. 비기(脾氣)

비장의 정기(精氣)인 비기(脾氣)는 비장의 생리적 활동의 물질적 기반이자 원동력이다. 비기는 비장에 분배되는 기(氣)이자 정(精)으로 음식물의 운화(運化)를 촉진하고, 청(淸)을 상승시키고, 혈액을 조절하는 것과 같은 특별한 기능을 수행한다. 상승 기능을 가진 비기는 음식물을 통한 영양분을 심장, 폐, 머리, 얼굴로 보내고 복부의 내부 장기를 정상 상태로 유지 시킨다. 비기는 선천적으로 신장에 저장된 원기(元氣)에 기원을 두고 있으며, 음식물 영양분에서 변형된 기로 다시 보충된다.

▌曾经译法▌ Qi(functional activities) of the spleen; spleen energy; splenic qi

▌现行译法▌ splenoqi; spleen-qi; spleen qi

▌标准译法▌ spleen qi

▌翻译说明▌

把'脾'翻译成 splenic 或者 spleno-, 过于西医化. 词典中没有 splenoqi 一词. splenic qi 不如 spleen qi 简洁, 而且后者便于与有关其他脏器的气的英文术语保持一致. spleen-qi 固然可以视为将其转变成复合名词, 但也有将其转变成形容词之嫌, 不如直接译为 spleen qi 这个名词词组.

▌引例 Citations▌

○脾气通于口, 脾和则口能知五谷矣. (『灵枢·脉度』)

(脾气通于口窍, 脾气调和, 口就能辨别五谷滋味.)

Spleen qi goes to the mouth. Only when spleen qi is in harmony can the mouth distinguish the five cereals. (*Spiritual Pivot*)

○七十岁, 脾气虚, 皮肤枯. (『灵枢·天年』)

(到了七十岁, 脾气虚弱, 皮肤干枯.)

When one is 70 years old, spleen qi becomes deficient and skin becomes withered. (*Spiritual Pivot*)

○五脏六腑之血, 全赖脾气统摄. (『金匮要略编注·下血』)

(五脏六腑的血液, 都依赖脾气的统摄.)

Blood of five zang-organs and six fu-organs is controlled by spleen qi to flow within the vessels. (*The Annotated 'Essential Prescriptions of the Golden Cabinet'*)

┃과거번역┃ Qi(functional activities) of the spleen(비장 기(기능 활동)); spleen energy(비장 에너지); splenic qi(비장의 기)

┃현행번역┃ splenoqi(비기); spleen-qi(비장-기); spleen qi(비기)

┃표준번역┃ spleen qi(비기)

┃번역설명┃

'비장(脾)'을 'splenic'이나 'spleno-'로 번역하는 것은 너무 서양 의학적이다. 'splenoqi'는 사전에 등재되어 있지 않고, 'splenic qi'는 'spleen qi'만큼 간결하지 못하다. 'spleen qi'는 다른 장기의 기와 관련된 영어 용어와 일치성을 유지할 수 있다. 'spleen-qi'가 복합 명사로 볼 수 있지만, 형용사로 보여질 여지가 있기에 직접적으로 명사구인 'spleen qi'로 번역하는 것이 좋다.

┃예┃

○비기(脾氣)는 입으로 연결된다. 비기가 조화를 이룰 때만 입이 오곡을 구별할 수 있다. 『영추(靈樞)-맥도(脈度)』

○70세가 되면 비기는 허약하고 피부는 메말라진다. 『영추(靈樞)-천년(天年)』

○오장육부의 혈액은 비기를 통해 조절되어 혈관 내에서 흐른다. 『금궤요약(金匱要略) 편주-하혈(下血)』

65.

píyáng 脾阳

Spleen Yang

脾阳为脾的阳气, 与‘脾阴’相对, 具有温煦·推动·振奋等作用. 脾喜燥恶湿, 以阳气为用, 脾阳对于维持脾的运化·升清·统血功能的正常发挥具有重要作用, 并与胃的受纳·腐熟·通降密切相关. 在脾阳的作用下, 水谷入胃而能腐熟, 清浊于是相分, 其清者随脾气之升而上输于心肺, 浊者自然下行. 脾阳与脾的统血功能也有关, 脾阳虚, 则不能统血. 脾阳之统血, 与脾气之统血相一致.

Spleen yang, the yang qi of the spleen, as opposed to spleen yin, performs the functions of warming, propelling, and exciting. The spleen prefers dryness and detests dampness. It depends on yang qi to perform its function. That is to say, spleen yang plays an important role in maintaining the normal transportation and transformation, ascent of the clear, and control of blood, and it is closely related to the functions of intake, decomposition, and descent by the stomach. With the help of spleen yang, ingested food and drinks can be decomposed in the stomach, after which the clear and the turbid are separated. The clear ascends with spleen qi to the heart and the lung, and the turbid descends naturally. Spleen yang is associated with controlling blood. If spleen yang is deficient, it is not able to control blood. That spleen yang controls blood is consistent with that spleen qi controls blood.

65. 비양(脾陽)

비장의 양기인 비양(脾陽)은 비음(脾陰)과 반대되며, 몸을 따뜻하게 하고, 신체를 움직이고 활성화하는 기능을 한다. 비장은 건조함을 선호하고 습함을 싫어한다. 비장의 기능을 수행하는 것은 양기에 달려있다. 즉, 비양은 정상적인 운반과 변형, 청(淸)의 상승과 혈액의 조절을 유지하는데 중요한 역할을 하며, 위장을 통한 섭취, 분해, 하강의 기능과 밀접한 관련이 있다. 비양의 도움으로 섭취한 음식물은 위장에서 분해될 수 있고, 그 후 맑고 탁한 것이 분리된다. 맑은 것은 비기와 함께 심장과 폐로 올라가고 탁한 것은 자연스럽게 내려간다. 비양은 혈액을 조절하는 것과 관련 있다. 비양이 부족하면 혈액을 조절할 수 없게 된다. 비양이 혈액을 조절하는 것은 비기가 혈액을 조절하는 것과 일치한다.

▍曾经译法 ▍ the Yang of the spleen; spleen-yang; spleen-yang

▍现行译法 ▍ splenic yang; splenoyang; spleen yang

▍标准译法 ▍ spleen yang

▍翻译说明 ▍

该术语的英译文比较一致, 主要为 spleen yang. 将'脾'翻译 成 splenic 过于西医化. splenoyang 词典未收录. splenic yang 不如 spleen yang 简洁, 而且后者便于与有关其他脏器的阳的英文术语保持一致. spleen-yang 固然可以视为复合名词, 但也有形容词之嫌, 不如直接译为 spleen yang 这个名词词组.

▍引例 Citations ▍

○脾阳颓败, 大便完谷出. (『伤寒悬解』卷十四)

(脾的阳气虚衰, 就会大便排出不消化的食物.)

If spleen yang is deficient, undigested food can be observed in the stool. (*Explanation of Unresolved Issues in the 'Treatise on Cold Damage'*)

○肝木太强, 则脾土受制, 脾阳不运, 虚则寒生. (『医方论』卷三)

(肝木太盛, 就会使脾土受到制约, 脾的阳气不能正常运化, 阳虚就会生寒.)

Hyperactivity of liver wood will restrict spleen earth. When spleen yang fails to transport and transform properly, there will be yang deficiency which leads to coldness. (*Treatise on Medical Formulas*)

┃과거번역┃ the Yang of the spleen(비장의 양); spleen-*yang*(비장-양); spleen-yang (비양)

┃현행번역┃ splenic yang(비장의 양); splenoyang(비양); spleen yang(비장 양)

┃표준번역┃ spleen yang(비양)

┃번역설명┃

비양(脾陽)의 영문 번역은 비교적 통일되어 있으며, 주로 'spleen yang'으로 번역된다. '비장'을 'splenic'으로 번역하는 것은 너무 서구 의학적이다. 'splenoyang'은 사전에 등재되어 있지 않고, 'splenic yang'은 'spleen yang'만큼 간결하지 못하다. 'spleen yang'은 다른 장기의 양과 관련된 영어 용어와 일치성을 유지할 수 있다. 또 'spleen-yang'은 복합 명사로 볼 수도 있지만, 형용사로 보일 여지가 있기에 직접적으로 명사구인 'spleen yang'으로 번역하는 것이 좋다.

┃예┃

○ 비양(脾陽)이 부족하면 소화되지 않은 음식이 대변에서 관찰된다. 『상한현해(傷寒懸解)』

○ 간목(肝木)의 과잉활동은 비토(脾土)를 제약한다. 비양이 제대로 운반하거나 변형을 하지 못하면 양의 결핍이 생겨 냉증이 온다. 『의방론(醫方論)』

66.

píyīn 脾阴

Spleen Yin

脾阴为脾的阴液, 与脾阳相对, 具有抑制·滋润·宁静·内守等作用. 脾阴为贮于脾中的营血·阴液, 是脾脏生理功能的物质基础之一. 脾阴的产生, 有先天和后天两个来源, 先天来源为肾阴, 此阴为五脏之阴的基础. 脾胃运化水谷精微以充养, 形成脾阴的后天来源. 脾阴的作用, 一方面是直接滋润脾脏, 助化水谷; 另一方面是通过与脾阳的相互作用来影响脾的生理活动. 阴阳互根, 故脾阴能滋生脾阳; 同时由于阴阳相互制约, 故脾阴有制约脾阳, 勿使阳用太过的作用.

Spleen yin, the yin fluid of the spleen, as opposed to spleen yang, performs the functions of inhibiting, nourishing, moistening, calming, and keeping essence in the interior. Spleen yin, the nutrient blood and yin fluid stored in the spleen, is the material basis of the physiological functions of the spleen. Spleen yin comes from two sources: one prenatal and one postnatal. Its prenatal source is kidney yin, which is the basis of the yin of the five zang-organs. Its postnatal source is the nutrients of food and drinks transformed and transported by the spleen and the stomach. In terms of function, spleen yin directly nourishes and moistens the spleen to facilitate the transformation of food and drinks and regulates the physiological functions of the spleen through its interaction with spleen yang. Since yin and yang are rooted in each other, spleen yin nourishes and generates spleen yang. As yin and yang inhibit each other, spleen yin restricts spleen yang and prevents its hyperactivity.

66. 비음(脾陰)

비장의 음액인 비음(脾陰)은 비양과 반대되는 것으로 내부의 정(精)을 억제하고, 영양분과 수분을 공급하고, 진정하며 유지하는 기능을 한다. 비장에 저장되어 있는 영양 혈액과 음액인 비음은 비장의 생리적 기능에 대한 물질적 기반이다. 비음은 두 가지 원천에서 나오는데, 선천적인 것과 후천적인 것이다. 비장의 선천적 근원은 신음(腎陰)이며, 이것은 오장의 음의 기초가 된다. 비장의 후천적 근원은 비위장을 통해 변형되고 운반되는 음식물의 영양분이다. 기능면에서 비음은 비장에 직접 영양분과 수분을 공급하여 음식물의 변형을 촉진시키고, 비양과의 상호작용을 통해 비장의 생리적 기능을 조절한다. 음양이 서로에게 기반하고 있기에 비음은 비양을 만들어내고 영양을 공급한다. 음과 양은 서로를 억제하는 역할을 하기에 과잉활동을 예방한다.

▎曾经译法 ▎ the Yin(vital essence) of the spleen; spleen-*yin*; spleen-yin

▎现行译法 ▎ splenic yin; splenoyin; spleen yin

▎标准译法 ▎ spleen yin

▎翻译说明 ▎

该术语的英译文比较一致, 主要为 spleen yin. 将'脾'翻译成 splenic 过于西医化. 译词 splenoyin 词典未收录. splenic yin 不如 spleen yin 简洁, 而且后者便于与有关其他脏器的阴的英文术语保持一致. spleen-yin 固然可以视为复合名词, 但也有形容词之嫌, 不如直接译为 spleen yin 这个名词词组.

▎引例 Citations ▎

○白虎汤泻胃火有余, 八珍汤补脾阴不足. (『仁斋直指方』卷二)

(白虎汤清泻胃火有余, 八珍汤滋补脾阴不足.)

White Tiger Decoction clears excessive stomach heat and drains excessive stomach fire, and Eight-gem Decoction enriches and nourishes deficient spleen yin. (*Renzhai's Direct Guidance on Formulas*)

○用四君加山药引入脾经, 单补脾阴, 再随所兼之症治之. (『慎柔五书』卷三)

(用四君子汤加山药引导到脾经, 单独滋补脾阴, 然后根据所兼加的症状进行治疗.)

Common yam rhizome should be added to the Four Noble Men Decoction to lead the medicinals to the spleen meridian to enrich and nourish spleen yin before the accompanying symptoms are treated accordingly. (*Shenrou's Five Treatises*)

┃과거번역┃ the Yin(vital essence) of the spleen(비장 음(생명의 정)); spleen-*yin*(비장-음); spleen-yin(비음)

┃현행번역┃ splenic yin(비장의 음); splenoyin(비음); spleen yin(비음)

┃표준번역┃ spleen yin(비음)

┃번역설명┃

비음(脾陰)의 영문 번역은 비교적 통일되어 있으며, 주로 'spleen yin'으로 번역된다. '비장'을 'splenic'으로 번역하는 것은 너무 서구 의학적이다. 'splenoyin'은 사전에 등재되어 있지 않고, 'splenic yin'은 'spleen yin'만큼 간결하지 않다. 'spleen yin'은 다른 장기의 음과 관련된 영어 용어와 일치성을 유지할 수 있다. 또 'spleen-yin'은 복합 명사로 볼 수도 있지만, 형용사로 보여질 여지가 있기에 직접적으로 명사구인 'spleen yin'으로 번역하는 것이 좋다.

┃예┃

○ 백호탕(白虎湯)은 과도한 위열과 위화(胃火)를 해소하며, 팔진탕(八珍湯)은 결핍된 비음을 풍부하게 하고 영양을 공급한다. 『인재직지방(仁齋直指方)』

○ 사군자탕(四君子湯)에 산약(山藥)을 첨가하여 비장 경맥으로 유도하여 먼저 비음을 풍부하게 하고 영양을 공급한 후 동반되는 징후들을 적절하게 치료한다. 『신유오서(愼柔五書)』

67.

pí zhǔ yùnhuà 脾主运化

The Spleen Governs Transportation and Transformation.

脾主运化指的是脾促进胃肠对饮食物的消化吸收, 并将吸收的水谷精微转化为精·气·血·津液以输布到全身的生理作用. 脾主运化是整个饮食物代谢过程中的中心环节, 也是后天维持人体生命活动的主要生理机能. 脾主运化的作用有三个方面：一是在脾气的推动下促进胃肠的消化吸收；二是在心肺等脏的作用下, 将吸收的精微物质转运输送到全身；三是在心肺等脏作用下, 将精微物质转化为精·气·血·津液等基本营养物质. 脾主运化的作用, 又可划分为运化食物和运化水液两个方面. 运化食物指脾气促进食物的消化和吸收并转输其精微的功能. 运化水液是脾对水液的吸收·转输, 调节水液代谢的功能.

The term means that the spleen performs the physiological function of assisting the stomach and the intestines in digesting and absorbing food and drinks and distributing the essence, qi, blood, and body fluids transformed from the nutrients of absorbed food and drinks to the whole body. This is the key process in the metabolism of food and drinks and a major physiological function to sustain life activities. The spleen governs transportation and transformation in three ways. First, the spleen promotes digestion and absorption by the stomach and the intestines via spleen qi. Second, it transports the absorbed essence to different parts of the body with the help of the heart and the lung. Third, it transforms the absorbed essence into essence, qi, blood, body fluids, and other basic nutrients in the body with the assistance of the heart and the lung. The spleen transports and transforms both food and water. When the spleen transports and transforms food, spleen qi helps with the digestion and absorption of food and transports the resulted nutrients. When the spleen transports and transforms water, the spleen absorbs and transports water and regulates water metabolism.

67. 비주운화(脾主運化): 비장은 운반과 변형(소화)을 주관한다

비주운화(脾主運化)는 위와 장이 음식물을 소화, 흡수하고, 흡수된 음식물 영양소에서 변형된 정(精), 기, 혈액, 체액을 전신으로 분배하는 것을 돕는 비장의 생리적 기능을 말한다. 비주운화는 음식물의 신진대사의 핵심 과정이며 생명 활동을 지속시키는 주요한 생리적 기능이다. 비장은 세 가지 방식으로 운화(運化)를 관리한다. 첫째, 비장은 비기(脾氣)를 통해 위와 장의 소화와 흡수를 촉진한다. 둘째, 비장은 심장과 폐의 도움을 받아 흡수된 정(精)을 신체의 다른 부위로 운반한다. 셋째, 비장은 심장과 폐의 도움을 받아 흡수된 정(精)을 정(精), 기, 혈액, 체액, 그리고 다른 영양소로 변형시킨다. 비장은 음식과 물 모두를 운반하고 변형시킨다. 비장이 음식을 운화(運化)하면, 비기는 음식의 소화 및 흡수를 돕고 그 결과로 만들어진 영양소를 운반한다. 비주운화(脾主運化)는 비장이 물을 흡수하고 운반하며 수분대사를 조절하는 것이다.

▌曾经译法 ▌ The spleen has the function in digestion and transportation; The spleen is responsible for transport and conversion; The spleen is concerned with transmission and digestion; The spleen is responsible for food digestion and fluid transportation

▌现行译法 ▌ spleen controlling digestion; spleen controlling transportation and transformation; spleen governing transportation and transformation; spleen governs movement and transformation; The spleen governs transportation and transformation

▌标准译法 ▌ The spleen governs transportation and transformation.

▌翻译说明 ▌

术语原文是主谓宾结构, 可以翻译成主谓宾结构, 在实际语境中也可以翻译成完整句. '运化'的'运'翻译成 movement, transport, transmission, 不如 transportation 准确, 而且后者更正式. '化'翻译成 digestion 或者 conversion, 表达不出'将精微物质转化为精·气·血·津液等基本营养物质'丰富的内涵, 失去了中医术语的特色. 将'运化'译为 transportation and transformation, 则朗朗上口.

▌引例 Citations ▌

○盖胃受水谷, 脾主运化, 生血生气, 以充四体者也. (『济生方』卷二)

(胃受纳饮食物, 脾主消化转输, 化生气血, 以充养人体.)

The stomach takes in food and drinks, and the spleen governs their transportation and transformation, turning them into qi and blood to nourish the human body. (*Formulas to Aid the Living*)

○脾主运化, 胃司受纳, 通主水谷, 故皆为仓廪之官. (『类经』卷三)

(脾主消化转输, 胃主受纳饮食物, 都主管饮食物的消化吸收, 所以都好像仓库一样.)

The spleen governs transportation and transformation and the stomach governs intake of food and drinks. Both are responsible for digestion and absorption of food and drinks. Therefore, they are regarded as the officials in charge of the granary. (*Classified Classics*)

❚ 과거번역 ❚ The spleen has the function in digestion and transportation(비장은 소화와 운반의 기능을 한다); The spleen is responsible for transport and conversion(비장은 운반과 변형을 담당한다); The spleen is concerned with transmission and digestion(비장은 전달과 소화와 관련이 있다); The spleen is responsible for food digestion and fluid transportation(비장은 소화와 진액의 운반을 담당한다)

❚ 현행번역 ❚ spleen controlling digestion(소화를 관장하는 비장); spleen controlling transportation and transformation(운화를 관장하는 비장); spleen governing transportation and transformation(운화를 주관하는 비장); spleen governs movement and transformation (비장은 이동과 변형을 주관한다); The spleen governs transportation and transformation (비장은 운화를 주관한다)

❚ 표준번역 ❚ The spleen governs transportation and transformation. (비주운화, 脾主運化)

❚ 번역설명 ❚

비주운화(脾主運化)는 주어-술어-목적어 구조로 되어 있기에 번역도 주어-술어-목적어 구조로 할 수 있으며, 실제 문맥에서도 완전한 문장의 형태로 번역할 수 있다. '운화(運化)'의 '운(運)'을 'movement'(이동), 'transport'(운송), 'transmission'(전송) 등으로 번역하는 것보다 'transportation'(운반)이 더 정확하며 표준적인 표현이다. '화(化)'를 'digestion'(소화) 혹은 'conversion'(전화)으로 번역하는데, 이는 '정미(精微)'한 물질을 정, 기, 혈액, 진액과 같은 필수 영양소로 변화시키다'는 한의학 용어의 의미를 담아낼 수 없기에 적절하지 않다. '운화(運化)'를 'transportation and transformation'(운반 및 변형)으로 번역하게 되면 매끄럽고 자연스럽다.

❚ 예 ❚

○ 위가 음식물을 섭취하고, 비장은 그것들의 운화를 주관해 인체에 영양분을 공급해주는 기와 혈액으로 바꾼다. 『제생방(濟生方)』

○ 비장은 운화를 주관하고, 위는 음식물의 섭취를 다스린다. 둘 다 음식물의 소화와 흡수를 담당한다. 따라서 그것들은 곡창(창고)을 관장하는 관리로 여겨진다. 『유경(類經)-제3권』

68.

pí zhǔ tongxuè 脾主统血

The Spleen Controls the Blood.

脾主统血指的是脾气统摄血液在脉中正常运行的作用，主要是通过气的固摄作用而实现. 就气血关系而言，气为血之帅，能够生血·行血·摄血. 气对血的作用又是通过脏腑之气的生理活动实现的，气对血液统摄作用的正常发挥与否，与脾的运化功能正常与否密切相关；气对血液推动作用的正常发挥， 则与心气的推动·肺气的宣降·肝气的疏泄以及脾胃为气机升降枢纽的功能关系密切. 脾主运化，为气血生化之源. 脾气健运，则水谷精微化源充足，气血充盈. 若脾气虚弱，则运化无力，气血生化乏源，可导致各种出血.

The term means spleen qi has the function of keeping blood flowing within the blood vessels through the securing and controlling functions of qi. In terms of the relationship between qi and blood, qi is the commander of blood and generates, activates, and contains blood. Qi exerts its influence on blood via the physiological activities of the qi of the zang-fu organs. Whether qi can control and contain blood is closely related to the function of transportation and transformation of the spleen. Whether qi can promote blood circulation is closely associated with the propelling of heart qi, depuration and descent of lung qi, free flow of liver qi, and ascending and descending of qi in the spleen and the stomach. The spleen governs transportation and transformation and is the source of qi and blood production. If spleen qi functions properly, nutrients of food and drinks will be abundant and qi and blood will be sufficient. If spleen qi is deficient and weak and fails to transport and transform, the source of qi and blood will be scanty, which leads to a variety of hemorrhages.

68. 비주통혈(脾主統血): 비장은 혈액을 주관한다

비주통혈(脾主統血)은 비기가 기의 기능을 안정화하고 관장하여 혈관 내에서 혈액의 흐름을 유지하는 것을 의미한다. 기와 혈액 관계의 측면에서, 기는 혈액의 지휘관으로 혈액을 생성하고 활성화하고 함유하고 있다. 기는 장부(臟腑)의 기의 생리적 활동을 통해 혈액에 영향을 미친다. 기가 혈액을 조절하고 함유할 수 있는지는 비장의 운화(運化)기능과 밀접한 관련이 있다. 기가 혈액순환을 촉진할 수 있는지는 심기의 추진, 폐기의 숙강(肅降), 간기의 자유로운 흐름, 비위장에 있는 기의 상승, 하강과 밀접한 관련이 있다. 비장은 운화(運化)를 주관하며, 기와 혈액 생산의 근원이 된다. 비기가 제대로 기능하면 음식물 영양소가 풍부해지고 기와 혈액도 충분해진다. 비기가 부족하고 허약해 운화(運化)를 하지 못하면 기와 혈액의 원천은 빈약해지고 각종 출혈이 발생한다.

┃曾经译法┃ The spleen has the function of keeping the blood flowing within the blood vessels; The spleen governs blood; The spleen controls the blood; Spleen is responsible for keeping blood within vessels

┃现行译法┃ spleen controlling blood; spleen managing blood; Spleen controls the blood; Spleen manages the blood; The spleen commands the blood

┃标准译法┃ The spleen controls the blood.

┃翻译说明┃

'脾主统血'同'脾统血'. 将'统'翻译成 manage, control 和 govern 的区别在于：manage 主要表示管理企业·组织·项目；govern 有控制·调节·影响的意思；control 主要有控制·监管的意思, 最符合此处语境, 监管血液, 不让其乱流.

┃引例 Citations┃

○脾主统血, 运行上下, 充周四体, 且是后天, 五脏皆受气于脾. (『血证论』卷二)

(脾主统摄血液, 运行全身, 充养机体, 而且是后天之本, 五脏都从脾接受水谷化生的精气.)

The spleen controls blood, keeping it flowing in the vessels throughout the whole body to nourish the body. In addition, it is the foundation of postnatal constitution, from which five zang-organs receive essential qi transformed by the spleen from ingested food and drinks. (*Treatise on Blood Syndromes*)

○盖脾主统血, 管理一身上下. (『药品化义』卷二)

(脾主统摄血液, 运行营养全身.)

The spleen controls blood, making blood circulate throughout and nourish the whole body. (*Transforming the Significance of Medicinal Substances*)

┃과거번역┃ The spleen has the function of keeping the blood flowing within the blood vessels(비장은 혈관 내에서 혈액의 흐름을 유지하는 기능을 한다); The spleen governs blood(비장은 혈액을 주관한다); The spleen controls the blood(비장은 혈액을 관장한다); Spleen is responsible for keeping blood within vessels(비장은 혈관 내 혈액을 유지하는 역할을 한다)

┃현행번역┃ spleen controlling blood(혈액을 관장하는 비장); spleen managing blood(혈액을 관리하는 비장); Spleen controls the blood(비장은 혈액을 관장한다); Spleen manages the blood(비장은 혈액을 관리한다); The spleen commands the blood(비장은 혈액을 통솔한다)

┃표준번역┃ The spleen controls the blood. (비주통혈, 脾主統血)

┃번역설명┃

'비주통혈(脾主統血)'은 '비통혈(脾統血)'과 같다. '통(統)'을 'manage', 'control', 'govern' 등으로 번역할 수 있는데 의미의 차이가 있다. 'manage'는 주로 기업, 조직, 프로젝트 등을 관리하다는 의미이다. 'govern'은 통제하고, 조절하고, 영향을 미친다는 뜻이다. 'control'은 통제하고 감시(관리)하다는 의미로, 이 용어가 '혈액을 감독하여 혈류(血流)를 통제하다'는 여기서의 문맥에 가장 적합하다.

┃예┃

○ 비장은 혈액을 조절하여 몸 전체의 혈관에 혈액을 흐르게 하여 몸에 영양을 공급한다. 또한, 그것은 후천적 체질의 기초로서 섭취된 음식물에서 변환된 정기(精氣)를 비장에 의해 받는다. 『혈증론(『血證論)』

○ 비장은 혈액을 조절하여 온몸으로 혈액을 순환시키고 영양을 공급한다. 『약품화의(藥品化義)』

69.

pí zhǔ shēngqīng 脾主升清

The Spleen Governs Ascent of the Clear.

脾主升清指的是脾气向上转运输送水谷精微至心肺以化生气血和维持内脏位置相对恒定的生理功能. 其实质是脾主运化中向上转运输送水谷精微的作用, 与脾主运化功能和脾气主升的特点密切相关. 脾的升清是与胃的降浊相对而言, 脾主管吸收·升散水谷精微, 称为脾主升清. 脾能升清, 则水谷精微才能正常吸收和输布, 气血生化有源, 人体始有生生之机. 脾气的升举可维持人体内脏位置恒定的作用. 脾的升举功能正常, 可以防止内脏的下垂.

The term means spleen qi transports nutrients of food and drinks upward to the heart and the lung to transform them into qi and blood and to maintain relatively stable positions of the internal organs. In other words, this is part of the spleen's function of transportation and transformation, i.e., the upward transportation of nutrients of food and drinks, which is closely linked with the transportation and transformation function of the spleen and the ascent of spleen qi. The spleen governs ascent of the clear, as opposed to the stomach governing descent of the turbid, means the spleen governs the absorption and upward distribution of nutrients of food and drinks. Only when the spleen properly governs ascent of the clear can the nutrients of food and drinks be absorbed, transported, and distributed in a normal way, can the nutrients be transformed into qi and blood, and can human body have vitality. Furthermore, ascent of spleen qi keeps the internal organs in their normal positions in the body and prevents organ prolapse.

69. 비주승청(脾主升淸): 비장은 청(淸)의 상승을 주관한다

비주승청(脾主升淸)은 비기가 음식물 영양분을 위쪽의 심장과 폐로 운반하여 기와 혈액으로 변형시키고 내부 장기를 비교적 안정된 상태로 유지시키는 것을 의미한다. 다시 말해, 비주승청은 음식물 영양소를 위쪽으로 보내는 비장의 운화(運化) 기능의 일부로, 비장의 운반과 변형의 기능, 그리고 비기의 상승과 밀접한 관련이 있다. 강탁(降濁)을 관리하는 위장과는 달리 승청(升淸)을 관리하는 비장은 음식물 영양분을 흡수하고 위쪽으로 분배한다. 비장이 청(淸)의 상승을 제대로 관리할 때 음식물 영양분이 정상적인 방법으로 흡수되고 운반되고 분배될 수 있고, 영양분이 기와 혈액으로 변형되고 인체에 활력이 생길 수 있다. 게다가 비기의 상승은 신체의 내장기관을 정상적인 상태로 유지해주고 장기의 하수증을 예방한다.

▌曾经译法 ▌ Spleen transports nutrients upwards; The spleen has the function of sending clarity(food essence) upward(to the lung); The spleen exerts an effect on transporting essential substances ascendingly; The spleen sends the nutrient upward; Spleen is in charge of sending up essential substances

▌现行译法 ▌ spleen transporting nutrients upwards; spleen controlling ascension of the clear; spleen governing ascension of the lucid; Spleen governs upbearing of the clear; The spleen elevates the clear

▌标准译法 ▌ The spleen governs ascent of the clear.

▌翻译说明 ▌

将'升清'的'升'译为 send upward·transport ascendingly或 transport upwards 不够简洁. upbearing 一词未被词典收录. 译为 ascension 和 ascent 的区别在于: ascension 一般指抽象地位的高升, 而 ascent 表示具体位置的上升, 更符合此处的意思. '清'不仅仅指营养, 也包括'脾气', 所以翻译成 nutrient 太过狭窄. 译为 clear 表示'质地透明', 比较准确.

▌引例 Citations ▌

○脾主升清, 胃主降浊, 清升浊降, 腹中冲和. (『伤寒悬解』卷十)

(脾主清气的上升, 胃主浊气的下降, 清气上升, 浊气下降, 则腹内平和.)

The spleen governs ascent of the clear qi and the stomach governs descent of the turbid qi. When the clear qi ascends and the turbid qi descends properly, the abdomen will stay in peace or harmony. (*Explanation of Unresolved Issues in the 'Treatise on Cold Damage'*)

○脾主升清, 脾陷则清气下瘀, 水谷不消, 胀满泄利之病生焉. (『四圣心源』卷三)

(脾主清气的上升, 脾气下陷就会使清气郁滞于下, 饮食物不能消化, 发生腹部胀满·泄泻的疾病.)

The spleen governs ascent of the clear. If spleen qi descends, clear qi will remain stagnated in the lower without ascending, and food and drinks will not be digested, which will lead to abdominal distension and diarrhea. (*Elaboration of Writings of the Four Medical Sages*)

▌과거번역 ▌Spleen transports nutrients upwards(비장은 영양분을 위로 운반한다); The spleen has the function of sending clarity(food essence) upward(to the lung)(비장은 청 (清, 음식 에센스)을 위쪽(폐로)으로 보내는 역할을 한다); The spleen exerts an effect on transporting essential substances ascendingly(비장은 필수 물질들을 위쪽으로 운반 하는데 영향을 준다); The spleen sends the nutrient upward(비장은 영양분을 위쪽으로 보낸다); Spleen is in charge of sending up essential substances(비장은 필수 물질을 위쪽으로 보내는 역할을 한다)

▌현행번역 ▌spleen transporting nutrients upwards(영양분을 위쪽으로 보내는 비장); spleen controlling ascension of the clear(청(清)의 상승을 관장하는 비장); spleen governing ascension of the lucid(맑은 것의 상승을 주관하는 비장); Spleen governs upbearing of the clear(비장은 청을 위쪽으로 보내는 것을 주관한다); The spleen elevates the clear(비장은 청을 상승시킨다)

▌표준번역 ▌The spleen governs ascent of the clear. (비주승청, 脾主升淸)

▌번역설명 ▌

'승청(升淸)'의 '승(升)'을 'send upward·transport ascendingly'(위쪽으로 상승시키 다)나 'transport upwards'(위쪽으로 보내다)로 번역하는 것은 간결하지 않다. 'upbearing'은 사전에 수록되어 있지 않다. 'ascension'과 'ascent'의 번역에는 차 이가 있다. 'ascension'은 일반적으로 추상적인 지위의 상승을, 'ascent'는 구체적 인 위치의 상승을 의미하므로 'ascent'가 여기에서 의미하는 바에 더 가깝다. '청 (清)'은 영양(양분)의 의미뿐만 아니라 성질(기질)의 의미도 담고 있기에, 'nutrient'(영양소)로 번역하는 것은 지나치게 그 의미를 축소시킨다. 'clear'는 '투 명한 속성'을 뜻하기에 보다 더 정확한 번역이다.

▌예 ▌

○비장은 승청(升淸)을 주관하고, 위는 강탁(降濁)을 주관한다. 청기가 상승 하고 탁기가 적절하게 하강하면 복부는 평온하거나 조화를 유지하게 된 다. 『상한현해(傷寒懸解)』

○비장은 승청(升淸)을 주관한다. 비기(脾氣)가 하강하면 청기는 상승하지 않고 하부에 정체된 상태로 남아있고, 음식물은 소화되지 않아 복부팽창 과 설사를 하게 된다. 『사골심원(四聖心源)』

70.

gān 肝

Liver

肝为五脏之一，基本功能为主疏泄和主藏血. 肝的生理特性为主升主动，喜条达而恶抑郁，体阴而用阳，被称为刚脏. 肝在五行属木，为阴中之阳，通于春气；在体合筋，开窍于目，其华为爪，在液为泪，肝藏魂，在志为怒；其经脉为足厥阴肝经，与足少阳胆经相互络属，互为表里.

The liver, one of the five zang-organs, governs the coursing of qi and stores blood. Its physiology is characterized by ascent and movement. The liver prefers free activity and detests depression. It is yin in form but yang in function and is known as the unyielding zang-organ. The liver pertains to wood in five elements. It is yang within yin and is related to spring qi in nature. The liver is associated with sinews and eyes, and manifests its condition in the luster of nails. It is related to tears, houses ethereal soul, and is linked with anger in emotions. The Liver Meridian of Foot-jueyin has an interior-exterior relationship with the Gallbladder Meridian of Foot-shaoyang.

70. 간(肝)

오장 중 하나인 간(肝)은 기의 순환을 주관하고 혈액을 저장한다. 간의 생리적 특징은 상승과 움직임이다. 간은 자유로운 활동을 선호하고 기능의 저하를 싫어한다. 간은 형태로는 음이지만 기능으로는 양이며, 강(剛)한 장기로 알려져 있다. 간은 오행에서 목(木)과 관련이 있다. 간은 음 속의 양이고 자연계에서 춘기(春氣)와 관련이 있다. 간은 힘줄이나 눈과 관련이 있으며, 간의 상태는 손톱의 광택으로 드러난다. 간은 눈물과 관련이 있고, 혼(魂)을 가지고 있으며, 감정에서 분노와 연결되어 있다. 족궐음간경(足厥陰肝經)은 족소양담경(足少陽膽經)과 표리관계에 있다.

▌曾经译法▐ the liver; hepar; the hepatic orb; liver; Gan

▌现行译法▐ liver; liverTM

▌标准译法▐ liver

▌翻译说明▐

该术语的英文翻译比较统一, 主要为 liver. Hepar 和 Hepatic orb 过于西医化. WHO 制定 ICD-11 时, 为了将中医概念与西医概念区别开来, 将'肝'译为 liverTM.

▌引例 Citations▐

○肝者, 将军之官, 谋虑出焉. (『素问·灵兰秘典论』)

(肝好比将军, 谋虑是从它那来的.)

The liver is the organ similar to a general and is responsible for making strategy. (*Plain Conversation*)

○肝者, 罢极之本, 魂之居也 ; 其华在爪, 其充在筋……为阳中之少阳, 通于春气.
(『素问·六节藏象论』)

(肝是躯体弛张刚柔的根本, 藏魂的处所 ; 其荣华表现在爪甲, 其功用是充实筋力……属阳中的少阳, 与春气相应.)

The liver is the foundation of relaxation and exertion as well as unyieldingness and suppleness of the body, and the storehouse of ethereal soul. It manifests its condition in the luster of nails and nourishes and tones up sinews···, pertaining to shaoyang(lesser yang) within yang and related to spring qi in nature. (*Plain Conversation*)

○肝藏血, 心行之, 人动则血运于诸经, 人静则血归于肝脏. (『素问·五脏生成』王冰注)

(肝贮藏血液, 心推动血液运行, 人体活动时血液运行到各经脉, 人体安静时血液就归藏于肝脏.)

The liver stores blood while the heart propels blood circulation. When the human body is in a dynamic state, blood flows in the vessels. When the human body is in a static state, blood flows to the liver and is stored there. (*Plain Conversation Annotated by Wang Bing*)

▌과거번역 ▌ the liver(간); hepar(간); the hepatic orb(간의 구); liver(간); Gan (간)

▌현행번역 ▌ liver(간); liverTM(간TM)

▌표준번역 ▌ liver(간)

▌번역설명 ▌

간(肝)의 영문 번역은 비교적 통일되어 있으며, 주로 'liver'로 번역한다. 'Hepar'와 'Hepatic orb'는 너무 서구식 용어이다. WHO가 한의학의 개념과 서양의학의 개념을 구별하기 위해 ICD-11을 제정했을 때 'liver'(간)을 'liverTM'로 번역한 바 있다.

▌예 ▌

○간은 장군(將軍)과 유사한 장기로 전략을 수립하는 역할을 한다. 『소문(素問)-영란비전론(靈蘭秘典論)』

○간은 몸의 강인함과 유연함은 물론 이완과 활동의 근간이며 혼(魂)의 저장고이다. 간은 손톱의 광택으로 징후를 드러내고, 영양을 공급하고 힘줄에 활기를 준다…… 이는 양 안의 소양(少陽, 더 낮은 양)에 속하고 자연계에서 춘기(春氣)에 관련된다. 『소문(素問)-육절장상론(六節藏象論)』

○간은 혈액을 저장하고 심장은 혈액순환을 촉진한다. 인체가 역동적인 상태에 있을 때 혈액은 혈관을 따라 흐른다. 인체가 정적인 상태에 있을 때 혈액은 간으로 흘러 그곳에 저장된다. 『소문(素問)-오장생성(五藏生成)』

71.

gānqì 肝气

Liver Qi

肝气为肝的精气, 是肝脏生理活动的物质基础及动力来源. 肝气是一身之气分布到肝并发挥特定作用的精微物质, 是推动肝的各种生理活动的物质基础. 肝气有升发·疏泄·条达的特性, 能调畅全身气的运行, 促进血液与津液的运行输布, 促进饮食物的消化吸收, 促进胆汁的分泌与排泄, 并使人心情舒畅而无抑郁. 女子月经·排卵, 男子施泻排精等机能, 也是肝气疏泄功能的体现.

Liver qi, the essential qi of the liver, is the material basis and driving force of the physiological activities of the liver. Liver qi is the qi and essence in the whole body distributed to the liver to serve as the material basis for the physiological functions of the liver. Characterized by ascent, dispersion, coursing of qi, and free activity, liver qi regulates and smooths the qi movement of the whole body, promotes movement, transportation, and distribution of blood and body fluids, helps digestion and absorption of food and drinks, promotes the secretion and excretion of bile, and makes people happy and free from depression. Menstruation and ovulation as well as semen release are manifestations that the liver governs the free flow of qi.

71. 간기(肝氣)

간의 정기(精氣)인 간기(肝氣)는 간의 생리적 활동을 위한 물질적 기반이자 원동력이다. 간기(肝氣)는 전신의 기(氣)이자 정(精)으로, 간에 분배되어 간의 생리적 기능을 위한 물질적 기반이 된다. 기의 상승과 선발, 흐름, 그리고 자유로운 활동을 특징으로 하는 간기(肝氣)는 전신의 기의 운동을 조절하고 용이하게 하며, 혈액과 체액의 이동, 운반, 분배를 촉진하며, 음식물의 소화와 흡수를 돕고, 담즙의 분비와 배설을 촉진하고, 사람들을 즐겁게 하고 우울에서 벗어나게 한다. 간이 기의 자유로운 흐름을 관장하는 것은 정액 배출과 월경, 배란을 통해 나타난다.

▌曾经译法▐ the Qi(vital energy) of the liver; liver-energy; hepatic qi

▌现行译法▐ hepatic qi; liver-qi; liver qi

▌标准译法▐ liver qi

▌翻译说明▐

把'肝'翻译成 hepatic, 过于西医化. hepatic qi 不如 liver qi 简洁, 而且后者便于与有关其他脏器的气的英文术语保持一致. 译词 liver-qi 固然可以视为将其转变成复合名词, 但也有将其转变成形容词之嫌.

▌引例 Citations▐

○肝气通于目, 肝和则目能辨五色矣. (『灵枢·脉度』)

(肝气通于眼窍, 肝气调和, 眼就能辨别五色.)

Liver qi pertains to the eyes and only when liver qi is in harmony can the eyes differentiate five colors. (*Spiritual Pivot*)

○五十岁, 肝气始衰, 肝叶始薄, 胆汁始减, 目始不明. (『灵枢·天年』)

(到了五十岁, 肝气开始衰退, 肝叶薄弱, 胆汁逐渐减少, 眼睛开始有不明的感觉.)

When one is 50 years old, liver qi begins to decline, liver lobes begin to become thin, bile begins to reduce, and vision begins to blur. (*Spiritual Pivot*)

○肝气虚则恐, 实则怒. (『灵枢·本神』)

(肝气虚, 就会恐惧 ; 肝气实, 容易发怒.)

Deficiency of liver qi causes fear while excess of liver qi causes anger. (*Spiritual Pivot*)

▌과거번역 ▌ the Qi(vital energy) of the liver(간의 기)(생명 에너지)); liver-energy
(간-에너지); hepatic qi(간의 기)

▌현행번역 ▌ hepatic qi(간의 기); liver-qi(간-기); liver qi(간기)

▌표준번역 ▌ liver qi(간기)

▌번역설명 ▌

'간(肝)'을 'hepatic'으로 번역하는 것은 너무 서구식 표현이다. 'Hepatic qi'
는 'liver qi'보다 간결하지 못하며, 'liver qi'로 표현하는 것이 다른 장기들
의 기(氣)와 관련된 영어 용어와 일치시키는데도 용이하다. 'liver-qi'는 복합
명사로 볼 수도 있지만, 형용사로 보여질 여지가 있다.

▌예 ▌

○ 간기(肝氣)는 눈과 관련이 있고 간기(肝氣)가 조화를 이룰 때만 눈이 오색
(五色)을 구분한다. 『영추(靈樞)-맥도(脈度)』

○ 50세가 되면 간기(肝氣)가 감소하기 시작하고, 간의 엽(lobes, 葉)들이 얇
아지고, 담즙이 줄어들고, 시력이 흐려지기 시작한다. 『영추(靈樞)-천년(天
年)』

○ 간기(肝氣)의 결핍은 두려움을 야기하고, 간기(肝氣)의 과잉은 화를 유발
한다. 『영추(靈樞)-본신(本神)』

72.

gānxuè 肝血

Liver Blood

肝血指的是肝所藏之血, 具有滋养肝脏, 营养机体的功能. 肝所藏之血可濡养肝脏及其形体官窍, 使其发挥正常的生理机能. 贮藏于肝的血液, 一方面荣养筋·目·爪等组织器官及冲任二脉,　维持人体运动·视觉以及女性生殖功能的正常；另一方面能柔软肝体, 制约肝用, 防止太过. 同时, 肝血也是神志活动的物质基础, 涵养神魂, 维持神志活动.

Liver blood refers to the blood stored in the liver. It nourishes the liver and the whole body. Blood stored in the liver moistens and nourishes the liver as well as the body parts pertaining to it, and enables them to function properly. Blood stored in the liver nourishes sinews, eyes, nails, thoroughfare vessel, and conception vessel, and maintains normal body movement, vision, and female reproductive function. It also softens the liver and controls its function, preventing it from getting hyperactive. Meanwhile, liver blood is the material basis of mental activities, nourishing the spirit and ethereal soul, and maintaining mental activities.

72. 간혈(肝血)

간혈(肝血)은 간에 저장된 혈액으로, 간과 전신에 영양을 공급한다. 간에 저장
된 혈액은 간과 관련된 신체 부위에 수분과 영양을 공급하고 정상적인 기능을
하도록 도와준다. 간에 저장된 혈액은 힘줄, 눈, 손톱, 충맥(衝脈), 그리고 임맥
(任脈)에 영양을 공급하며, 정상적인 신체 활동, 시력, 여성의 생식기능을 유지
해준다. 또한 간혈은 간을 부드럽게 해주고, 간의 기능들을 조절하고 과잉활동
을 방지한다. 그러면서 간혈은 정신활동의 물질적인 기초로 신(神, spirit)과 혼
(魂, ethereal soul)에 영양을 공급하고 정신활동을 지속하도록 돕는다.

▎曾经译法▎ the blood stored in the liver; liver-blood; liver blood

▎现行译法▎ hepatic blood; liver blood

▎标准译法▎ liver blood

▎翻译说明▎

该术语的英文翻译比较统一, 主要为 liver blood. hepatic blood 过于西医化 ; the blood stored in the liver 欠简练. 译语 liverblood 可能是复合名词或者形容词, 不如直接翻译成 liver blood 这个名词词组.

▎引例 Citations▎

○肝血不足于目, 所以多悲也. (『太素』卷二十四)

(肝血亏虚不能养目, 所以常悲伤.)

People often feel sad when their liver blood is deficient and fails to nourish the eyes. (*Grand Simplicity of 'Yellow Emperor's Internal Canon of Medicine'*)

○用柴胡栀子散以清肝火, 加味四物汤以养肝血. (『钱氏小儿直诀』卷一)

(用柴胡栀子散以清泻肝火, 加味四物汤以滋养肝血.)

Bupleurum and Gardenia Powder should be indicated to drain liver fire, and Supplemented Four Substances Decoction should be used to nourish liver blood. (*Qian's Key to Diagnosis and Treatment of Children's Diseases*)

○养肝丸, 治小儿肝血不足, 眼目昏花. (『原机启微』)

(养肝丸, 治疗小儿肝血不足, 眼目昏花之症.)

Liver-nourishing Pill cures blurred vision in children caused by liver-blood deficiency. (*Revealing the Mystery of the Origin of Eye Diseases*)

▌과거번역 ▌the blood stored in the liver(간에 저장된 혈액); liver-blood(간-혈액); liver blood(간혈)

▌현행번역 ▌ hepatic blood(간의 혈액); liver blood(간혈)

▌표준번역 ▌ liver blood(간혈)

▌번역설명 ▌

'간혈'의 영문 번역은 비교적 통일되었는데, 주로 'liver blood'로 번역된다. 'hepatic blood'는 너무 서구 의학적 표현이며, 'the blood stored in the liver'(간에 저장된 혈액)는 간결하지 못하다. 번역어 'liverblood'는 복합 명사로 볼 수도 있지만, 형용사로 보여질 여지가 있기에 직접적으로 명사구인 'liver blood'로 번역하는 것이 좋다.

▌예 ▌

○ 사람들은 간혈(肝血)이 부족하고 눈에 영양을 공급받지 못하면 흔히 슬픔을 느낀다. 『황제내경태소(黃帝內經太素)』

○ 간화(肝火)를 배출하기 위해서는 시호(柴胡)와 치자 가루를 사용하고, 간혈(肝血)에 영양을 공급하기 위해서는 사물탕(四物湯)을 사용해야 한다. 『전씨소아직결(錢氏小兒直訣)』

○ 간혈이 부족하여 아이들의 시력이 흐릿해지면 양간환(養肝丸)으로 치료한다. 『원기계미(原機啓微)』

73.

gānyīn 肝阴

Liver Yin

肝阴指的是肝的阴液, 与肝阳相对, 具有抑制·滋润·宁静·内守等作用. 肝阴是维持肝的正常生理功能的基本物质之一, 肝阴的作用是滋养肝脏, 制约肝阳, 防止肝阳上亢, 使肝的疏泄与藏血功能保持正常. 若肝阴不足, 失其柔和凉润之能, 可致肝阳升动太过, 甚或导致阳亢风动等病变. 肝阴的产生, 与肾的关系密切, 肾阴可以滋养肝阴, 制约肝阳, 使阳用不致太过.

Liver yin, opposite to liver yang, refers to the yin fluid of the liver and its functions involve restricting, nourishing, calming, and protecting. It is the fundamental substance for maintaining the normal physiological functions of the liver, i.e., coursing the free flow of qi and storing the blood. It nourishes the liver and restricts liver yang to prevent its hyperactivity. If liver yin is insufficient and unable to be softening, cooling, and moistening, it may lead to the over-ascending of liver yang or even the involuntary movement of internal wind caused by hyperactivity. Liver yin is intimately associated with the kidney. Kidney yin could nourish the liver yin and restrict liver yang from over-ascending.

73. 간음(肝陰)

간양과 상반되는 간음(肝陰)은 간의 음액을 말하며, 제한하고, 영양을 주고, 진정시키고, 보호하는 기능을 한다. 간음은 간의 정상적인 생리적 기능을 유지하기 위한 기본 물질로, 다시 말해, 기의 자유로운 흐름을 도와주고 혈액을 저장한다. 간음은 간에 영양을 공급하고 간양을 제한하여 과잉활동을 예방한다. 간음이 부족하여 부드럽게, 시원하게, 그리고 촉촉하게 할 수 없게 되면 간양이 과도하게 상승하거나 심지어는 과잉활동으로 인해 내부에 풍(風)이 오는 등 병리적 변화를 겪을 수 있다. 간음은 신장과 밀접하게 관련이 있으며, 신음은 간음에 영양을 공급하고 간양이 과도하게 상승하는 것을 억제할 수 있다.

▐ 曾经译法 ▐ liver-yin; the Yin(vital essence) of the liver; liver yin; Liver-Yin

▐ 现行译法 ▐ liver yin; liver-yin

▐ 标准译法 ▐ liver yin

▐ 翻译说明 ▐

连字符强调两(多)词相加为固定结构, 即强调为'一个词'. '肝阴'可指肝之阴液, 且近年来译文中多不用连字符, 因此, '肝阴'译为 liver yin.

▐ 引例 Citations ▐

○取桂枝通肝阳, 芍药滋肝阴. (『时方妙用』卷一)

(用桂枝温通肝阳, 芍药滋养肝阴.)

Cinnamon twig can be used to activate liver yang and Chinese peony can be used to nourish liver yin. (*Wonders of Formulas in Use*)

○倘精液有亏, 肝阴不足, 血燥生热. (『临证指南医案』卷一)

(假如精液亏虚, 肝阴不足, 血燥就会产生热象.)

If kidney-essence deficiency and liver-yin insufficiency occur, blood dryness will occur and it may lead to heat. (*Case Records: A Guide to Clinical Practice*)

○不知柴胡劫肝阴, 葛根竭胃汁, 致变屡矣. (『温热论·三时伏气外感篇』)

(不知道柴胡劫伤肝阴, 葛根耗竭胃阴, 导致变证屡屡发生.)

The ignorance of bupleurum impairing liver yin and pueraria root consuming stomach yin can incur frequent deterioration. (*Treatise on Warm-heat Diseases*)

┃과거번역┃ liver-yin(간-음); the Yin(vital essence) of the liver(간의 음(생명의 정)); liver yin(간음); Liver-Yin(간-음)

┃현행번역┃ liver yin(간의 음); liver-yin(간-음)

┃표준번역┃ liver yin(간음)

┃번역설명┃

하이픈은 두 단어(혹은 여러 단어)가 고정된 구조, 즉 '하나의 단어'임을 강조한다. '간음(肝陰)'은 간의 음액을 의미하고, 더욱이 최근에는 번역어에 하이픈을 사용하지 않는 경우가 많기에 '간음(肝陰)'을 'liver Yin'으로 번역한다.

┃예┃

○ 계지(桂枝)는 간양을 활성화하는데 사용할 수 있고, 작약(芍藥)은 간음에 영양을 공급하는데 사용할 수 있다. 『시방묘용(時方妙用)』

○ 신정(腎精)과 간음에 결핍이 발생하면 혈액 건조증이 발생하여 열로 이어질 수 있다. 『임증지남의안(臨證指南醫案)』

○ 간음을 손상시키는 시호(柴胡)와 위음을 소모하는 갈근(葛根)에 대해 알지 못하면 자주 저하를 초래할 수 있다. 『온열론(溫熱論)-삼시복기외감(三時伏氣外感)』

74.

gānyáng 肝阳

Liver Yang

肝阳指的是肝的阳气, 与肝阴相对, 具有温煦·推动·振奋·升发等作用. 肝阳的主要作用是温养肝脏, 并激发肝的生理机能, 制约肝阴而不使过于抑制, 并可防止阴寒内盛, 从而维持肝的疏泄与藏血功能的正常发挥. 肝阳对肝的疏泄功能有重要作用. 肝为刚脏, 肝气主升主动, 具有木的冲和条达·伸展舒畅之能. 肝性喜条达而恶抑郁, 肝阳的升发作用, 促使肝气向上升动和向外发散以调畅气机, 主持人体气机的疏通·调畅.

Liver yang, opposite to liver yin, refers to the yang qi of the liver and its functions involve warming, promoting, stimulating, and ascending. Liver yang mainly warms the liver and activates its physiological mechanism. It also restricts liver yin from over-inhibiting and prevents excessive yin cold, which help to maintain the normal function of coursing the free flow of qi and storing the blood. Liver yang plays an important role in the activities of coursing and discharge. The liver is an unyielding zang-organ. Liver qi is ascending and active in nature, similar to the property of wood in stretching smoothly. Thus the liver prefers stretching and detests depression. The ascending function of liver yang promotes liver qi to ascend upward and disperse outward, which regulates the flow of qi and governs its coursing and discharge.

74. 간양(肝陽)

간음과 상반되는 간양(肝陽)은 간의 양기를 말하며, 따뜻하게 하거나, 촉진하고, 자극하고 상승하는 기능을 한다. 간양은 주로 간을 따뜻하게 하고 간의 생리적 기제를 활성화해준다. 간양은 또한 간음이 과잉 억제되는 것을 막고 과도한 음한(陰寒)을 방지하여 기의 자유로운 흐름이나 혈액을 저장하는 기능들을 정상적으로 작동하도록 돕는다. 간양은 순환과 배설 활동에 중요한 역할을 한다. 간은 강(剛)한 장(臟)이다. 간기는 상승하고 활동적인 성질을 지니며, 이는 부드럽게 뻗어나가는 목(木)의 속성과 비슷하다. 따라서 간은 팽창하는 것을 좋아하고 억압을 싫어한다. 간양의 상승 기능은 간기가 위쪽으로 상승하여 외부로 흩어져 나가도록 하여 기의 흐름을 조절하고 순환과 배출을 주관한다.

▌曾经译法 ▌ liver-yang; the Yang(vital function) of the liver; liver yang; LiverYang

▌现行译法 ▌ liver yang; liver-yang

▌标准译法 ▌ liver yang

▌翻译说明 ▌

‘肝阳’与‘肝阴’相对, 译为 liver yang 是术语通俗译法.

▌引例 Citations ▌

○肝木, 春阳也, 虚则当冷, 肾阴肝阳岂能同虚而为冷者欤? (『原机启微』)

(肝木与春阳相关, 虚就会出现寒象, 肾阴与肝阳怎能同时亏虚而呈现出寒象呢?)

Liver wood is associated with spring yang; its deficiency will lead to cold patterns. Therefore, how could the cold patterns be manifested when kidney yin and liver yang are both deficient? (*Revealing the Mystery of the Origin of Eye Diseases*)

○头胀, 耳鸣, 火升, 此肝阳上郁, 清窍失司. (『临证指南医案』卷一)

(头胀, 耳鸣, 火气上升, 这是肝阳上升郁滞, 头面孔窍失常.)

When liver yang stagnates and seven orifices fail to work, symptoms such as head distention, tinnitus, and flaming of fire will occur. (*Case Records: A Guide to Clinical Practice*)

○清君火以制相火, 益肾阴以制肝阳. (『柳选四家医案·评选环溪草堂医案』)

(清泻心火以制约相火, 滋补肾阴以制约肝阳.)

Heart fire is cleared in order to restrict ministerial fire; kidney yin is nourished in order to restrict liver yang. (*Case Records of Four Doctors Selected by Liu Baozhi*)

▎과거번역 ▎liver-yang(간-양); the Yang(vital function) of the liver(간의 양(중요한 기능)); liver yang(간양); LiverYang(간양)

▎현행번역 ▎ liver yang(간의 양); liver-yang(간-양)

▎표준번역 ▎ liver yang(간양)

▎번역설명 ▎
'간양(肝陽)'은 '간음(肝陰)'과 서로 상대되는 개념으로 'liver yang'으로 번역하는 것이 일반적이다.

▎예 ▎

○간목(肝木)은 춘양(春陽)과 관련된다. 간목이 결핍되면 허냉(虛冷)으로 이어질 것이다. 따라서 신음과 간양이 모두 부족할 때 어떻게 허냉(虛冷)이 나타날 수 있을까? 『원궤계미(原機啓微)』

○간양이 정체되고 7개의 구멍이 작동하지 않으면 머리팽창, 이명, 타는 듯한 화(火) 등의 증상이 나타난다. 『임증지남의안(臨證指南醫案)』

○심화(心火)를 맑게 하여 상화(相火)를 제한하고, 신음(腎陰)을 보익(補益)하여 간양(肝陽)을 제한한다. 『유선사가의안(柳選四家醫案)-평선배계초당의안(評選環溪草堂醫案)』

75·
gān zhǔ shūxiè 肝主疏泄
The Liver Governs Coursing and Discharge.

肝主疏泄指的是肝具有疏通·调畅全身气机的生理作用. 肝气的疏泄作用可调畅
全身气机, 使脏腑经络之气的运行通畅无阻. 肝气的疏泄功能, 是维持肝脏本身
及相关脏腑的机能协调有序的重要条件. 肝气疏泄调畅气机的作用有四个方面：
一是促进血液与津液的运行输布；二是促进脾胃运化和胆汁的分泌排泄；三是
调畅情志, 使人心情舒畅, 既无亢奋, 也无抑郁；四是促进男子排精与女子排卵
行经.

The term refers to the physiological functions of the liver in smoothing and regulating the qi flow in the entire body. The liver governing coursing and discharge makes it easy for the qi of the zang-fu organs and meridians to flow with ease. It is also of vital importance in maintaining the proper functions of the liver and other relevant zang-fu organs. The term contains four levels of meaning: (1) to promote the conveyance and distribution of the blood and fluids; (2) to facilitate the transportation and transformation by the spleen and the stomach as well as the secretion and excretion of bile; (3) to regulate emotions, being away from hysterical excitement or depression; and (4) to promote semen release, or the discharge of eggs and menstruation.

75. 간주소설(肝主疏泄): 간은 순환과 배설을 주관한다

간주소설(肝主疏泄)은 몸 전체의 기의 흐름을 부드럽게 하고 조절하는 간의 생리적 기능을 말한다. 간주소설은 장부와 경맥의 기가 잘 흐르도록 해주며, 다른 관련된 장부와 간이 제대로 기능하는데 있어 매우 중요하다. 간주소설은 네 가지 정도의 의미를 포함한다. (1) 혈액과 진액의 운반 및 분배를 촉진한다. (2) 담즙의 분비와 배설뿐만 아니라 비위장을 통한 이동과 변형을 용이하게 한다. (3) 발작적인 흥분이나 우울에서 벗어나 감정을 조절한다. (4) 정액의 배출이나 난자의 배출, 그리고 월경을 촉진한다.

▌曾经译法▐ The liver serves to regulate the activity of vital energy; The liver has the function of soothing and regulating the flow of vital energy and blood; dispersing and discharging functions of the liver; The liver governs free coursing; Liver bears the dispersive effect

▌现行译法▐ Liver governs free flow of qi; Liver governs free coursing; The liver governs the conveyance and dispersion; liver controlling conveyance and dispersion; liver ruling smooth qi flow; The liver controls the conveyance and dispersion

▌标准译法▐ The liver governs coursing and discharge.

▌翻译说明▐

疏：疏通，译为 conveyance，表示的是'运输；运输工具'，不能传达'疏通'之意. 译为 coursing 相对合乎其意, course 作为动词, 可表示'快速流动', 另一个可考虑的词是 smooth(消除障碍-困难). 泄：发泄, 译为 dispersion(驱散；散开)不能表达其意. 考虑到'肝主疏泄'还包含'促进胆汁的分泌排泄和促进男子排精与女子排卵行经', 可把'泄'译为 discharge. 因此, '肝主疏泄'可译为 The liver governs coursing and discharge.

┃ 과거번역 ┃ The liver serves to regulate the activity of vital energy(간은 생명 에너지의 활동을 조절하는 역할을 한다); The liver has the function of soothing and regulating the flow of vital energy and blood(간은 생명 에너지와 혈액의 흐름을 부드럽게 하고 조절하는 역할을 한다); dispersing and discharging functions of the liver(간의 분산과 배설의 역할); The liver governs free coursing(간은 자유로운 흐름을 주관한다); Liver bears the dispersive effect(간은 분산 작용을 담당한다)

┃ 현행번역 ┃ Liver governs free flow of qi(간의 기의 자유로운 흐름을 주관한다); Liver governs free coursing(간은 자유로운 흐름을 주관한다); The liver governs the conveyance and dispersion(간은 운반과 분산을 주관한다); liver controlling conveyance and dispersion(운반과 분산을 관장하는 간); liver ruling smooth qi flow(기의 흐름을 원활하게 관리하는 간); The liver controls the conveyance and dispersion(간은 운반과 분산을 관장한다)

┃ 표준번역 ┃ The liver governs coursing and discharge. (간주소설, 肝主疏泄)

┃ 번역설명 ┃

'소(疏)'는 '소통(疏通)'을 말한다. 이를 'conveyance'로 번역하면 '운송', '운송 수단'을 의미하기에 '소통'의 의미를 전달할 수 없다. 대신 'coursing'은 상대적으로 그 뜻에 부합하며, 'course'는 동사로 '빠르게 흐르다'는 의미를 나타낼 수 있다. 'smooth'(장애물이나 여러 어려움을 없애다)도 고려할 만한 번역어이다. '설(泄)'은 배설을 의미하므로, 'dispersion'(흩어짐, 분산)으로 번역하면 그 뜻을 나타낼 수 없다. '간주소설(肝主疏泄)'은 '담즙의 분비와 배설을 촉진하고, 남성의 정자 배설과 여성의 배란과 월경을 촉진한다'는 의미가 있기에, '설(泄)'을 'discharge'로 번역할 수 있다. 그래서 '간주소설(肝主疏泄)'을 'The liver governs coursing and discharge'로 번역한다.

▌引例 Citations ▌

○肾主闭藏, 肝主疏泄, 二脏俱有相火. (『明医杂著』卷一)

(肾主闭藏, 肝主疏泄, 二脏都寄存相火.)

The kidney governs the storage of essence while the liver governs coursing and discharge. Both organs store ministerial fire. (*Miscellaneous Writings by Famous Physicians of the Ming Dynasty*)

○肝主疏泄, 肝病则失其疏泄之职, 故小便先黄也. (『温病条辨·原病篇』)

(肝主疏泄, 肝病就会失其疏泄之职, 所以小便先黄.)

The liver governs coursing and discharge, which however will be affected by liver disorders. As a result, the urine will become yellow firstly. (*Systematic Differentiation of Warm Diseases*)

○又肝主疏泄, 肝火盛亦令尿血……平肝加味逍遥散主之. (『医学心悟』卷三)

(另外, 肝主疏泄, 肝火盛也会发生尿血……用平肝加味逍遥散治疗.)

The liver governs coursing and discharge. Exuberant liver fire will cause blood in urine… Pinggan Jiawei Xiaoyao San will be used for the treatment. (*Medical Understanding*)

▌예▐

○ 신장은 정(精)의 저장을 주관하고 간은 순환과 배설을 주관한다. 두 기관 모두 상화(相火)를 저장한다.『명의잡저(明醫雜著)』

○ 간은 순환과 배설을 주관하지만 간 질환들에 영향을 받는다. 그 결과 소변이 먼저 노랗게 된다.『온병조변(病條辨)-원병편(原病篇)』

○ 간은 순환과 배설을 주관한다. 간에 화기(火氣)가 왕성하면 소변에 피가 생긴다. …… 평간가미소요산(平肝加味逍遙散)의 치료에 사용된다.『의학심오(醫學心悟)-제3권』

76.

gān zhǔ cángxuè 肝主藏血

The Liver Stores the Blood.

肝主藏血指的是肝贮藏血液·调节血量的功能. 其生理功能主要表现在四个方面；一是供养各脏腑组织；二是濡养肝及筋目，即保持肝体柔和，维持肝的疏泄功能正常，防止出血；三是调节血量，即将贮藏的血液适时输布到相应部位，保证脏腑组织器官有充足的血液供应，而当人体活动量减少时，一部分血液又流回肝脏贮藏；四是肝贮藏充足的血液，为女子月经来潮的重要保证.

The term means that the liver stores blood and regulates blood volume. The liver is primarily involved in the following four physiological functions: (1) to supply nutrients to zang-fu organs and tissues; (2) to nourish the liver, tendons, and eyes, i.e, to maintain the flexibility of the liver and the normal function of coursing and discharge to prevent hemorrhage; (3) to regulate blood volume, i.e., to transport the stored blood to designated zang-fu organs and tissues to ensure sufficient supply of blood; when less blood is required due to the reduced physical activities, surplus blood will return to the liver; and (4) to store abundant blood in the liver to ensure regular menstrual cycle.

76. 간주장혈(肝主藏血): 간은 혈액을 저장한다

간주장혈(肝主藏血)은 간이 혈액을 저장하고 혈액량을 조절하는 것을 의미하며, 주로 네 가지 생리적 기능에 관여한다. (1) 장부와 조직에 영양분을 공급한다. (2) 간, 힘줄, 눈에 영양을 공급한다. 즉, 간을 부드럽게 유지하고 순환과 배설의 기능을 정상적으로 유지하여 출혈을 예방한다. (3) 혈액양을 조절한다. 즉, 저장된 혈액을 지정된 장부와 조직으로 운반하여 충분한 혈액 공급을 보장한다. 신체 활동이 감소하면 남은 혈액은 간으로 돌아간다. (4) 풍부한 혈액을 저장하여 규칙적인 생리주기를 보장한다.

| 曾经译法 | The liver stores blood; The liver stores Blood

| 现行译法 | Liver stores the blood; The liver stores blood; liver storing blood

| 标准译法 | The liver stores the blood.

| 翻译说明 |

 ‘肝主藏血’的译法比较统一, 用 store 表示藏, 侧重储藏功能.

| 引例 Citations |

○夫心主行血, 脾主裹血, 肝主藏血. (『女科百问』卷上)

 (心主推动血液运行, 脾主统摄血液, 肝主贮藏血液.)

 The heart governs promoting the circulation of blood. The spleen governs controlling the blood and the liver governs storing the blood. (*One Hundred Questions to Gynecology*)

○肝主藏血, 故为血海. (『医醇賸义』卷四)

 (肝主贮藏血液, 所以称为血海.)

 The liver is called the sea of blood due to its function of storing the blood. (*The Refined in Medicine Remembered*)

○肝主藏血, 吐血者, 肝失其职也. (『张氏医通』卷五)

 (肝主贮藏血液, 发生吐血, 是肝藏血的功能失常.)

 The liver stores the blood. Its failure to do so results in hematemesis.

(*Comprehensive Medicine by Doctor Zhang Lu*)

▌과거번역▌ The liver stores blood(간은 혈액을 저장한다); The liver stores Blood(간은 혈액을 저장한다)

▌현행번역▌ Liver stores the blood(간은 혈액을 저장한다); The liver stores blood(간은 혈액을 저장한다); liver storing blood(혈액을 저장하는 간)

▌표준번역▌ The liver stores the blood. (간주장혈, 肝主藏血)

▌번역설명▌

'간주장혈(肝主藏血)'의 번역법은 비교적 통일되어 있는데, 저장한다는 뜻의 'store'를 사용해 저장기능에 초점을 맞추고 있다.

▌예▌

○ 심장은 혈액순환의 촉진을 주관한다. 비장은 혈액을 통제하고 간은 혈액의 저장을 주관한다.『여과백문(女科百問)』

○ 간은 혈액을 저장하는 기능 때문에 혈해(血海)라고 불린다.『의순승의(醫醇賸義)』

○ 간은 혈액을 저장한다. 그렇게 하지 못하면 토혈(吐血)이 발생한다.『장씨의통(張氏醫通)』

77.

gān shèn tóngyuán 肝肾同源

The Liver and the Kidney Are of the Same Origin.

肝肾同源指的是肝肾之间精血同源， 相互滋生以及肾水涵养肝木·同寄相火的关系. 肝肾同源主要体现在精血互化. 肝肾共居下焦，肝藏血，肾藏精，精可化血，血能养精，肾精能滋养肝血，使肝血充盈，并能制约肝阳；肝血能滋养肾精，使肾精充足，维持肾中阴阳的协调平衡. 肝肾同源关系的另一表现是肝肾阴阳之间的互济互制. 生理上，肾阴为一身阴液之本，具有滋养肝阴·制约肝阳的作用. 病理上，肝肾之阴常常相互影响.

The liver and the kidney share the origin of essence and blood. They tonify each other; kidney water nourishes liver wood and both store the ministerial fire. The conception that the liver and the kidney are of the same origin is mainly manifested in two aspects: (1) Mutual transformation of essence and blood. Located in the lower energizer, the liver stores the blood and the kidney stores the essence. Essence could be transformed into blood and blood could nourish essence. Therefore, kidney essence could tonify and replenish liver blood and also inhibit liver yang; liver blood could nourish kidney essence and also maintain the balance between yin and yang in the kidney. (2) Mutual support and restriction between yin and yang in the liver and the kidney. Physiologically, kidney yin as the foundation of the yin fluids in the whole body could tonify liver yin and restrict liver yang. Pathologically, liver yin and kidney yin often affect each other.

77. 간신동원(肝腎同源): 간과 신장은 기원이 같다

간과 신장은 정(精)과 혈액의 원천을 공유한다. 그들은 서로를 강화한다. 신수(腎水)는 간목(肝木)에 영양을 공급하고 둘 다 상화(相火)를 저장한다. 간과 신장은 주로 두 가지 면에서 기원이 같다는 것을 보여준다. (1) 정(精)과 혈액이 상호 변형한다. 하초(下焦)에 자리한 간은 혈액을 저장하고 신장은 정(精)을 저장한다. 정(精)은 혈액으로 변형될 수 있고 혈액은 정(精)에 영양을 공급할 수 있다. 따라서 신정(腎精)은 간혈(肝血)을 강화하고 보충할 수 있고 간양을 억제할 수 있다. 간혈은 신정에 영양을 공급하고 신장의 음과 양 사이의 균형을 유지하게 한다. (2) 간과 신장에서 음과 양을 상호 지원하고 제한한다. 생리적으로 전신의 음액의 토대가 되는 신음은 간음을 강화하고 간양을 제한할 수 있다. 병리학적으로 간음과 신음은 종종 서로에게 영향을 준다.

┃曾经译法┃ The liver and the kidney are derived from the same origin; The liver and the kidney have a common source; Liver and kidney have the same origin; Liver and kidney are of the same source

┃现行译法┃ Liver and kidney are of the same source; homogeny of liver and kidney; The liver and the kidney share the same origin; The liver and the kidney share the same source.

┃标准译法┃ The liver and the kidney are of the same origin.

┃翻譯說明┃

‘肝肾同源’强调‘根源’, 选用 origin. homogeny 侧重有同样的形式和结构, 不符合文意. 单词 share 含有 same 之意, 因此, 只能选其一, 译为 The liver and the kidney are of the same origin, 或者 The liver and the kidney share the origin. 相比较而言, 前者在回译性层面更贴近源语.

┃引例 Citations┃

○目为肝木, 资于肾水, 肝肾同源, 虚则失养而眩. (『金匮要略论注』卷六)

(目五行属肝木, 由肾水所滋养, 肝肾同源, 所以虚则目失所养而眩晕.)

Eyes pertain to liver wood in terms of the five-element theory. They are nourished by kidney water. The liver and the kidney are of the same origin; when the kidney is deficient, the eyes will lack nourishment and vertigo may occur. (*Discussion and Annotations on 'Essentials of the Golden Cabinet'*)

○古称乙癸同源, 肾肝同治, 其说维何?盖火分君相……相火有二, 乃肾与肝. (『医宗必读』卷一)

(古人称乙癸同源, 肾病与肝病同治, 这种说法因为什么?由于火有君火·相火之分……相火寄存于两脏, 即肾与肝.)

An old saying goes: since the liver and the kidney are of the same origin, liver disorders and kidney disorders can be treated with the same strategy. Why is it? The reason is related to fire which is classified into monarch fire and ministerial fire. The latter is stored in the kidney and the liver as well. (*Required Readings from the Medical Ancestors*)

▌과거번역 ▌ The liver and the kidney are derived from the same origin(간과 신장은 동일한 기원을 갖는다); The liver and the kidney have a common source(간과 신장은 같은 근원을 가진다); Liver and kidney have the same origin(간과 신장은 기원이 동일하다); Liver and kidney are of the same source(간과 신장은 기원이 같다)

▌현행번역 ▌ Liver and kidney are of the same source(간과 신장은 기원이 같다); homogeny of liver and kidney(간과 신장의 상동성); The liver and the kidney share the same origin(간과 신장은 같은 기원을 공유한다); The liver and the kidney share the same source(간과 신장은 같은 근원을 공유한다)

▌표준번역 ▌ The liver and the kidney are of the same origin. (간신동원, 肝腎同源)

▌번역설명 ▌

'간신동원(肝腎同源)'은 '근원'을 강조하고 있기에, 'origin'으로 번역한다. 'homogeny'(상동성, 相同性)는 동일한 형태나 구조를 갖는다는 것에만 의미가 치중되어 있어 문맥에 맞지 않는다. 'share'에는 'same'의 의미가 포함되어 있기에 둘 중 하나만 선택해야 한다. 그래서 'The liver and the kidney are of the same origin'(간과 신장은 기원이 같다)이나 'The liver and the kidney share the origin'(간과 신장은 근원을 공유한다)으로 번역할 수 있다. 이 둘을 비교하자면 역 번역(回譯: 회역)의 측면에서 전자가 원어의 의미에 더 가깝다.

▌예 ▌

○눈은 오행론의 관점에서 간목(肝木)과 관련이 있다. 그들은 신수(腎水)로 영양을 공급받는다. 간과 신장은 기원이 같다. 신장이 허약하면 눈에 영양이 부족하고 어지러움이 생길 수 있다.『금궤요약(金匱要略) 논주』

○옛말에 간과 신장의 기원이 같기에 간과 신장의 질환들도 같은 방법으로 치료될 수 있다. 왜 그럴까? 그 이유는 군화(君火)와 상화(相火)로 분류되는 화(火)와 관련이 있기 때문이다. 상화는 신장과 간에 저장된다.『의종필독(醫宗必讀)』

78.

shèn 肾

Kidney

肾为五脏之一, 位于腰部, 脊柱两旁, 左右各一, 其基本功能为藏精, 主生长·发育和生殖, 主水, 主纳气. 由于肾藏先天之精, 肾精化肾气, 肾气分阴阳, 肾阴与肾阳能资助·促进·协调全身脏腑之阴阳, 为脏腑阴阳之本, 生命之源, 故先天之本. 肾在五行属水, 为阴中之阴, 通于冬气；在体合骨, 开窍于耳与二阴, 其华在发, 在液为唾；肾舍志, 在情志为恐. 其经脉为足少阴肾经, 与足太阳膀胱经相互络属, 互为表里.

The kidney, located in the lumbar region on either side of the spine, is one of the five zang-organs. Its basic functions involve storing essence, dominating growth, development, and reproduction, governing water, and receiving qi. The kidney stores the prenatal essence which could be transformed into kidney qi, i.e., kidney yin and kidney yang. Kidney yin and kidney yang promote and coordinate the yin and yang of the whole body. They are the foundations of the yin and yang of zang-fu organs, and the source of life activities. Therefore, the kidney is the root of prenatal constitution. Pertaining to water in terms of the five-element theory, the kidney is yin within yin and corresponds to winter qi in nature. It is related to bones, opens into ears, anus, and genitals, associated with spittle in body fluids and fear in emotions, and stores will. Its condition can be manifested in the luster of hair. The Kidney Meridian of Foot-shaoyin has an interior-exterior relationship with the Bladder Meridian of Foot-taiyang.

78. 신(腎): 신장

척추(脊椎) 양쪽의 요추 부위에 자리한 신장(腎)은 오장 중 하나이다. 신장은 정(精)을 저장하고 성장과 발달, 생식을 주관하고, 물을 주관하며 기를 수용하는 기본적인 기능을 한다. 신장은 신기(腎氣), 즉 신음과 신양으로 변형될 수 있는 선천지정(先天之精)을 저장한다. 신음과 신양은 전신의 음과 양을 촉진하고 조정한다. 그것들은 장부의 음양의 토대이고 생명 활동의 원천이다. 따라서 신장은 선천적 체질의 뿌리이다. 오행론에서 물과 관련된 신장은 음 안의 음이고, 자연계의 동기(冬氣)에 해당한다. 신장은 뼈와 관련이 있고, 체액의 침이나 두려움의 감정과 관련이 있는 귀, 항문, 생식기로 통하고, 의지(志)를 저장한다. 신장의 징후는 머리카락의 광택으로 나타난다. 족소음신경(足少陰腎經)은 족태양방광경(足太陽膀胱經)과 표리관계에 있다.

| 曾经译法 | kidney; the renal orb; Shen
| 现行译法 | kidney; kidneys; kidneyTM
| 标准译法 | kidney
| 翻譯說明 |

‘肾’一般译为 kidney. 但中医的‘肾’既是器官, 也是概念, 客观上单译为 kidney 比较符合实际, 而译作 kidneys 则背离了概念的内涵. WHO 制定 ICD-11 时, 为了将中医概念与西医概念区别开来, 将‘肾’译为 kidneyTM.

| 引例 Citations |

○肾者, 作强之官, 伎巧出焉. (『素问·灵兰秘典论』)

(肾是精力的源泉, 技巧是从它那来的.)

The kidney is the organ similar to an official with great power and is responsible for skills. (*Plain Conversation*)

○肾者, 主蛰, 封藏之本, 精之处也 ; 其华在发, 其充在骨, 为阴中之太阴, 通于冬气. (『素问·六节藏象论』)

(肾主管精气的蛰藏, 是封藏的根本, 精气储藏的地方 ; 其荣华表现在头发, 其功用是充实骨髓, 属阴中的太阴, 与冬气相应.)

The kidney as the storehouse of essential qi stores essence and is the root of storage. Its condition is manifested in the luster of hair and it replenishes bones. Pertaining to taiyin(greater yin) within yin, the kidney corresponds to winter qi. (*Plain Conversation*)

○腰者, 肾之府, 转摇不能, 肾将惫矣. (『素问·脉要精微论』)

(腰是肾所在的部位, 如果腰部不能转动, 那是肾气要衰竭了.)

The kidney is located in the lumber region. The inability for the lumbus to turn indicates that kidney qi is declining. (*Plain Conversation*)

┃과거번역┃ kidney(신장); the renal orb(신장 구); Shen(신(腎))

┃현행번역┃ kidney(신장); kidneys(신장); kidneyTM(신장TM)

┃표준번역┃ kidney(신장)

┃번역설명┃

'신(腎, 신장)'은 일반적으로 'kidney'로 번역된다. 하지만 한의학에서 '신(腎)'은 장기일 뿐만 아니라 개념이기도 하다. 그래서 단수명사 'kidney'로 번역하는 것이 실제의 의미에 더 부합하며, 'kidneys'로 번역하는 것은 개념의 의미에서 벗어나고 만다. WHO에서 한의학 개념을 서구 의학과 구별하기 위해 ICD-11을 제정할 때 '신(腎)'을 'kidney TM'으로 번역했다.

┃예┃

○신장은 강한 힘을 가진 관리와 유사한 기관이며 기교를 담당한다. 『소문(素問)-영란비전론(靈蘭秘典論)』

○정기(精氣)의 저장고인 신장은 정(精)을 저장하며 저장고의 근원이 된다. 그 상태는 머리카락의 광택으로 나타나고 뼈에 영양을 보충한다. 신장은 음 속의 태음(太陰, 더 큰 음)과 관련하며 동기(冬氣)에 해당한다. 『소문(素問)-육절장상론(六節藏象論)』

○신장은 요추(허리) 부위에 위치한다. 요추를 움직이지 못하는 것은 신기(腎氣)가 쇠약해지고 있음을 나타낸다. 『소문(素問)-맥요정미론(脈要精微論)』

79.
shènqì 肾气
Kidney Qi

肾气为肾精所化之气，是肾脏生理活动的物质基础及动力来源，是一身之气分布到肾并发挥特定作用的精微物质. 肾藏精，精化气，肾精所化之气为肾气，肾精和肾气主司人体的生长发育与生殖. 肾气分阴阳，肾阴与肾阳是一身阴阳之根本，对脏腑功能的发挥具有促进和调节作用，并主司和调节人体的水液代谢，调控膀胱的开阖；肾气的封藏与摄纳作用，维持呼吸的深度，以利气体交换. 因此，肾的生理功能都是以藏精化气为基础的.

Kidney qi, transformed from the kidney essence, is the substantial foundation for and driving force of physiological activities in the kidney. It is the nutrient substance distributed to the kidney by qi of the whole body with specific roles to play. The kidney stores essence and essence transforms itself to qi, i.e., kidney qi. Kidney essence and kidney qi govern the growth, development, and reproduction of human beings. Kidney qi is categorized into kidney yin and kidney yang which are the foundation of the yin and yang of the whole body, playing an important role in promoting and regulating the function of zang-fu organs as well as governing water metabolism and controlling the opening and closing of the urinary bladder. The storing and controlling functions of kidney qi maintain the depth of breathing and facilitate air exchange. Therefore, essence storage and qi transformation are the basis of physiological activities of the kidney.

79. 신기(腎氣): 신장 기

신정(腎精)에서 변환된 신기(腎氣)는 신장의 생리적 활동의 실질적인 토대이며 원동력이다. 신기는 특정한 역할을 하는 전신의 기에 의해 신장으로 분배되는 영양물질이다. 신장은 정(精)을 저장하고 정(精)은 스스로 기, 즉 신기로 변환된다. 신정과 신기는 인간의 성장, 발달, 생식을 주관한다. 신기는 전신의 음과 양의 토대가 되는 신음(腎陰)과 신양(腎陽)으로 분류되며, 수분대사를 조절하고 방광의 개폐를 조절하는 것은 물론 장부의 기능을 촉진하고 조절하는 중요한 역할을 한다. 신기의 저장과 제어는 호흡의 깊이를 유지하고 공기의 교환을 용이하게 한다. 따라서 정(精)의 저장과 기의 변환은 신장의 생리적 활동의 기초이다.

┃曾经译法┃ kidney-energy; renal qi; kidney qi; Kidney-Qi

┃现行译法┃ renal qi; kidney qi

┃标准译法┃ kidney qi

┃翻譯說明┃

单词 renal 英文解释为 in or near the kidney, 表示'与肾相关的'. '肾气'常译为 kidney qi.

┃引例 Citations┃

○肾气通于耳, 肾和则耳能闻五音矣. (『灵枢·脉度』)

(肾气通于耳窍, 肾气调和, 耳就能听清五音.)

Kidney qi reaches the ears. Ears can distinguish the five notes when kidney qi is harmonized. (*Spiritual Pivot*)

○九十岁, 肾气焦, 四脏经脉空虚. (『灵枢·天年』)

(到了九十岁, 肾气焦竭, 肝·心·脾·肺四脏及其经脉都空虚了.)

When one reaches ninety years of age, one's kidney qi might be exhausted and the liver, the heart, the spleen, the lung, and their corresponding meridians will become deficient. (*Spiritual Pivot*)

○肾藏精, 精舍志, 肾气虚则厥, 实则胀, 五脏不安. (『灵枢·本神』)

(肾贮藏精, 记忆能力依赖于精. 肾气虚就会手足发冷；肾有实邪, 就会腹胀, 五脏不能安和.)

The kidney stores essence and essence keeps will. The deficiency of kidney qi may lead to cold hands and feet while the excess of kidney qi may cause abdominal distension and discomforts of the five zang-organs. (*Spiritual Pivot*)

┃과거번역┃ kidney-energy(신장-에너지); renal qi(신장 기); kidney qi(신장 기); Kidney-Qi(신장-기)

┃현행번역┃ renal qi(신장의 기); kidney qi(신장기)

┃표준번역┃ kidney qi(신기)

┃번역설명┃

'renal'(신장)은 'in or near the kidney'(신장 내부 또는 근처)로도 표현되며, '신장과 관련이 있는' 것을 의미한다. '신기'는 종종 'kidney qi'(신기)로 번역된다.

┃예┃

○신기(腎氣)는 귀로 통한다. 신기가 조화를 이룰 때 오음(五音)을 구별할 수 있다. 『영추(靈樞)-맥도(脈度)』

○90세가 되면 신기(腎氣)는 고갈되고 간, 심장, 비장, 폐, 사장(四腸)에 상응하는 경맥들이 결핍을 겪는다. 『영추(靈樞)-천년(天年)』

○신장은 정(精)을 저장하고 정(精)은 의지(志)를 보유한다. 신기(腎氣)가 결핍되면 손발이 차게 되고, 신기가 과잉되면 복부팽창과 오장에 불편함을 느낀다. 『영추(靈樞)-본신(本神)』

80.

shènyīn 肾阴

Kidney Yin

肾阴为肾的阴液, 与肾阳相对, 具有宁静·滋润·濡养和抑制阳热等作用. 肾阴为一身阴气之源, 能抑制和调控脏腑的各种机能, 滋润全身脏腑形体官窍, 进而抑制机体的新陈代谢, 调控机体的气化过程, 减缓精血津液的化生及运行输布, 产热相对减少, 并使气凝聚成形而为精血津液. 肾的藏精·主生殖发育和主纳气功能的正常发挥, 亦赖于肾阴的滋润·濡养. 肾阴充足, 脏腑形体官窍得以濡润, 其功能活动得以调控, 精神宁静内守. 若肾阴不足, 抑制·宁静·凉润等功能减退, 则致脏腑机能亢奋, 精神躁动, 发为虚热性病证.

Kidney yin, opposite to kidney yang, is the yin fluid of the kidney and primarily involved in calming, nourishing, moistening, and restricting yang heat. Being the root of yin qi of the whole body, kidney yin could restrict and regulate the mechanism of zang-fu organs, nourish zang-fu organs, tissues and orifices, as well as restrict metabolism, regulate qi transformation, slow down the generation and distribution of essence, blood, and fluids to reduce heat generation, and finally qi concentrates and develops into essence, blood, and fluids. The kidney function of storing essence, governing reproduction, growth and development, as well as receiving qi relies on the nourishment and moistening of kidney yin. If kidney yin is abundant, zang-fu organs, tissues, and orifices could be nourished and regulated, and spirit could be kept in the interior. If kidney yin is deficient such functions as restriction, calming, and cooling will be diminished, which might bring about the hyperactivity of zangfuorgans and restlessness. Deficient heat diseases will occur.

80. 신음(腎陰)

신양(腎陽)과 반대되는 신음(腎陰)은 신장의 음액이며, 주로 양의 열을 진정시키고, 영양을 공급하고, 수분을 주고, 제한하는데 관여한다. 신음은 전신의 음기의 근원으로, 각종 기능을 제한하고 조절할 수 있으며, 신체의 장부와 조직 및 구멍들에 영양(수분)을 공급한다. 나아가 신체의 신진대사를 억제하고, 기의 변환을 조절하며, 정(精), 혈액, 진액의 생성과 분배를 늦춰 열의 발생을 줄인다. 그리고 마지막으로는 기를 모아서 정(精), 혈액, 진액으로 발전시킨다. 기를 모으는 것과 더불어 정(精)을 저장하고, 번식과 성장, 발달을 주관하는 신장 기능은 신음의 영양과 습윤(濕潤)에 달려있다. 신음이 풍부하면 장부와 조직, 그리고 구멍들은 영양을 공급받고 조절될 수 있고, 정신(神)이 내부에 유지될 수 있다. 신음이 부족하면 제한, 진정, 냉각과 같은 기능들이 저하되어 장부의 과잉 활동과 불안정을 초래할 수 있다. 허혈성 질환이 발생한다.

| 曾经译法 | kidney-yin; the Yin(vital essence or vital sap) of the kidney; kidney yin; Kidney-Yin

| 现行译法 | kidney yin; kidney-yin; renal yin

| 标准译法 | kidney yin

| 翻译说明 |

单词 renal 英文解释为 in or near the kidney, 表示'与肾相关的'. 根据中医名词术语国际化的基本原则, '肾阴'一般译为 kidney yin, 即名词加名词.

| 引例 Citations |

○肾阴内衰, 阳气外胜, 手足皆热, 名曰热厥也. (『黄帝内经太素』卷二十六)

(肾阴内虚, 阳气外盛, 手足都感觉发热, 这叫热厥.)

Internal deficiency of kidney yin will result in external exuberance of yang qi, which makes palms and soles feverish. The disease is called heat syncope. (*Grand Simplicity of 'Yellow Emperor's Internal Canon of Medicine'*)

○用四物地黄牛膝辈以补肾阴. (『证治准绳』卷七)

(用四物汤·地黄·牛膝之类补益肾阴.)

Four Substances Decoction, rehmannia, achyranthes root can be used to replenish kidney yin. (*Standards for the Diagnosis and Treatment*)

○生地滋肾阴, 白芍养肝阴, 石斛养胃阴, 沙参养肺阴, 麦冬养心阴. (『温热逢源』卷下)

(生地滋养肾阴, 白芍滋养肝阴, 石斛滋养胃阴, 沙参滋养肺阴, 麦冬滋养心阴.)

Rehmannia root replenishes kidney yin. White peony root nourishes liver yin. Dendrobium tonifys stomach yin. Glehnia replenishes lung yin. Ophiopogon nourishes heart yin. (*Encountering the Source of of Warm-heat Diseases*)

▌과거번역 ▌ kidney-yin(신장-음); the Yin(vital essence or vital sap) of the kidne(신장의 음(생명의 정 또는 필수적 체액)); kidney yin(신장음); Kidney-Yin(신장-음)

▌현행번역 ▌ kidney yin(신장음); kidney-yin(신장-음); renal yin(신장의 음)

▌표준번역 ▌ kidney yin(신음)

▌번역설명 ▌

'renal'(신장)은 'in or near the kidney'(신장 내부 또는 근처)로도 표현되며, '신장과 관련이 있는' 것을 의미한다. 한의학 용어의 국제화라는 기본 원칙에 따라 '신음(腎陰)'은 일반적으로 'kidney yin'으로 번역하는데, '명사+명사'의 형식이다.

▌예 ▌

○ 신음이 내부적으로 부족하면 양기의 외적 활기를 유발하는데 이는 손바닥과 발바닥에 열을 만든다. 이 질병을 열궐(熱厥)이라 한다. 『황제내경태소(黃帝內經太素)』

○ 사물탕(四物湯)에 지황(地黃)과 우슬(牛膝)을 배합하면 신음에 영양을 보충한다. 『증치준승(證治準繩)』

○ 생지황(生地黃)은 신음을 보충한다. 백작약(白芍藥)은 간음에 영양을 준다. 석곡(石斛)은 위음을 강화시킨다. 사삼(沙蔘)은 폐음을 보충한다. 맥문동(麥門冬)은 심음(心陰)에 영양을 공급한다. 『온열봉원(溫熱逢源)』

81.

shènyáng 肾阳

Kidney Yang

肾阳为肾的阳气, 与肾阴相对, 具有温煦·激发·兴奋·蒸化和制约阴寒等作用. 肾阳为一身阳气之本, 能推动和激发脏腑经络的各种机能, 温煦全身脏腑形体官窍, 进而促进精血津液的化生和运行输布, 加速机体的新陈代谢, 并激发精血津液化生为气或能量. 肾功能的正常发挥, 亦赖于肾阳的激发·蒸化及封藏. 肾阳充盛, 脏腑形体官窍得以温煦, 其功能活动得以促进和推动. 若肾阳虚衰, 温煦·推动等功能减退, 发为虚寒性病证.

Kidney yang, opposite to kidney yin, is yang qi of the kidney and has the functions of warming, activating, stimulating, vaporizing, and restricting yin cold. Being the foundation for the yang qi of the whole body, kidney yang could promote and simulate the mechanism of zang-fu organs and meridians, warm zang-fu organs, tissues, and orifices, and then promote the transportation, transformation, and distribution of essence, blood, and body fluids, accelerate the metabolism and stimulate the transformation of essence, blood, and body fluids into qi or energy. The performance of kidney function also depends on the simulation, vaporizing, and storing of kidney yang. If kidney yang is abundant, zang-fu organs, tissues, and orifices could be nourished, which promotes their function. If kidney yang is deficient, the function of restricting and promoting will be diminished. Deficient cold diseases will occur.

81. 신양(腎陽)

신음과 반대되는 신양(腎陽)은 신장의 양기로, 음한(陰寒)을 따뜻하게 하고, 활성화하고, 자극하고, 기화(氣化)하고, 제한하는 기능이 있다. 신양은 전신의 양기의 근원으로, 장부경락의 각종 기능을 촉진하고 활성화한다. 신양은 신체의 장부와 조직 및 구멍들을 따뜻하게 하며, 나아가 정(精)과 혈액, 체액의 운반, 변형, 분배를 촉진시킨다. 그리고 신진대사의 속도를 높이고, 정(精), 혈액, 체액의 변형을 촉진하여 기(氣)와 에너지를 만든다. 신장 기능의 작동은 신양의 활성화(simulation), 기화, 저장에 달려있다. 신양이 풍부하면 장부와 조직, 그리고 구멍들에 충분한 영양을 공급하여 기관들의 기능을 촉진한다. 신양이 부족하면 제한과 촉진의 역할이 저하된다. 허한(虛寒) 증상이 발생한다.

▌曾经译法 ▌ kidney-yang; the Yang(vital function) of the kidney; kidney yang; Kidney-Yang

▌现行译法 ▌ kidney yang; kidney-yang; renal yang

▌标准译法 ▌ kidney yang

▌翻译说明 ▌

单词 renal 英文解释为 in or near the kidney, 表示'与肾相关的'. 根据中医名词术语国际化基本原则, '肾阳'一般译为 kidney yang, 即名词加名词.

▌引例 Citations ▌

○肾阳不摄, 则精髓衰竭, 由使内太过而致. (『儒门事亲』卷一)

(肾阳不能收摄, 精髓就会衰竭, 是因为房劳太过所导致的.)

Essence will be exhausted if kidney yang fails to control it, which could result from sexual overindulgence. (*Confucians' Duties to Their Parents*)

○中风遗失, 为肾阳虚竭, 治以附子理中汤. (『医悟』卷五)

(中风二便失禁, 是肾阳虚竭, 治疗用附子理中汤.)

Kidney-yang exhaustion will result in stroke and incontinence of urine and stool, which could be treated with Aconite Center-regulating Decoction. (*Medical Understanding*)

○然肾水赖阳以化, 而肾阳又赖水封之, 此理不可偏废. (『血证论』卷二)

(但是肾阴依赖肾阳来化生, 肾阳又依赖肾阴来封藏, 这个道理是不可偏废的.)

However, kidney yin depends on kidney yang for its transformation and generation while the storage of kidney yang relies on kidney yin. This cannot be neglected. (*Treatise on Blood Syndromes*)

┃과거번역┃ kidney-yang(신장-양); the Yang(vital function) of the kidney(신장
의 양(중요한 기능)); kidney yang(신장 양); Kidney-Yang(신장-양)

┃현행번역┃ kidney yang(신장의 양); kidney-yang(신장-양); renal yang(신장양)

┃표준번역┃ kidney yang(신양)

┃번역설명┃

'renal'(신장)은 'in or near the kidney'(신장 내부 또는 근처)로도 표현되며,
'신장과 관련이 있는' 것을 의미한다. 한의학 용어의 국제화라는 기본 원칙
에 따라 '신양(腎阳)'은 일반적으로 'kidney yang'으로 번역하는데, '명사+명
사'의 형식이다.

┃예┃

○ 신양(腎陽)이 관리되지 못하면 정(精)은 고갈될 것이며, 이는 지나친 성적
방종에서 비롯될 수 있다. 『유문사친(儒門事親)』

○ 신양(腎陽)의 피로는 뇌졸중, 대소변의 실금(失禁)을 초래할 것이며, 이는
부자이중탕(附子理中湯)으로 치료할 수 있다. 『의학심오(醫學心悟)』

○ 그러나 신음(腎陰)은 변형과 생성을 위해 신양에 의존하고, 신양의 저장은
신음에 의존한다. 이것을 소홀히 해서는 안 된다. 『혈증론(血證論)』

82.

shènjīng 肾精

Kidney Essence

肾精指的是肾中之精，来源于先天之精，又依赖后天之精的滋养而充盛，具有促进机体生长发育及生殖功能的作用. 先天之精来源于父母的生殖之精，是禀受于父母的生命遗传物质，与生俱来，藏于肾中. 后天之精指人出生后机体从饮食物中摄取的营养成分和脏腑生理活动过程中化生的精微物质. 肾精的构成，是以先天之精为基础，加之部分后天之精的充养而化成. 先天之精需要后天之精的不断培育和充养，才能充分发挥其生理作用；后天之精有赖于先天之精化生元气的活力资助，才能不断摄入和化生.

Kidney essence, the essence in the kidney, is originated from prenatal essence and nourished by postnatal essence. It is primarily involved in promoting growth, development and reproduction. Originated from the reproductive essence, prenatal essence is the hereditary substance endowed by parents and stored in the kidney upon birth. Postnatal essence is the nutrient substance acquired from the nutrients of food and drinks and transformed via zangfuorgans' physiological activities. Kidney essence is formed on the basis of prenatal essence plus the nourishment of postnatal essence. With constant nurturing and nourishment of postnatal essence, prenatal essence could fully implement its role; with the aid of original qi transformed from prenatal essence, postnatal essence could constantly take in nutrients and fulfill transformation.

82. 신정(腎精)

신장에 있는 정(精)인 신정(腎精)은 선천지정(先天之精)에서 비롯되었고 후천지정 (後天之精)에서 영양을 공급받는다. 신정은 성장, 발육, 그리고 생식을 촉진하는 데 관여한다. 생식(生殖)의 정(精)에서 유래된 선천지정은 부모에게서 온 유전적 물질이고, 태어나면서부터 신장에 저장된다. 후천지정은 음식 영양소로부터 얻어 지고 장부의 생리적 활동을 통해 변형되는 영양물질이다. 신정은 선천지정에 후 천지정의 영양이 더해져 형성된다. 지속적인 양육과 후천지정의 영양공급을 통해 선천지정은 자신의 역할을 잘 수행할 수 있다. 선천지정에서 변환된 원기(元氣)의 도움으로 후천지정은 지속적으로 영양을 섭취하고 변형을 할 수 있다.

▌曾经译法 ▌ kidney-essence; kidney essence; Kidney-Essence; genital essence
▌现行译法 ▌ kidney essence; renal essence
▌标准译法 ▌ kidney essence
▌翻译说明 ▌
　　'肾'一般直译为 kidney, '精'一般意译为 essence. '肾精'译为 kidney essence
　　是目前国际上比较通行的译法.

▌引例 Citations ▌

○肾气不通, 因而泄之, 肾精随出, 精液内竭, 胎则不全. (『素问·奇病论』王冰注)
　(肾气不通畅, 因此治以疏泄, 肾精随之外泄, 精液内虚, 胎儿就不能保全.)
　Using unblocking method to treat kidney qi stagnation will lead to the purging
　of kidney essence and internal exhaustion. Then the fetus cannot be kept alive.
　(*Plain Conversation Annotated by Wang Bing*)

○熟地黄能补肾精, 用天门冬引入所补之地. (『仁斋直指方』卷九)
　(熟地黄能滋补肾精, 用天门冬可引入到所补之地.)
　Prepared rehmannia root is used to tonify kidney essence while asparagus tuber
　is combined to guide the medicinal effects to the target organ that needs to be
　tonified. (*Renzhai's Direct Guidance on Formulas*)

○肾精不充于目, 故好暝. (『黄帝素问直解』卷三)
　(肾精不能充养眼目, 所以喜欢闭目.)
　If kidney essence fails to nourish the eyes, one would often have eyes closed.
　(*Direct Interpretation of Plain Conversation in Yellow Emperor's Internal
　Canon of Medicine*)

┃과거번역┃ kidney-essence(신장-정); kidney essence(신장의 정); Kidney-Essence (신장-에센스); genital essence(생식의 정)

┃현행번역┃ kidney essence(신장 정); renal essence(신장의 정)

┃표준번역┃ kidney essence(신정)

┃번역설명┃

'신(腎)'은 일반적으로 직역하여 'kidney'로 번역하고, '정(精)'은 의역하여 'essence'로 번역한다. 그래서 '신정(腎精)'을 'kidney essence'로 번역하는 것이 보편적이다.

┃예┃

○ 신기(腎氣)의 정체를 치료하기 위해 배설의 방법을 사용하면 신정(腎精)은 고갈되고 내부 장기의 피로를 불러온다. 그러면 태아는 살아있을 수 없다. 『소문(素問)-기병론(奇病論)』

○ 숙지황(熟地黃)은 신정(腎精)을 강화하고, 천문동(天門冬)은 강화가 필요한 장기에 약효를 제공한다. 『인제직지방(仁齋直指方)』

○ 신정(腎精)이 눈에 영양을 공급하지 못하면 눈이 깜깜한 경우가 많이 생긴다. 『황제소문직해(黃帝素問直解)-제3권』

83.

shèn zhǔ shuǐ 肾主水

The Kidney Governs Water.

肾主水是肾主持和调节人体水液代谢的功能. 肾对水液代谢的主持和调节作用, 主要体现在三个方面：一是肾阴和肾阳, 特别是肾阳对参与水液代谢过程的各个脏腑有调节作用；二是肾阳对水液的蒸腾气化作用, 调节着尿液的生成；三是肾司膀胱之开阖, 控制尿液的排泄. 只有肾气的蒸化功能发挥正常, 肾阴肾阳的推动和调控作用协调, 膀胱开阖有度, 尿液才能正常生成和排泄.

The term means that the kidney governs and regulates the metabolism of water and fluids in human body. It includes three levels of meaning: (1) kidney yin and kidney yang, particularly kidney yang, regulate zang-fu organs which are involved in the metabolism; (2) kidney yang could steam and vaporize water and fluids, which regulates the urine formation; and (3) the kidney governs the opening and closing of the urinary bladder, i.e., urine discharge. The normal formation and discharge of urine depend on the normal steaming function of kidney qi, the promotion and regulation of kidney yin and kidney yang, as well as the normal opening and closing of the urinary bladder.

83. 신주수(腎主水): 신장은 수(水)를 주관한다

신주수(腎主水)는 신장이 인체의 수분과 진액의 신진대사를 다스리고 조절하는 것을 뜻한다. 신주수는 세 가지 정도의 의미를 지닌다. (1) 신음과 신양에서 특히 신양은 신진대사를 주관하는 장부를 조절한다. (2) 신양은 물과 진액을 발산하고 증발시켜 소변 형성을 조절한다. (3) 신장은 방광의 개폐, 즉 소변 배출을 관리한다. 소변의 정상적인 형성과 배설은 신기(腎氣)의 정상적인 발산, 신음과 신양의 촉진과 조절, 그리고 방광의 정상적인 개폐에 달려있다.

❘ 曾经译法 ❘ The kidney controls water; The kidney regulates water circulation; The kidney is concerned with water metabolism; Kidney governs water

❘ 现行译法 ❘ kidney governing fluids; kidney governing water

❘ 标准译法 ❘ The kidney governs water.

❘ 翻译说明 ❘

'肾主水'是指肾对水液的主持和调节作用, govern 表示 rule, 即 control or direct something, 比 control 和 regulate 更符合上下文含义. 将'水'直译为 water, 是国际通行的中医译法.

❘ 引例 Citations ❘

○肾主水, 而开窍在阴, 阴为溲便之道. (『诸病源候论』卷四)

(肾主水, 开窍在前阴, 前阴为小便的通道.)

The kidney governs water and opens into the anterior yin which is the pathway of urine. (*Treatise on the Origins and Manifestations of Various Diseases*)

○肾主水, 戊己为土, 土刑水故甚, 死于戊己也. (『素问·刺热篇』王冰注)

(肾主水, 戊己在五行属土, 土克制水, 故疾病加重, 死亡于戊己时.)

The kidney governs water. In terms of the five-element theory, wuji(戊己) pertains to earth and earth restricts water. If kidney diseases are aggravated, it is very likely that the patient dies at wuji(戊己) time(from 9pm-11am). (*Plain Conversation Annotated by Wang Bing*)

○正水者, 肾主水, 肾经之水自病也. (『金匮玉函经二注』卷十四)

(肾主水, 正水, 是肾经之水自己所导致的疾病.)

Typical edema is the disease caused by kidney water itself due to the kidney function of governing water. (*The Second Annotation on the Jade Case Classic of the Golden Cabinet*)

▌과거번역▌The kidney controls water(신장은 물을 관장한다); The kidney regulates water circulation(신장은 물의 순환을 조절한다); The kidney is concerned with water metabolism(신장은 수분대사와 관련이 있다); Kidney governs water(신장은 물을 주관한다)

▌현행번역▌ kidney governing fluids(진액을 주관하는 신장); kidney governing water(물을 주관하는 신장)

▌표준번역▌ The kidney governs water. (신주수, 腎主水)

▌번역설명▌

'신주수(腎主水)'는 물을 주관하고 조절하는 신장의 역할을 말하며, 'govern' 은 'rule'로 즉, 'control or direct something'(무언가를 통제하거나 지시하다) 의 의미를 가진다. 그래서 'govern'이 'control'이나 'regulate'보다 문맥적으로 의미에 더 부합한다. 한의학에서 '수(水)'를 문자 그대로 'water'(물)로 번역 하는 것이 보편적이다.

▌예▌

○ 신장은 물을 통제하고 소변의 통로인 전음(前陰, 요도)으로 통한다.『제병 원후론(諸病源候論)』

○ 신장은 물을 다스린다. 오행론에서 보면, 무기(戊己)는 토(土)와 관련되고 토(土)는 물을 제한한다. 신장 질환이 악화되면 환자는 무기(戊己)(9pm-11am) 때 사망할 가능성이 매우 높다.『소문(素問)-자열편(刺熱篇)』

○ 일반적인 부종은 물을 주관하는 신장 기능으로 인해 신장 자체의 신수(腎 水)로 발생하는 질환이다.『금궤옥함경이주(金匱玉函經二注)』

84.

shèn cáng jīng 肾藏精

The Kidney Stores Essence.

肾藏精是肾具有贮存·封藏人身精气的生理功能. 肾对精的闭藏, 主要依赖于肾气的封藏摄纳, 也是气的固摄作用的体现. 肾精能够化生肾气, 肾气能促进肾精之生成并固摄肾精. 只有肾气充足, 固护统摄作用正常, 先天之精和后天之精才能闭藏于肾. 肾中所藏之精, 有着极其重要的生理效应, 具有促进机体生长发育及生殖机能的作用. 肾对人身精气的贮存·封藏, 可以促进肾精的不断充盈, 防止其从体内无故流失, 为精在体内发挥生理效应创造了必要的条件.

The term refers to the physiological function of the kidney in storing the essence of human body. The storage of essence mainly depends on the function of kidney qi which is manifested in consolidating and securing. Kidney qi is transformed from kidney essence and in turn helps to promote the generation of kidney essence and secure it. Only when kidney qi is abundant and performs its consolidating and securing function could prenatal essence and postnatal essence be stored in the kidney. Kidney essence plays an essential role in the physiological activities of the kidney. It promotes the growth, development, and reproduction. The fact that the kidney stores and secures essence not only promotes the sufficiency of kidney essence but also prevents it from loss, which ensures essence plays an important role in physiological activities.

84. 신장정(腎藏精): 신장은 정(精)을 저장한다

신장정(腎藏精)은 인체의 정(精)을 저장하는 신장의 생리적 기능을 말한다. 정(精)의 저장은 주로 강화하고 확보하는 신기의 기능에 달려있다. 신기는 신정(腎精)에서 변형되었기에 신정의 생성을 촉진하고 신정을 확보하는 역할을 한다. 신기가 풍부하고 강화와 확보의 기능이 정상적으로 작동할 때 선천지정(先天之精)과 후천지정(後天之精)이 신장에 저장될 수 있다. 신정은 신장의 생리적 활동에 필수적인 역할을 한다. 신장은 성장과 발육, 생식을 촉진한다. 신장이 정을 저장하고 확보한다면 충분한 신장정을 촉진할 뿐 아니라 손실을 방지할 수 있으며, 정(精)이 생리적 활동에 중요한 역할을 할 수 있는 환경을 만들어 준다.

┃曾经译法┃ The kidney stores the essence of life; The kidney stores the essence

┃现行译法┃ Kidney stores the essence; kidney storing essence

┃标准译法┃ The kidney stores essence.

┃翻译说明┃

‘肾藏精’译为 kidney storing essence 是目前术语翻译比较统一的译法. 本书统一采用句子形式翻译, 翻译为 The kidney stores essence.

┃引例 Citations┃

○肾藏精, 精舍志. (『灵枢·本神』)

(肾贮藏精, 记忆等能力依赖于精.)

The kidney stores essence while essence controls will. (*Spiritual Pivot*)

○肾藏精, 今肾虚不能制精, 因梦感动而泄也. (『诸病源候论·虚劳梦泄精候』)

(肾贮藏精, 现在肾虚不能固藏精液, 因为梦中情景而精泄.)

The kidney stores essence. If the kidney is deficient, it fails to store sperm. As a result, seminal emission will occur when a man dreams of transient joy. (*Treatise on the Origins and Manifestations of Various Diseases*)

○盖肾藏精, 精之所生, 由脾胃饮食化生而输归于肾. (『明医杂著』卷三)

(肾贮藏精, 精的生成, 是由脾胃运化饮食, 化生精气而输送归藏在肾.)

The kidney stores essence which is generated by the spleen and the stomach from ingested food and drinks and then transformed and transported to the kidney for storage. (*Miscellaneous Writings by Famous Physicians of the Ming Dynasty*)

┃과거번역 ┃ The kidney stores the essence of life(신장은 생명의 정을 저장한다); The kidney stores the essence(신장은 정을 저장한다)

┃현행번역 ┃ Kidney stores the essence(신장은 정을 저장한다); kidney storing essence(정을 저장하는 신장)

┃표준번역 ┃ The kidney stores essence. (신장정, 腎藏精)

┃번역설명 ┃

'신장정(腎藏精)'을 'kidney storing essence'(정을 저장하는 신장)로 번역하는 것은 비교적 통일된 방법이다. 이 책에서는 문장 형태로 통일하여 'The kidney stores essence'(신장정)로 번역한다.

┃예 ┃

○ 신장은 정(精)을 저장하고 정(精)은 의지(志)를 제어한다. 『영추(靈樞)-본신(本神)』

○ 신장은 정(精)을 저장한다. 신장에 결핍이 생기면 정자를 저장하지 못한다. 그 결과 인간이 덧없는 환희를 꿈꾸면 정액 방출이 발생한다. 『제병원후론(諸病源候論)-허로몽설정후(虛勞夢泄精候)』

○ 신장은 정(精)을 저장한다. 정(精)은 섭취한 음식물로부터 비위장을 통해 만들어지고 변형되어 저장을 위해 신장으로 운반된다. 『명의잡저(明醫雜著)』

85.

shèn zhǔ nàqì 肾主纳气

The Kidney Governs Reception of Qi.

肾主纳气是肾摄纳肺所吸入的清气，维持正常呼吸的功能. 肾的纳气功能，实际上是肾气的封藏作用在呼吸运动中的具体体现. 肾气有摄纳肺所吸入的自然界清气，保持吸气的深度，防止呼吸表浅的作用. 肾主纳气的功能，对维持人体呼吸运动的通畅·调匀有重要意义. 只有肾中精气充盛，摄纳有权，吸入之清气能够下归于肾，呼吸才能调匀.

The term means that the kidney receives the fresh air inhaled by the lung and maintains the normal respiratory function of human body. The kidney receiving qi is in fact a reflection of its storing function that kidney qi fulfills in the respiratory activities. Kidney qi receives the natural air, maintains the depth of breathing, and prevents hypopnea. It plays a significant role in maintaining and regulating breathing. Only when the kidney stores abundant essential qi and performs its function of receiving qi could the inhaled air go down to the kidney and ensure smooth breath.

85. 신주납기(腎主納氣): 신장은 기의 수용을 주관한다

신주납기(腎主納氣)는 신장이 폐로 흡입된 신선한 공기를 받아 인체의 정상적인 호흡기능을 유지하는 것을 말한다. 신주납기(腎主納氣)는 사실 신기(腎氣)가 호흡 활동에서 수행하는 저장기능을 보여준다. 신기는 자연의 공기를 받아 호흡의 깊이를 유지하고 호흡 저하를 예방한다. 신주납기는 호흡을 유지하고 조절하는 중요한 역할을 한다. 신장이 정기(精氣)를 풍부하게 저장하고 기를 수용하는 역할을 할 때 흡입한 공기가 신장으로 내려가 원활한 호흡이 가능하다.

┃曾经译法┃ Kidney-energy aids lung in regulating inspiration; The kidney has the function of controlling and promoting inspiration; The kidney absorbs gases; Kidney governs qi absorption

┃现行译法┃ Kidney governs qi absorption; kidney governing reception of qi; kidney governing inspiration of air; kidney governing inspiration of air; kidney governing qi grasping

┃标准译法┃ The kidney governs reception of qi.

┃翻译说明┃

‘肾主纳气’中的‘纳’是 receive 或 take in, 而不是 regulate(调控呼吸). ‘纳气’为动宾结构, 可译作 receiving qi, 也可 译作 reception of qi. 以往译文中的 inspiration 不能表达‘呼吸’, 疑为 respiration 之误用.

┃引例 Citations┃

○肾主纳气, 人之气海系焉. (『仁斋直指方』卷十八)

(肾主纳气, 人身的气海与之相关.)

The kidney governing reception of qi is related to the sea of qi(Danzhong in the central part of the chest) in the human body. (*Renzhai's Direct Guidance on Formulas*)

○肾主纳气, 为生气之原, 呼吸之门. (『金匮要略广注』卷上)

(肾主纳气, 是气生成的来源, 呼吸的门径.)

The kidney governing reception of qi is the source of qi production and pathway of respiration. (*Extensive Annotations on 'Essential Prescriptions of the Golden Cabinet'*)

○喘既久, 升降不调, 病遂及肾, 肺主出气, 肾主纳气者也. (『医悟』卷五)

(喘病已经日久, 升降失调, 疾病就会影响到肾. 这是由于肺主呼气, 肾主纳气的原因.)

Long-term panting will cause the disorder of qi movement and affect the kidney as the lung governs exhalation while the kidney governs reception of qi. (*Medical Understanding*)

┃과거번역┃ Kidney-energy aids lung in regulating inspiration(신장-에너지는 폐가 들숨을 조절하는 것을 돕는다); The kidney has the function of controlling and promoting inspiration(신장은 들숨을 통제하고 촉진하는 기능을 한다); The kidney absorbs gases(신장은 기체를 흡수한다); Kidney governs qi absorption(신장은 기의 흡수를 주관한다)

┃현행번역┃ Kidney governs qi absorption(신장은 기의 흡수를 주관한다); kidney governing reception of qi(기의 수용을 주관하는 신장); kidney governing inspiration of air(들숨을 주관하는 신장); kidney governing inspiration of air(들숨을 주관하는 신장); kidney governing qi grasping(기 통제를 주관하는 신장)

┃표준번역┃ The kidney governs reception of qi. (신주납기, 腎主納氣)

┃번역설명┃

'신주납기(腎主納氣)'의 '납(納)'은 'regulate'(호흡을 조절하다)가 아니라 'receive'(받아들이다)나 'take in'(흡수하다)을 의미한다. '납기(納氣)'는 동사-목적어 구조이기에 'receiving qi'나 'reception of qi'로 번역할 수 있다. 과거 번역인 'inspiration'에는 '호흡(呼吸)'의 의미가 없는데 이것은 'respiration'의 오용으로 보인다.

┃예┃

○ 신주납기(腎主納氣)는 인체의 기해(氣海 : 가슴 중앙부의 단중)와 관련이 있다.『인재직지방(仁齋直指方)』

○ 신주납기(腎主納氣)는 기(氣) 생성의 원천이자 호흡의 경로이다.『금궤요약(金匱要略) 엄주』

○ 폐는 숨을 내쉬는 것을 주관하고, 신장은 기의 수용을 주관하기에 장기간의 헐떡거림은 기 운동의 장애를 일으키고 신장에 영향을 미치게 된다.『의오(醫悟)』

86.

tiānguǐ 天癸

Tiangui

天癸指的是肾中精气充盈到一定程度时, 产生的促进生殖器官发育成熟·维持生殖功能的精微物质. 人出生后随着肾精及肾气的不断充盈, 产生天癸. 天癸具有促进人体生殖器官的发育成熟和维持人体生殖机能的作用. 天癸来至, 女子月经来潮及其后定时排卵, 男子出现排精现象, 说明性器官已经发育成熟, 具备了生殖能力. 没有了天癸的激发作用, 生殖机能逐渐衰退, 生殖器官日趋萎缩, 进入老年期.

Tiangui is the nutrient substance stored in the kidney to promote genital development and maintain the reproductive function when essential qi in the kidney amounts to a certain extent. Specifically, the production of tiangui is based on the successive accumulation of kidney essence and kidney qi when a person is born. Tiangui promotes the growth and maturation of reproductive organs and maintains the reproductive mechanism of the human body. When tiangui comes, a female will experience regular menses and ovulation and a male will experience sperm emission, indicating the maturation of their sexual organs and their capability to reproduce offspring. When tiangui goes, atrophy of reproductive organs will occur and their fertility declines, indicating the arrival of advanced years.

86. 천계(天癸): 남자의 정액과 여자의 월경

천계(天癸)는 신장에 저장된 영양물질로, 신장의 정기(精氣)가 일정 수준으로 충만해지면 생식기 발달을 촉진하고 생식기능을 유지한다. 구체적으로, 천계는 인간이 태어난 이후 신정과 신기가 지속적으로 축적되면서 생성된다. 천계는 생식기의 성장과 성숙을 촉진하고 인체의 생식기능을 유지한다. 천계가 생기면 여성은 정기적인 월경과 배란을 경험하고 남성은 정자 배출을 경험하게 되는데, 이는 생식기와 생식 능력의 성숙을 나타낸다. 천계가 사라지면 생식기의 위축이 발생하고, 생식 능력이 감소하여 노년기에 접어든다.

┃曾经译法┃ menstruation; the substance necessary for the promotion of growth; development and reproductive function of human body; sex-stimulating essence of the kidney in both sexes; tiankui; tiangui

┃现行译法┃ heavenly tenth; menstruation; reproductive essence; kidney essence; tiangui; sex-stimulating essence

┃标准译法┃ tiangui

┃翻译说明┃

‘天癸’是具有深刻中华文化特色的中医术语, 内涵丰富, 正如 ‘气’·‘阴’·‘阳’一样, 只有通过音译, 才能保持该术语的深刻含义.

┃引例 Citations┃

○二七天癸至, 任脉通, 太冲脉盛, 月事以时下, 故有子. (『素问·上古天真论』)

(到了十四岁时, 天癸发育成熟, 任脉通畅, 冲脉充盛, 月经按时而来, 所以能够孕育子女.)

At the age of fourteen, tiangui arrives; conception vessel and thoroughfare vessel are vigorous in function. A female begins menstruating and is able to conceive a baby. (*Plain Conversation*)

○盖肾主骨, 齿乃骨之余, 髓之所养也, 故随天癸之盛衰也. (『证治准绳』卷十七)

(肾主骨, 牙齿为骨的延续, 由髓所滋养, 所以随着天癸的盛衰而变化.)

The kidney governs bones. The teeth nourished by the marrow are the extension of bones. Thus they change along with the abundance and decline of tiangui. (*Standards for the Diagnosis and Treatment*)

┃과거번역┃ menstruation(월경); the substance necessary for the promotion of growth(생식의 촉진에 필수적인 물질); development and reproductive function of human body(인체의 발달과 생식기능); sex-stimulating essence of the kidney in both sexes(양성(兩性) 모두에서 신장의 생식을 자극하는 정); tiankui(천계); tiangui(천계)

┃현행번역┃ heavenly tenth(천계-월경); menstruation(월경); reproductive essence (생식의 정); kidney essence(신장의 정); tiangui(천계); sex-stimulating essence (생식을 자극하는 정)

┃표준번역┃ tiangui(천계, 天癸)

┃번역설명┃

'천계(天癸)'는 중국의 문화적 특성이 깊은 한의학 용어로 풍부한 의미를 담고 있다. '기', '음', '양'과 같이 음역을 통해서만 이 용어의 깊은 의미를 유지할 수 있다.

┃예┃

○14살에 천계(天癸)에 이른다. 임맥(任脈)이 통하고 태충맥(太衝脈)의 기능이 왕성하다. 여성은 월경을 시작하고 임신을 할 수 있게 된다. 『소문(素問)-상고천진론(上古天眞論)』

○신장은 뼈를 관장한다. 치아는 뼈의 연장으로 골수에서 영양을 공급받는다. 따라서 그것들은 천계(天癸)의 충만과 쇠퇴에 따라 변화한다. 『증치준승(證治準繩)』

87.

mìngmén 命门

Life Gate

命门是人体生命的根本，是气化的本源，蕴藏着先天之气，体现了肾气·肾阴和肾阳在生命活动中的重要性. 命门的生理功能主要有三个方面：一是和人体生殖功能关系密切；二是温煦脾·胃·膀胱等脏腑， 促进脾胃的运化以及水液的输布和排泄；三是主生殖功能.

Life gate is the root of human life and the source of qi transformation. It stores prenatal qi, reflecting the important roles that kidney qi, kidney yin, and kidney yang play in life activities. Life gate performs three physiological functions: (1) it is closely related to human reproduction; (2) it warms zang-fu organs such as the spleen, the stomach, and the urinary bladder, and it promotes the transformation by the spleen and the stomach as well as the distribution and excretion of water and fluids; and (3) it governs reproduction.

87. 명문(命門)

명문(命門)은 인간 생명의 근원이고 기 변환의 근원이다. 명문은 선천지기(先天
之氣)를 저장하고 있으며, 생명 활동에 있어 신기, 신음, 신양이 수행하는 중요
한 역할을 반영한다. 명문은 3가지 생리적 기능이 있다. (1) 인간의 생식기능과
밀접한 관련이 있다. (2) 비장, 위, 방광과 같은 장부들을 따뜻하게 하고, 비위
장을 통한 변형을 촉진하고 물과 진액의 분배와 배설을 촉진한다. (3) 명문은
생식기능을 주관한다.

| 曾经译法 | gate of life; vital gate; the 'vital portal'; life gate; Ming-Men
| 现行译法 | life gate; mingmen; gate of life
| 标准译法 | life gate
| 翻译说明 |

作为人体生命的根本，译文 life gate 既与中文'命门'相符度高，又可以形象表达出'生命之门'的重要性.

引例 Citations

○命门者，诸神精之所舍，原气之所系也，男子以藏精，女子以系胞. (『难经·三十六难』)

(命门，是全身精气和神气所在的地方，也是原气所维系的地方，男子用以蓄藏精气，女子用以维系胞胎.)

Life gate is where spirit and essence reside and where original qi is maintained. A male stores sperm and a female keeps the uterus at life gate. (*Canon of Difficult Issues*)

○命门者，为水火之府，为阴阳之宅，为精气之海，为死生之窦. (『类经附翼·求正录』)

(命门，是水火之所在，阴阳之宅邸，精气汇聚的处所，人体死生之所系.)

Life gate is where water-fire resides and yin-yang stores. It is also the place that the sea of essential qi stores, controlling life and death. (*Appendices to the Classified Classics*)

○十二经之火得命门先天之火则生生不息，而后可转输运动变化于无穷，此十二经所以皆仰望于命门，各倚之为根也. (『黄帝外经·命门真火』)

(十二经之火只有得到了命门的先天之火，才能生生不息，然后才能转化·输送·运行和起动，这样就能变化于无穷了. 所以十二经皆仰望于命门，皆以命门为其根基.)

Only with the innate fire of life gate could the fire of the twelve regular meridians multiply infinitely and fulfill the responsibility of transformation, transportation, and movement. Thus life gate is the basis of the twelve regular meridians. (*Yellow Emperor's External Canon of Medicine*)

┃과거번역┃ gate of life(명문); vital gate(생명의 문); the 'vital portal'('생명의 문'); life gate(명문); Ming-Men(명문)

┃현행번역┃ life gate(명문); mingmen(명문); gate of life(명문)

┃표준번역┃ life gate(명문)

┃번역설명┃

인간 생명의 근원을 뜻하는 'life gate'(명문)는 중국어 '명문(命門)'에 상당히 부합하는 표현일 뿐만 아니라 '생명의 문(生命之門)'의 중요성을 생동감 있게 표현할 수 있다.

┃예┃

○ 명문(命門)은 신(神, spirit)과 정(精)이 있는 곳이고 원기가 유지되는 곳이다. 명문에 남성은 정자를 저장하고 여성은 자궁을 보관한다. 『난경(難經)-제36난』

○ 명문(命門)은 물·불이 있고 음·양이 저장된 곳이다. 명문은 또한 삶과 죽음을 통제하는 정기지해(精氣之海)이다. 『유경부익(類經附翼)-구정록(求正錄)』

○ 명문에 선천적 화(火)가 있어야만 십이경맥(十二經脈)의 화(火)가 무한히 증식하여 변형, 운반, 이동의 기능을 다할 수 있다. 이리하여 명문은 십이경맥의 기초가 된다. 『황제외경(黃帝外經)-명문진화(命門真火)』

88.

sānjiāo 三焦

Triple Energizer

三焦为六腑之一, 是脏腑外围最大的腑, 又称孤腑. 三焦是上焦·中焦·下焦的合称. 三焦的功能为主持诸气, 通调水道. 经脉为手少阳经, 与手厥阴心包经为表里. 历代医家对三焦的形态和实质有不同的认识. 一种认为三焦为六腑之一, 和其他脏腑一样是具有综合功能的器官, 由于其与五脏无表里配合关系, 是分布于胸腹腔的一个大腑. 另一种认为三焦为划分内脏的区域部位, 即膈以上为上焦, 膈至脐之间为中焦, 脐以下为下焦.

Triple energizer(sanjiao), alternatively named the 'solitary fu-organ, ' is one of the six fu-organs. It is the largest in size among the zang-fu organs, including the upper energizer, the middle energizer, and the lower energizer. Triple energizer(sanjiao) governs qi in the entire body and regulates water passage. The Meridian of Hand-shaoyang has an exterior-interior relationship with the Pericardium Meridian of Hand-jueyin. Physicians of past generations held varied ideas about triple energizer(sanjiao) in its form and substance. Some thought triple energizer(sanjiao) pertained to six fu-organs and performed comprehensive functions. It was a large fu-organ located in the thoracic and abdominal cavity without an exterior-interior relationship with any of the five zang-organs. Others believed that triple energizer(sanjiao) divided the internal organs into three parts. The upper energizer referred to the region above the diaphragm, the middle energizer in between the diaphragm and the naval, and the lower energizer below the navel.

88. 삼초(三焦)

삼초(三焦)는 '고부(孤腑: 독자적 부)'라고도 불리며, 육부 중 하나이다. 삼초는 상초(上焦), 중초(中焦), 하초(下焦)를 포함하여 장부 중에서 가장 크다. 삼초는 전신의 기를 다스리고 수로를 조절한다. 수소양삼초경(手少陽三焦經)은 수궐음 심포경(手厥陰心包經)과 표리관계이다. 과거 세대의 의사들은 삼초의 형태와 물질에 있어 다양한 생각을 가졌다. 혹자는 삼초는 육부와 관련이 있고 광범위한 기능을 한다고 보았다. 삼초는 어떠한 오장과도 표리관계가 없이 흉부와 복강에 자리한 커다란 부(腑)였다. 다른 이는 삼초를 내부 장기들을 세 부분으로 나눈 것이라 보았다. 상초는 횡경막의 위쪽, 중초는 횡경막과 배꼽 사이, 하초는 배꼽 아래의 부분을 나타낸다.

▌曾经译法▐ triple warmer; the triple burners(heaters); tricaloria; sanjiao(the triple heater); triple burner; San-Jiao

▌现行译法▐ triple burner; triple energizer; triple heaters; triple-jiao; triple warmer; san jiao

▌标准译法▐ triple energizer

▌翻译说明▐

'三焦'的翻译一直受到学者关注, 因其内涵丰富, 有些学者倾向音译. 以往的译文 burner, heater, warmer 等均不能很好地诠释'焦'的含义. 译文 triple energizer 来自世界卫生组织西太区的国际标准, 虽然译文并不准确, 但在国际上得到了一定程度的应用.

▌引例 Citations ▐

○三焦者, 决渎之官, 水道出焉. (『素问·灵兰秘典轮』)

(三焦主疏通水道, 周身行水的道路由它管理.)

Triple energizer(sanjiao) is the organ similar to an official in charge of dredging and is responsible for regulating the water passage in the whole body. (*Plain Conversation*)

○三焦者, 中渎之腑也, 水道出焉, 属膀胱, 是孤之腑也. (『灵枢·本输』)

(三焦, 是像沟渎一样行水的器官, 水道由此而出, 配属膀胱, 这是一个与五脏没有表里配属关系的器官.)

Triple energizer(sanjiao) is the organ in charge of dredging and responsible for regulating the water passage. It pertains to the urinary bladder but is a solitary organ without an exterior-interior relationship with any of the five zang-organs. (*Spiritual Pivot*)

○三焦者, 原气之别使也, 主通行三气, 经历于五脏六腑. (『难经·六十六难』)

(三焦, 是原气别行的部位, 主管通行生命之气, 经过了五脏六腑.)

Triple energizer(sanjiao) is where the source qi is divergent. It regulates the essential qi and distributes it to five zang- and six fu-organs. (*Canon of Difficult Issues*)

┃과거번역┃ triple warmer(트리플 워머); the triple burners(heaters)(트리플 버너 (히터)); tricaloria(삼초); sanjiao(the triple heater)(삼초(트리플히터)); triple burner(삼초); San-Jiao(삼초)

┃현행번역┃ triple burner(트리플 버너); triple energizer(삼초); triple heaters(삼 초); triple-jiao(삼-초); triple warmer(삼초); san jiao(삼초)

┃표준번역┃ triple energizer(삼초)

┃번역설명┃

　‘삼초(三焦)’의 번역은 항상 학자들의 관심을 끌었다. 그 의미가 풍부하기에 일부 학자들은 음역을 선호한다. 예전에는 ‘초(焦)’를 ‘burner’, ‘heater’, ‘warmer’ 등으로 해석했지만, 이는 ‘초(焦)’의 의미를 제대로 표현해낼 수 없 다. 서태평양 세계 보건기구는 ‘triple energizer’(삼초)로 번역했다. 완전히 정 확하다고는 할 수 없지만 이 번역이 국제적으로 통용된다.

┃예┃

○삼초는 도랑(瀆)을 담당하는 관리와 유사한 장기로 신체의 수로를 조절하 는 역할을 담당한다. 『소문(素問)-영란비전론(靈蘭秘典論)』

○삼초는 도랑(瀆)을 담당하는 기관이며 수로를 조절하는 역할을 한다. 삼초 는 방광과 관련이 있지만, 오장 중 어느 것과도 표리관계가 없는 독립적 인 기관이다. 『영추(靈樞)-본수(本輸)』

○삼초는 원기의 역할을 수행하는 통로이다. 삼초는 정기(精氣)를 조절하여 오장육부로 분배한다. 『난경(難經)-제66난』

89.

dǎn 胆

Gallbladder

胆为六腑之一，又属奇恒之腑，位于右胁下，附于肝之短叶间. 胆为中空的囊性器官，内藏胆汁，属人体的精气. 胆所内藏的胆汁应适时排泄，具有泻而不藏的特性，故胆为六腑之一. 又因其内藏精汁，与六腑传化水谷，排泄糟粕有别，故又属奇恒之腑. 胆的生理功能是贮存·排泄胆汁，并助肝气之疏泄. 胆的经脉为足少阳胆经，与足厥阴肝经相互络属，构成表里关系.

The gallbladder, one of the six fu-organs and extraordinary organs, is located under the right side of the ribs and attached to the short lobe of the liver. It is a hollow muscular organ storing bile, the refined essence of human body. The stored bile should be excreted regularly; therefore, it is characterized with discharge without storage, which is why the gallbladder is one of the six fuorgans. The gallbladder also stores essence, but it is different from other fuorgans that transform food and water as well as discharge wastes. Therefore, it is also called the extraordinary organ. The physiological functions of the gallbladder involve storing and excreting bile and assisting the free flow of liver qi. The Gallbladder Meridian of Foot-shaoyang is exterior-interiorly connected to the Liver Meridian of Foot-jueyin.

89. 담낭(膽囊)

담낭은 기항지부(奇恒之府) 중 하나로 갈비뼈 오른쪽 아래에 위치하며 간의 단엽(短葉)에 붙어 있다. 담낭은 정제된 정(精)인 담즙을 저장하는 비어 있는 근육기관이다. 저장된 담즙은 정기적으로 분비되어야 한다. 따라서 저장하지 않고 배설하는 것이 특징이고, 그래서 담즙은 육부 중 하나에 속한다. 담낭은 정(精)을 저장하지만, 음식물을 변형시키고 찌꺼기를 배설하는 다른 부(腑)들과는 다르다. 따라서 담낭은 기항지부라고도 불린다. 담낭은 담즙의 저장, 배설, 그리고 간기의 자유로운 흐름을 돕는 생리적 기능을 한다. 족소양담경(足小陽膽經)은 족궐음간경(足厥陰肝經)과 표리관계에 있다.

▌曾经译法 ▌ gallbladder;(the orb) of gallbladder; Dan
▌现行译法 ▌ gallbladder; gallbladderTM
▌标准译法 ▌ gallbladder
▌翻译说明 ▌

关于'胆'的翻译, 一般比较统一地译为 gallbladder. WHO 制定 ICD-11 时, 为了将中医概念与西医概念区别开来, 将'胆'译为 gallbladderTM.

▌引例 Citations ▌

○胆者, 中正之官, 决断出焉. (『素问·灵兰秘典论』)

(胆好像考察人才的官员, 人的决断是由它产生的.)

The gallbladder is the organ similar to an official of justice and is responsible for decision-making. (*Plain Conversation*)

○脑·髓·骨·脉·胆·女子胞, 此六者, 地气之所生也, 皆藏于阴而象于地, 故藏而不泻, 名曰奇恒之腑. (『素问·五脏别论』)

(脑·髓·骨·脉·胆·女子胞, 这六者是感受地气而生的, 都能藏精血, 像大地厚德载物那样, 它们的作用, 是藏精气以濡养机体而不泄于外, 这叫做'奇恒之腑'.)

The brain, marrow, bones, vessels, the gallbladder, and the uterus are all produced under the influence of the earth qi. These six organs store yin substances in the way that the earth has ample virtue and carries all things. They store essence without discharge, hence the name extraordinary fu-organs. (*Plain Conversation*)

○胆者, 清净之腑也. (『难经·三十五难』)

(胆是贮藏胆汁的腑.)

The gallbladder is the fu-organ that stores bile. (*Canon of Difficult Issues*)

▎과거번역 ▎ gallbladder(담낭); (the orb) of gallbladder(담낭의 (구)); Dan(담)

▎현행번역 ▎ gallbladder(담낭); gallbladderTM(담낭TM)

▎표준번역 ▎ gallbladder(담낭)

▎번역설명 ▎

'담(膽)'은 일반적으로 'gallbladder'(담낭)라고 번역한다. WHO가 한의학과 서양 의학의 개념을 구분하기 위해 ICD-11을 제정할 당시 '담(膽)'을 'gallbladderTM.'으로 번역했다.

▎예 ▎

○담낭은 사법관과 유사한 기관으로 의사결정을 담당한다. 『소문(素問)-영란 비전론(靈蘭秘典論)』

○뇌, 골수, 뼈, 혈관, 담낭, 자궁 모두 토기(土氣)의 영향 아래에서 생성된 다. 이 6개의 장기는 토(土)가 충분한 덕을 갖추고 만물을 운반하는 방식 으로 음의 물질을 저장한다. 그것들은 배설 없이 정(精)을 저장하기에 기 항지부라는 이름을 가진다. 『소문(素問)-오장별론(五藏別論)』

○담낭은 담즙을 저장하는 부(腑)이다. 『난경(難經)-제35난』

90.

dǎnqì 胆气

Gallbladder Qi

胆气为胆的精气, 是胆分泌排泄胆汁及主决断生理活动的物质基础及动力来源. 胆气是一身之气分布到胆并发挥特定作用的精微物质. 胆主决断, 调节情志, 在精神意识思维活动中具有判断事物·做出决定的作用. 胆气壮盛之人, 勇于决断, 剧烈的精神刺激对其所造成的影响较小, 而且恢复也较快; 胆气虚怯之人, 优柔寡断, 百虑不决, 在受到不良精神刺激的影响时, 则易于出现胆怯易惊·善恐·失眠·多梦等精神情志异常的病变.

Gallbladder qi is the essential qi of the gallbladder and also the substantial foundation and driving force for the gallbladder to excrete bile and govern decision-making. It is the nutrient substance originated from the qi of the whole body to fulfill its designated function. The gallbladder is in charge of decision-making and regulating emotions, playing an important role in mental activities. People with guts(gallbladder qi) are not susceptible to mental stimulation and could recover soon from the attack if there is any. People without guts are often irresolute and hesitant, and are apt to experience timidity, fright, fear, insomnia, dreaminess, etc. when attacked by some bad forms of mental stimulation.

90. 담기(膽氣)

담기(膽氣)는 담낭의 정기(精氣)이며, 담낭이 담즙을 분비하고 의사결정을 통제하기 위한 실질적인 토대이자 원동력이다. 담기는 신체의 기에서 유래한 영양물질로 지정된 기능을 수행한다. 담낭은 의사결정과 감정 조절을 담당하며, 정신활동에 중요한 역할을 한다. 담기를 가진 사람은 정신적인 자극에 민감하지 않고 공격으로부터 빠르게 회복할 수 있다. 담기가 없는 사람은 결단력이 없고, 주저하며, 어떤 나쁜 형태의 정신적인 자극에 공격받았을 때 내성적이거나 두려움, 공포, 불면증, 몽환 등을 경험하기 쉽다.

▌曾经译法 ▌ gallbladder-energy; gallbladder qi; Gallbladder-Qi

▌现行译法 ▌ gallbladder qi; gallbladder-qi

▌标准译法 ▌ gallbladder qi

▌翻译说明 ▌

参照其他类似词条的译法, '胆气'译为 gallbladder qi.

▌引例 Citations ▌

○脉至如横格, 是胆气予不足也. (『素问·大奇论』)

(脉来长而坚硬, 如长枝条横于指下, 是胆腑精气不足的现象.)

If the pulse is long and replete, felt like a piece of transverse wood beneath the fingers, it indicates the insufficiency of gallbladder qi. (*Plain Conversation*)

○是谓胆气之虚也, 则宜补之. (『诸病源候论·胆病候』)

(这是胆气亏虚, 宜用补法治疗.)

This is called the deficiency of gallbladder qi which should be treated by tonification. (*Treatise on the Origins and Manifestations of Various Diseases*)

○胆气妄泄, 目则为青. (『脉经』卷五)

(胆气不循常道而外泄, 就会使眼睛发青.)

The abnormal flow of gallbladder qi will cause bluish eyes. (*The Pulse Classic*)

┃과거번역┃ gallbladder-energy(담낭-에너지); gallbladder qi(담기); Gallbladder-Qi (담낭-기)

┃현행번역┃ gallbladder qi(담낭의 기); gallbladder-qi(담낭-기)

┃표준번역┃ gallbladder qi(담기)

┃번역설명┃

다른 유사한 용어의 번역을 참조하여, '담기(膽氣)'를 'gallbladder qi'로 번역한다.

┃예┃

○맥박이 길고 충만하고 손가락 아래에 나무 조각을 옆으로 걸쳐놓은 것처럼 느껴지면 이는 담기의 부족을 나타낸다. 『소문(素問)-대기론(大奇論)』

○이는 담기의 결핍이고, 마땅히 담기를 보충해 주어야 한다. 『제병원후론(諸病源候論)』

○담기가 비정상적으로 흐르면 눈동자(眼睛)가 푸르스름해진다. 『맥경(脈經)』

91.
dǎnzhī 胆汁
Bile

胆汁为肝之余气化生而贮藏于胆的精汁. 胆汁为黄绿色液体, 来源于肝. 胆汁在肝内生成后, 进入胆腑, 由胆腑浓缩并贮藏. 贮藏于胆腑的胆汁, 在肝气的疏泄作用下排泄而注入肠中, 以促进饮食水谷的消化和吸收. 若肝胆的机能失常, 胆汁的分泌排泄受阻, 就会影响脾胃的受纳腐熟和运化, 而出现厌食·腹胀·腹泻等症状.

Bile is transformed by the surplus of liver qi and is stored in the gallbladder. It is a yellowish green fluid produced by the liver. Generated in the liver, bile flows into the gallbladder where it is condensed and stored. With the coursing and discharging function of liver qi, bile stored in the gallbladder is excreted and flows into the intestine where it promotes the digestion and absorption of water and food. The dysfunction of the liver and the gallbladder may restrict the excretion of bile, which will affect the digestion and transformation function of the stomach. Symptoms such as anorexia, abdominal distention, and diarrhea may occur.

91. 담즙(膽汁)

담즙(膽汁)은 잔여 간기(肝氣)에서 변형되어 담낭에 저장된다. 담즙은 간에 의해 생산되는 황 녹색의 진액이다. 간에서 생성되는 담즙은 담낭으로 흘러 들어가 그곳에서 응축되어 저장된다. 간기의 순환과 배출기능으로 담낭에 저장된 담즙은 분비되어 장으로 흘러 들어가 음식물의 소화와 흡수를 돕는다. 간과 담낭의 기능장애는 담즙의 분비를 제한하고 이것은 위의 소화와 변형 기능에 영향을 미친다. 거식증, 복부팽창, 설사와 같은 증상이 발생할 수 있다.

▌曾经译法 ▌ bile; gall

▌现行译法 ▌ bile; cystic bile

▌标准译法 ▌ bile

▌翻译说明 ▌

1995年之后出版的中医药名词术语词典中未收录'胆汁'词条. 中医翻译实践中, 习惯用 bile 翻译'胆汁'.

▌引例 Citations ▌

○五十岁, 肝气始衰, 肝叶始薄, 胆汁始减, 目始不明. (『灵枢·天年』)

(到了五十岁, 肝气开始衰退, 肝叶薄弱, 胆汁逐渐减少, 眼睛开始有不明的感觉.)

When a person reaches fifty, liver qi begins to decline; liver lobe becomes thinner; bile becomes less and eyes start to get blurred. (*Spiritual Pivot*)

○胆咳之状, 咳呕胆汁. (『素问·海论』)

(胆咳的症状, 咳嗽时可吐出胆汁.)

Gallbladder-cough is characterized by coughing and vomiting of bile. (*Plain Conversation*)

○非仅肝血旺而胆汁盈, 肝血衰而胆汁衰也. (『黄帝外经·胆木』)

(这不仅仅是肝血旺盛了胆汁才会充盈, 肝血衰弱了胆汁才会衰弱的缘故.)

This is not because bile becomes abundant along with the abundance of liver blood but decreases along with the decline of liver blood. (*Yellow Emperor's External Canon of Medicine*)

▌과거번역 ▌ bile(담즙); gall(담즙, 쓸개즙)

▌현행번역 ▌ bile(담즙); cystic bile(담낭의 담즙)

▌표준번역 ▌ bile(담즙)

▌번역설명 ▌

1995년 이후에 출판된 한의학 용어 사전에는 '담즙(膽汁)'이라는 항목이 포함되지 않았다. 중국 한의학 번역에서는 'bile'을 사용하는 것이 일반적이다.

▌예 ▌

○ 50세가 되면 간기(肝氣)가 쇠퇴하기 시작하고, 간엽이 더 가늘어지고, 담즙이 줄어들고, 눈이 흐려지기 시작한다. 『영추(靈樞)-천년(天年)』

○ 담즙 기침의 증상은 기침할 때 담즙을 구역질한다. 『영추(靈樞)-해론(咳論)』

○ 이러한 증상은 간혈(肝血)이 풍부해져 담즙이 함께 풍부해진다는 것이 아니라 간혈이 감소해 담즙이 함께 감소한 탓이다. 『황제외경(黃帝外經)-단목(檀木)』

92.

wèi 胃

Stomach

胃为六腑之一，位于中焦，胃腔称为胃脘，分上脘·中脘·下脘三部分．其上口为贲门，下口为幽门．贲门上连食道，幽门下通小肠，是饮食物出入胃腑的通道．胃是机体对饮食物进行消化吸收的重要脏器，主受纳腐熟水谷．胃的生理功能是受纳与腐熟饮食物．胃与脾同居中焦，在五行中皆属土：胃为阳明燥土，属阳；脾为太阴湿土，属阴．经脉为足阳明胃经，与足太阴脾经为表里．

The stomach, one of the six fu-organs, is located in the middle energizer and can be divided into three parts, i.e., the upper, the middle, and the lower part of gastric cavity. The upper part includes the cardia connecting to the esophagus and the lower part the pylorus connecting to the small intestine, which provides the pathway for food and water into and out of the stomach. The stomach is indispensable to digesting and absorbing food and water. Its primary physiological functions involve receiving and decomposing the ingested food and drinks. The stomach and the spleen are both located in the middle energizer, pertaining to earth in the five elements. The stomach belongs to yang, namely yangming and dryness-earth, whereas the spleen pertains to yin, namely taiyin and dampness-earth. The Stomach Meridian of Foot-yangming is exterior-interiorly related to the Spleen Meridian of Foot-taiyin.

92. 위(胃)

육부 중 하나인 위(胃)는 중초(中焦)에 위치한다. 위강(胃腔: 위의 텅 빈 곳)은 위완(胃脘)으로도 불리며, 상완(上脘), 중완(中脘), 하완(下脘)의 세 부분으로 나뉜다. 상부는 식도와 연결된 분문(噴門, cardia)을 포함하고 있고, 하부는 소장과 연결된 유문(幽門)을 포함하고 있어 음식과 물이 위장을 드나드는 통로가 된다. 위는 음식물을 소화하고 흡수하는데 필수적이다. 위장은 1차적으로 섭취된 음식물을 받아들이고 분해하는 생리적 기능에 관여한다. 비위장은 모두 중초에 위치하며 오행에서 토(土)와 관련 있다. 위장은 양, 즉 양명(陽明)과 조토(燥土)에 속하고, 비장은 음, 즉 태음(太陰)과 습토(濕土)에 속한다. 족양명위경(陽明胃經)은 족태음비경(足太陰脾經)과 표리관계에 있다.

▌曾经译法 ▌ stomach; the(orb) of stomach; Stomach; Wei

▌现行译法 ▌ stomach; stomachTM

▌标准译法 ▌ stomach

▌翻译说明 ▌

'胃'基本统一翻译为 stomach. 将'胃'译作 stomachTM, 是 WHO 制定 ICD-11 时为了区别中医和西医的概念.

▌引例 Citations ▌

○胃者, 水谷之海, 六腑之大源也. 五味入口, 藏于胃以养五脏气. (『素问·五脏别论』) (胃是水谷之海, 六腑的源泉. 饮食物入口后, 都存留于胃里, 经过脾的运化, 向 五脏之气提供营养.)

The stomach is the reservoir of the food and water and the major source of the six fu-organs. When food and drinks enter the mouth, they are ingested and stored up in the stomach and then transformed by the spleen to nourish the qi of five zang-organs. (*Plain Conversation*)

○五脏者皆禀气于胃, 胃者五脏之本也. (『素问·玉机真脏论』) (五脏之气, 都依赖胃腑的水谷精微提供营养, 所以胃是五脏的根本.)

The qi of five zang-organs is nourished by the nutrient substance derived from the food and drinks taken into the stomach; thus the stomach is the root of five zang-organs. (*Plain Conversation*)

○胃为贲门, 太仓下口为幽门. (『难经·四十四难』) (胃称作贲门, 胃的下口称作幽门.)

The upper part of the stomach is called cardia while the lower part is called the pylorus. (*Canon of Difficult Issues*)

❙ 과거번역 ❙ stomach(위); the(orb) of stomach(위의 (구)); Stomach(위); Wei(위)

❙ 현행번역 ❙ stomach(위); stomachTM(위TM)

❙ 표준번역 ❙ stomach(위)

❙ 번역설명 ❙

‘위(胃)’는 기본적으로 ‘stomach’로 통일하여 번역한다. 따라서 ‘위(胃)’를 ‘stomach TM’으로 번역하는데, 이는 WHO가 한의학과 서양 의학의 개념을 구별하기 위해 ICD-11을 제정할 때 만든 용어이다.

❙ 예 ❙

○ 위는 음식물의 저장고이며 육부(六腑)의 주요 공급원이다. 음식물이 들어와 위장에 저장된 다음 비장에 의해 변형되어 오장(五臟)의 기에 영양을 공급한다.『소문(素問)-영란비전론(靈蘭秘典論)』

○ 오장의 기는 위장을 통해 흡수된 음식물에서 만들어진 영양소를 통해 영양을 공급받는다. 따라서 위는 오장의 근원이 된다.『소문(素問)』

○ 위장의 윗부분은 분문(噴門), 아랫부분은 유문(幽門)이라 한다.『난경(難經)-제44난』

93.
wèiqì 胃气
Stomach Qi

胃气为胃的精气, 是胃受纳和腐熟饮食生理活动的物质基础及动力来源. 胃气的状态可以通过脉象·舌象·面色及消化功能等得以反映. 胃气的功能活动主要体现在两个方面：一是人体对饮食物的消化吸收, 胃气能推动胃和胃肠道的运动以发挥受纳腐熟水谷的功能, 保证了饮食水谷的初步消化和食糜的按时下传, 为其进一步消化吸收奠定了基础；二是脉象呈现出从容和缓之象, 脉象胃气的强弱有无, 是判断疾病的进退和生命存亡的重要指征. 另外, 面色·舌苔也可以反映胃气的强弱.

Stomach qi refers to the essential qi in the stomach. It is the substantial foundation and energy source of physiological activities such as receiving, storing, and digesting food. Its state can be detected from pulse condition, tongue manifestation, and facial complexion as well as digestive functions. The function of stomach qi falls into two aspects: (1) Digesting and absorbing food and drinks. Stomach qi can promote the gastrointestinal motility, performing preliminary digestion of food and drinks, and moving the resulting chyme downward. This process lays the foundation for further digestion and assimilation. (2) Pulse being moderate and forceful. The presence and strength of stomach qi in the pulse is a crucial indicator of the conditions of disease progress and life vitality. Facial complexion and tongue coating can also mirror the strength of stomach qi.

93. 위기(胃氣)

위기(胃氣)는 위(胃)에 있는 정기(精氣)를 말한다. 위기는 음식을 받아들이고 저장하고 소화하는 것과 같은 생리적 활동의 실질적인 기초이자 에너지 원천이다. 위기의 상태는 소화나 맥박 상태, 혀의 징후, 얼굴 안색에서 감지할 수 있다. 위기의 기능은 두 가지 측면으로 나뉜다. (1) 음식물을 소화하고 흡수한다. 위기는 위장의 운동성을 촉진하여 음식물을 분해하는 기능을 수행하고 그 결과로 생긴 유미즙(chyme)을 아래로 이동시킨다. 이 과정은 더 나은 소화와 흡수를 위한 토대를 마련한다. (2) 위기는 맥박을 적절하고 힘차게 한다. 맥박에서 위기의 존재와 힘은 질병의 예후와 생사의 중요한 징후의 지표이다. 얼굴 안색과 설태가 위기의 강도를 보여 준다.

▌曾经译法▐ force of stomach; stomach-energy; reflection of stomach function in pulse; stomach chi; stomach qi

▌现行译法▐ gastric qi; stomach qi

▌标准译法▐ stomach qi

▌翻译说明▐

‘胃气’一词由‘胃’和‘气’两部分组成, ‘胃’一般译为 stomach, ‘气’音译为 qi. 将‘胃气’译作 stomach qi, 是国际上通行的中医术语直译法.

▌引例 Citations ▐

○人无胃气曰逆, 逆者死……所谓无胃气者, 但得真脏脉, 不得胃气也. (『素问·平人气象论』)

(人的脉象如无胃气, 是逆象, 逆象主其预后不佳……所谓脉没有胃气, 就是仅见真脏脉, 而没有和缓柔和之象的脉.)

Exhaustion of stomach qi is called adverseness which may lead to death. Pulse without presence of stomach qi is called true visceral pulse, indicating the absence of moderate and forceful pulse. (*Plain Conversation*)

○邪在胆, 逆在胃, 胆液泄则口苦, 胃气逆则呕苦. (『灵枢·四时气』)

(病邪在胆, 邪气横逆于胃, 胆汁外泄则口苦, 胃气上逆则呕苦.)

If pathogenic factors invade the gallbladder, diseases will transmit transversely to the stomach. Discharge of the bile will cause bitter taste in the mouth while the upward reversal of stomach qi will cause vomiting of bitter fluids. (*Spiritual Pivot*)

○食以索饼, 不发热者, 知胃气尚在, 必愈. (『伤寒论』)

(给病人吃些面条一类的食物, 如不发热, 证明其胃气尚存, 疾病必容易痊愈.)

If a patient does not have fever after eating such foods as noodles, the presence of stomach qi is assured, indicating that the disease will go away. (*Treatise on Cold Damage*)

❚ 과거번역 ❚ force of stomach(위의 기운); stomach-energy(위-에너지); reflection of stomach function in pulse(맥박에서 위 기능의 작용); stomach chi(위기); stomach qi(위의 기)

❚ 현행번역 ❚ gastric qi(위의 기); stomach qi(위기)

❚ 표준번역 ❚ stomach qi(위기)

❚ 번역설명 ❚

'위기(胃氣)'는 '위(胃)'와 '기(氣)'의 두 요소로 구성되어있다. '위(胃)'는 일반적으로 'stomach'로 번역하고, '기(氣)'는 'qi'로 음역한다. 따라서 '위기(胃氣)'를 'stomach qi'로 직역하는데, 이는 중국 전통 한의학에서 보편적으로 사용되는 방법이다.

❚ 예 ❚

○ 사람이 위기가 없는 것을 역(逆)이라 하며, 역(逆)은 사망에 이를 수 있다. 위기가 없는 맥을 진장맥(眞臟脈)이라 하는데, 적절하고 강력한 맥박이 없음을 나타낸다. 『소문(素問)-평인기상론(平人氣象論篇)』

○ 병원성 요인이 담낭에 침범하면 질병이 위장 쪽으로 전이된다. 담즙이 배설되면 입안에 쓴맛이 나고 위기가 상역(上逆)하면 쓴 구역질이 나타난다. 『영추(靈樞)-사시기(四時氣)』

○ 환자가 면(noodles) 종류의 음식을 먹은 후에도 열이 나지 않는다면 위기를 보유하고 있는 것이고, 이는 병이 치료됨을 나타낸다. 『상한론(傷寒論)』

94.

wèiyīn 胃阴

Stomach Yin

胃阴为胃的阴液，与胃阳相对，具有宁静·滋润·濡养等作用. 胃中阴液是保证胃腑受纳·腐熟水谷，转输精气，上输于脾，充养诸脏腑器官的重要物质基础. 胃的生理特性为喜润恶燥，故胃中应保持充足的阴液，以利饮食物的受纳腐熟和食物残渣及糟粕的通降传导. 就胃的受纳腐熟水谷功能而言，不仅依赖胃气·胃阳的推动和蒸化，也需要胃中阴液的濡润. 胃中阴液充足，则能维持其受纳腐熟和通降下行的功能正常.

Stomach yin, opposite to stomach yang, refers to the yin fluids of the stomach and has the functions of calming, moistening, and nourishing. It is the substantial foundation of receiving, digesting, and absorbing what one eats, transmitting essential qi to the spleen, and nourishing other organs. The stomach has preference for moisture and is averse to dryness. Consequently, sufficient stomach yin fluids help the stomach to digest and absorb food and water, and propel digested food downward. Digestion and absorption not only requires stomach qi and stomach yang to propel food and transmit water, but also requires yin fluids to moisten the stomach. Adequate stomach yin helps maintain digestive and downward-propelling functions of the stomach.

94. 위음(胃陰)

위양(胃陽)과 반대되는 위음(胃陰)은 위의 음액을 말하며, 진정, 보습, 영양 공급의 기능을 한다. 위음은 섭취한 것을 받아 소화시키고 흡수하며, 정기(精氣)를 비장에 전달하고, 다른 장기에 영양을 공급하는데 실질적 기초가 된다. 위는 수분을 선호하고 건조함을 싫어한다. 결과적으로, 충분한 위의 음액은 위가 음식물을 소화하고 흡수하도록 도와주고, 소화된 음식을 아래로 보낸다. 소화와 흡수 작용은 음식물을 전달하기 위해 위기와 위양을 필요할 뿐만 아니라, 위에 보습을 주기 위해 음액을 필요로 한다. 충분한 위음은 위의 소화와 하강 기능을 정상적으로 유지한다.

▌曾经译法▐ fluid in the stomach; stomach-yin; stomach yin

▌现行译法▐ gastric yin; stomach yin

▌标准译法▐ stomach yin

▌翻译说明▐

'阴'一般音译为 yin. '胃'直译为 stomach. 将'胃阴'译作 stomach yin, 是国际上通行的中医术语直译法.

▌引例 Citations ▐

○但津液原于肾, 胃阴亏则肾水救之亦涸. (『医贯』卷二)

(但津液本原于肾, 胃阴亏虚时, 肾阴救济胃阴, 也会枯涸.)

Fluids are originated from the kidney. Kidney yin will be exhausted when having to supplement deficient stomach yin. (*Key Link of Medicine*)

○烧针益阳而损阴, 营气微者, 胃阴虚也. (『普济方·伤寒门』)

(火针助阳而伤阴, 营气亏虚者, 是胃阴虚损.)

Fire needling enhances yang but consumes yin. The deficiency of nutrient qi is caused by the deficiency of stomach yin. (*Formulas for Universal Relief*)

○濡润以养胃阴, 则津液来复, 使之通降而已矣. (『临证指南医案』卷三)

(滋润以补养胃阴, 津液就会来复, 使胃气通降就好了.)

Fluids will be restored when nourishing herbs are used to supplement stomach yin. The key is to make stomach qi descend with ease. (*Case Records: A Guide to Clinical Practice*)

┃과거번역┃ fluid in the stomach(위장내의 진액); stomach-yin(위-음); stomach yin(위의 음)

┃현행번역┃ gastric yin(위의 음); stomach yin(위음)

┃표준번역┃ stomach yin(위음)

┃번역설명┃

'음(陰)'은 일반적으로 'yin'으로 음역하고, '위(胃)'는 'stomach'로 직역한다. '위음(胃陰)'을 'stomach yin'으로 직역하는데, 이는 중국 전통 한의학에서 보편적으로 사용되는 방법이다.

┃예┃

○진액은 신장에서 유래한다. 위음의 부족을 보충해야 할 경우, 신음이 소진될 것이다. 『의관(醫貫)』

○화침(火針)은 양을 강화하고 음을 소모한다. 영기(營氣)의 결핍은 위음의 결핍으로 발생한다. 『보제방(普濟方)-상한문(上限門)』

○영양분이 풍부한 약초를 사용하여 위음을 보충하면 진액이 회복된다. 위기를 제대로 내려오게 하는 것이 핵심이다. 『임증지남의안(臨證指南醫案)』

95.

wèiyáng 胃阳
Stomach Yang

胃阳指的是胃中的阳气, 与胃阴相对, 具有温煦·推动·蒸化等作用. 胃阳的主要功能是推动和蒸化胃中所受纳的水谷, 主要体现在腐熟和主通降两个方面. 容纳于胃中的食物, 经过胃阳的蒸化腐熟之后, 精微物质被吸收, 并由脾气传输而营养全身. 未被消化的食糜则借助胃阳的推动作用, 下传于小肠进一步消化. 胃与脾同属中焦, 脾为阴土, 喜燥恶湿; 胃为阳土, 喜润恶燥. 脾易湿, 得胃阳以制之, 使脾不至于湿; 胃易燥, 得脾阴以制之, 使胃不至于燥. 脾胃阴阳燥湿相济, 是保证两者纳运·升降协调的必要条件.

Stomach yang, opposite to stomach yin, refers to the yang qi of the stomach and is responsible for warming, propelling, and evaporating. It is primarily involved in propelling food downward and decomposition, as manifested in governing digestion and descending qi. Food in the stomach is decomposed by stomach yang, whose transformed essence is absorbed and then transmitted to nourish the entire body. The resulting chyme is transported by stomach yang to the small intestine for further digestion and assimilation. Stomach and spleen are two organs in the middle energizer. The former is characterized by yang, preferring moisture and being averse to dryness, whereas the latter is characterized by yin, preferring dryness and being averse to moisture. Stomach yang can restrain moisture that is easy to occur in the spleen, whereas spleen yin can restrain dryness that is easy to show in the stomach. The integration of yin and yang, dryness and moisture is indispensable to the proper functioning of the two organs.

95. 위양(胃陽)

위음(胃陰)과 반대되는 위양(胃陽)은 위장의 양기를 말하며, 따뜻하게 하고, 추진시키고, 증발시키는 역할을 한다. 위음이 소화와 하강하는 기를 주관하는 것에서 알 수 있듯이 주로 음식을 아래쪽으로 밀어내고 분해를 주관한다. 위장 속의 음식은 위양을 통해 분해되는데 변형된 정(精)은 흡수되어 전신에 영양을 공급한다. 그 결과 생긴 유미즙(chyme)은 추가적인 소화와 흡수를 위해 위양에 의해 소장으로 운반된다. 비위장(비장과 위장)은 둘 다 중초(中焦)에 있는 기관이다. 위장은 수분을 선호하고 건조함을 싫어하는 양의 특징을 지녔고 비장은 건조함을 선호하고 수분을 싫어하는 음의 성격을 지녔다. 위양은 비장에서 발생하기 쉬운 습함을 억제할 수 있고, 비음(脾陰)은 위장에서 나타나는 건조함을 억제할 수 있다. 두 장기의 적절한 기능을 위해서는 음과 양, 즉 건조함과 습함이 반드시 통합되어 조화를 이루어야 한다.

▎曾经译法 ▎ stomach-yang; stomach yang; function of the stomach; yang in
the stomach

▎现行译法 ▎ gastric yang; stomach yang

▎标准译法 ▎ stomach yang

▎翻译说明 ▎

'阳'一般音译为 yang, '胃'一般直译为 stomach. 将'胃阳'译作 stomach yang,
是国际上通行的中医术语直译法.

▎引例 Citations ▎

○人之一身脾胃为主, 胃阳主气, 脾阴主血. (『仁斋直指方』卷六)

(人的一身, 以脾胃为主宰, 胃阳主宰气, 脾阴主宰血.)

The spleen and the stomach govern the essence transformed from qi and blood
in human body. Stomach yang governs qi, whereas spleen yin governs blood.
(*Renzhai's Direct Guidance on Formulas*)

○今案中所分胃阴虚·胃阳虚·脾胃肠虚. (『临证指南医案』卷三)

(现医案中分别为胃阴虚·胃阳虚·脾胃肠虚.)

This case includes the stomach-yin deficiency, stomach-yang deficiency, as well
as deficiency of the spleen, stomach, and intestine. (*Case Records: A Guide to
Clinical Practice*)

○发汗不解, 蒸蒸发热者, 此胃阳素盛, 腑热内作. (『长沙药解』卷一)

(发汗而病不退, 蒸蒸发热, 这是胃阳平素偏盛, 胃腑有热内作.)

Diseases, with symptoms of steaming heat and not relieved by inducing
sweating, are caused by the preponderance of stomach yang and internal heat.
(*Explanation of Medicinals by Changsha*)

❚과거번역❚ stomach-yang(위-양); stomach yang(위양); function of the stomach(위의 기능); yang in the stomach(위장내의 양)

❚현행번역❚ gastric yang(위의 양); stomach yang(위양)

❚표준번역❚ stomach yang(위양)

❚번역설명❚

‘양(陽)’은 일반적으로 ‘yang’으로 음역하고, ‘위(胃)’는 ‘stomach’로 직역한다. ‘위양(胃陽)’을 ‘stomach yang’으로 직역하는데, 이는 중국 전통 한의학에서 보편적으로 사용되는 방법이다.

❚예❚

○인체는 비위장이 주관한다. 위양은 기를 주관하고 비음은 혈액을 주관한다. 『인재직지방(仁齋直指方)』

○이 경우는 위음의 결핍, 위양의 결핍, 비위장의 결핍을 포함한다. (사례 기록: 임상 실습 안내서(Case Records: A Guide to Clinical Practice))

○땀을 흘려도 뜨거운 열이 해소되지 않는 증세가 있는 질병은 위양의 우세와 내부 열에 의해 발생한다. 『임증지남의안(臨證指南醫案)』

96.

wèi zhǔ shòunà 胃主受纳

The Stomach Governs Intake.

胃主受纳是胃有接受和容纳水谷的生理功能. 饮食入口, 经过食管(咽)进入胃中, 在胃气的通降作用下, 由胃接受和容纳, 暂存于其中. 胃气的受纳水谷, 既是其主腐熟的基础, 也是饮食物消化吸收的基础. 因此, 胃气的受纳对于人体生命活动十分重要. 胃气受纳水谷功能的强弱, 可以通过食欲和饮食多少反映出来.

This term refers to the physiological functions of the stomach receiving and accommodating ingested food and drinks. Food enters the stomach via the mouth to the esophagus and is temporarily stored in the stomach with the descending effects of stomach qi. Stomach qi receives and then decomposes what is ingested. Therefore, stomach qi's receiving food and drinks plays a vital role in human life activities. The condition of stomach qi can be examined through observing appetite and food intake.

96. 위주수납(胃主受納): 위는 음식물 섭취를 주관한다

위주수납(胃主受納)은 섭취한 음식물을 받아들이고 저장하는 위의 생리적 기능을 나타낸다. 음식은 입을 통해 들어가서 식도로 가고, 위기의 하강 작용으로 임시로 위 속에 저장된다. 위기는 섭취한 것을 받아들이고 분해한다. 따라서 위기가 음식물을 받아들이는 것은 인간 생명 활동에 중요하다. 위기의 상태는 식욕과 음식 섭취의 관찰을 통해 확인할 수 있다.

▌曾经译法▐ The stomach administers reception; The stomach is concerned with reception; Stomach governs intake

▌现行译法▐ stomach controlling reception; Stomach governs intake; stomach governing reception of food; stomach receiving food and drink; stomach governing reception

▌标准译法▐ The stomach governs intake.

▌翻译说明▐

‘胃主受纳’有多种译法, 区别主要集中在‘主’和‘收纳’两个词上. 相比较而言, 将‘主’译作 govern 比较通行, 也比较客观. 将‘受纳’译为 intake, 体现了吸收和摄入量, 比receive 和其名词 reception 更客观一些.

▌引例 Citations▐

○胃主受纳水谷, 而风邪居之, 故食饮不下. (『类经』卷十五)

(胃主受纳饮食物, 风邪侵袭于胃, 所以饮食不能下行.)

The stomach governs intake of food and drinks. Ingested food and drinks cannot be transmitted downward when the stomach is invaded by pathogenic winds. (*Classified Classics*)

○食谷欲吐属阳明者, 以胃主受纳也. (『医宗金鉴』卷四)

(进食后想吐, 属于阳明病, 是因为胃主受纳饮食物的缘故.)

Cases of feeling sick after eating pertain to yangming disorder because the stomach governs intake. (*Golden Mirror of the Medical Tradition*)

○胃主受纳, 脾主消磨, 今能纳而不能化, 责脾虚. (『目经大成』卷三)

(胃主受纳, 脾主消化, 现能进食而不能消化, 当为脾虚.)

The stomach governs intake, whereas the spleen governs transformation. Cases that food can be taken in but cannot be digested pertain to spleen deficiency. (*The Great Compendium of Classics on Ophthalmology*)

▎과거번역 ▎ The stomach administers reception(위는 수용을 관리한다); The stomach is concerned with reception(위는 수용과 관련이 있다); Stomach governs intake(위는 섭취를 주관한다)

▎현행번역 ▎ stomach controlling reception(수용을 관장하는 위); Stomach governs intake(위는 섭취를 주관한다); stomach governing reception of food (음식의 수용을 주관하는 위); stomach receiving food and drink(음식물을 받아들이는 위); stomach governing reception(수용을 주관하는 위)

▎표준번역 ▎ The stomach governs intake. (위주수납, 胃主受納)

▎번역설명 ▎

'위주수납(胃主受納)'을 표현하는 다양한 번역이 있고 그 차이는 주로 '주(主)'와 '수납(收納)'에 있다. 비교하자면, 주(主)를 'govern'으로 번역하는 것이 더 일반적이고 객관적이다. '수납(受納)'을 'intake'로 번역하면 흡수와 섭취의 의미를 표현할 수 있기에, 'receive'나 명사형인 'reception'으로 번역하는 것보다 더 객관적이다.

▎예 ▎

○ 위는 음식물의 섭취를 주관한다. 위장에 병원성 풍(風)이 머물면 섭취된 음식물은 아래로 전달될 수 없다. 『유경(類經)』

○ 위는 섭취를 주관하기에 식사 후 구역질이 나는 증상은 양명(陽明) 병에 속한다. 『의종금감(醫宗金鑑)』

○ 위는 섭취를 주관하고 비장은 변형을 다스린다. 음식을 섭취하지만 소화시킬 수 없는 것은 비장의 결핍과 관련 있다. 『목경지성(目經大成)』

97.
wèi zhǔ fǔshú 胃主腐熟

The Stomach Governs Decomposition.

胃主腐熟指的是胃初步消化水谷，形成食糜的功能. 容纳于胃中的饮食物，经过胃中阳气的腐熟作用后，精微物质被吸收，并由脾气转输而营养全身，未被消化的食糜则下传于小肠进一步消化. 胃的受纳与腐熟水谷功能，必须与脾的运化功能相互配合，纳运协调才能将水谷化为精微，进而化生为精·气·血·津液，以供养全身.

This term means that the stomach performs the preliminary steps of digestion and produces chyme. After food is decomposed by the yang qi in the stomach, its essence is absorbed and transmitted by spleen qi to the entire body. The resulting chyme is forced into the small intestine for further digestion and assimilation. Only by integrating the receiving and digesting functions of the stomach with the transportation and transforming functions of the spleen can food and drinks be turned into essence, qi, blood, and fluids to nourish the entire body.

97. 위주부숙(胃主腐熟): 위는 분해를 주관한다

위주부숙(胃主腐熟)은 위가 소화의 예비 단계를 수행하고 유미즙(chyme)을 생산하는 것을 의미한다. 음식이 위 속의 양기에 의해 분해된 후, 그 정(精)은 비장의 기에 의해 흡수되어 전신에 전달된다. 그 결과 생긴 유미즙(chyme)은 추가적인 소화와 흡수를 위해 소장으로 보내진다. 위의 수용과 소화 기능, 비장의 운반과 변형 기능을 통합해야만 음식물이 정(精), 기, 혈액, 진액으로 전환되어 전신에 영양을 공급할 수 있다.

▌曾经译法 ▌ Stomach functions to digest food; The stomach is concerned with digestion; Stomach governs decomposition

▌现行译法 ▌ stomach digesting food; Stomach governs decomposition; stomach governing digestion; stomach governing decomposition

▌标准译法 ▌ The stomach governs decomposition.

▌翻译说明 ▌

‘腐熟’和‘消化’不同，指食物在胃中的初步分解，所以直接翻译成 digest 并不准确. decompose 指‘分解，降解’，可以形容物质在胃内的分解过程. 故采用 The stomach governs decomposition.

▌引例 Citations ▌

○胃主腐熟水谷，其水谷精悍之气，自胃之上口出于贲门输于脾. (『医旨绪余』卷下) (胃主腐熟饮食物，饮食物所化生的精悍之气，从胃上口出于贲门而输送到脾.)

The stomach governs the decomposition of food and drinks whose vigorous part, i.e., essence, is transmitted to the spleen from the upper part of the stomach called cardia. (*Remnants of Medical Decree*)

○胃主腐熟水谷，大肠主传送已化之物. (『证治准绳』卷八十五) (胃主腐熟饮食物，大肠主传送已消化后的食物.)

The stomach governs the decomposition of food and drinks, whereas the large intestine governs transmitting digested food. (*Standards for the Diagnosis and Treatment*)

┃과거번역┃ Stomach functions to digest food(위는 음식을 소화시키는 역할을 한다); The stomach is concerned with digestion(위는 소화와 관련이 있다); Stomach governs decomposition(위는 분해를 주관한다)

┃현행번역┃ stomach digesting food(음식을 소화하는 위); Stomach governs decomposition(위는 분해를 주관한다); stomach governing digestion(소화를 주관하는 위); stomach governing decomposition(분해를 주관하는 위)

┃표준번역┃ The stomach governs decomposition. (위주부숙, 胃主腐熟)

┃번역설명┃

'부숙(腐熟)'은 음식물이 위장에서 일차적으로 분해되는 것을 의미하기에 '소화(消化)'와는 다르고, 따라서 'digest'(소화)로 직역하는 것은 정확하지 않다. 'decompose'는 '분해하다', '(작은 분자로) 분해되다'는 의미이고, 위장에 있는 물질이 분해되는 과정을 나타낼 수 있기에 'The stomach governs decomposition'(위주부숙)이라는 번역을 채택한다.

┃예┃

○ 위는 음식물의 분해를 주관하고, 음식물의 정미로운 기운인 정은 위(胃)의 상부인 분문(噴門)에서 비장으로 전달된다. 『의지서여(醫旨緒餘)』

○ 위는 음식물의 분해를 주관하고, 대장은 소화된 음식의 운반을 주관한다. 『증치준승(證治準繩)』

98.

wèi zhǔ tōngjiàng 胃主通降

The Stomach Governs Descent.

胃主通降指的是胃的气机通畅下降, 使腐熟后的水谷向下传送至肠道的功能. 胃气贵在通降, 以下行为顺. 胃的通降功能, 主要体现于饮食物的消化和糟粕的排泄过程中的四个方面：一是饮食物入胃, 胃容纳而不拒之；二是经胃气的腐熟作用而形成的食糜, 下传小肠作进一步消化；三是食物残渣下移大肠, 燥化后形成粪便；四是粪便有节制地排出体外. 胃主通降与脾主升清相对. 脾宜升则健, 胃宜降则和, 脾升胃降协调, 共同促进饮食物的消化吸收.

Stomach qi is characterized by descending qi movement, pushing digested food from the stomach to the small intestine. Qi descending is an important character of the stomach, which includes the following four aspects: (1) taking in all ingested food and drinks; (2) decomposing food and drinks, and transmitting chyme downward to the small intestine; (3) moving residues downward to the large intestine, and forming feces; (4) defecating regularly. The stomach governing descent is opposite to the spleen governing ascent, both of which are signs of health. Therefore, joint efforts of spleen qi and stomach qi are requested in the entire process of food digestion and absorption.

98. 위주통강(胃主通降): 위는 하강을 주관한다

위주통강(胃主通降)은 위(胃)가 위기(胃氣)의 이동을 하강시키고, 소화한 음식을 위에서 소장으로 밀어내는 기능을 말한다. 위기의 하강 기능은 위의 중요한 특징으로 다음의 4가지 측면이 있다. (1) 삼킨 모든 음식물을 섭취한다. (2) 음식물을 분해하고 유미즙(chyme)을 아래 소장 쪽으로 전달한다. (3) 잔여물을 아래 대장 쪽으로 이동시켜 배설물을 형성한다. (4) 규칙적인 배설 기능을 한다. 하강을 주관하는 위장은 상승을 다스리는 비장과 정반대의 속성을 지녔고, 둘 다 건강의 징후들이다. 따라서 전체 음식물의 소화와 흡수 과정에서 비기와 위기의 공동의 노력이 필요하다.

| 曾经译法 | stomach propelling food to transmit downward; Stomach serves to transmit digested food downwards; The stomach dominates the sending of digested food

| 现行译法 | stomach propelling food to transmit downward; Stomach governs downbearing of food

| 标准译法 | The stomach governs descent.

| 翻译说明 |

‘胃主通降’通常译为 stomach propelling food to transmit downward, 但“胃主通降’也称为‘胃以降为顺’, 指胃的气机通畅下降, 使初步消化的食糜向下传送至肠道. 考虑到中医术语结构的关系, ‘胃主通降’还是按照‘名词+主+名词’的方式翻译, 即将其翻译为 The stomach governs descent.

| 引例 Citations |

○ 脾主升举清阳, 胃主通降浊阴, 皆属土而畏湿. (『本经疏证』卷二)

(脾主升举清阳, 胃主通降浊阴, 都属五行之土而畏湿.)

The spleen governs ascending the clear yang, whereas the stomach governs unblocking and descending the turbid yin. The spleen and the stomach pertain to earth in terms of the five-element theory, and both fear dampness. (*Commentary on the 'Classic of Materia Medica'*)

○ 脾主升清, 胃主降浊, 清升浊降, 腹中冲和. (『伤寒悬解』卷十)

(脾主清气的上升, 胃主浊气的下降, 清气上升, 浊气下降, 则腹内平和.)

The spleen governs the ascending of the clear, whereas the stomach governs the descending of the turbid. With the balance of ascending the clear and descending the turbid, the abdomen achieves harmony. (*Explanation of Unresolved Issues in the 'Treatise on Cold Damage'*)

▌과거번역 ▌ stomach propelling food to transmit downward(음식을 소화시켜 아래쪽으로 전달하는 위); Stomach serves to transmit digested food downwards(위는 소화된 음식을 아래로 전달하는 역할을 한다); The stomach dominates the sending of digested food(위는 소화된 음식의 전달을 관장한다)

▌현행번역 ▌ stomach propelling food to transmit downward(음식을 소화시켜 아래쪽으로 운반하는 위); Stomach governs downbearing of food(위는 음식의 하강을 주관한다)

▌표준번역 ▌ The stomach governs descent. (위주통강, 胃主通降)

▌번역설명 ▌

'위주통강(胃主通降)'은 일반적으로 'stomach propelling food to transmit downward'(위 속의 음식물을 아래로 전달하게 하다)로 번역된다. 그러나 중국어에서 이것은 '위이강위순(胃以降爲順)'이라고도 하는데, '처음 소화된 음식물이 순조롭게 아래로 잘 내려가 장으로 전달되다'는 뜻이다. '위주통강(胃主通降)'이 문법적으로 '명사+주(主)+명사'(~가 ~을 주관하다)의 구조로 되었음을 고려할 때, 이의 번역도 'The stomach governs descent'(위주통강)로 하는 것이 타당하다.

▌예 ▌

○ 비장은 맑은 양의 상승을 주관하고, 위장은 탁한 음의 하강을 주관한다. 비위장은 오행론에 있어 토(土)에 속하며 둘 다 습기를 두려워한다. 『본경소증(本經疏證]』

○ 비장은 청(淸)의 상승을 주관하고 위는 탁(濁)의 하강을 주관한다. 청의 상승과 탁의 하강 사이의 균형은 복부를 조화롭게 한다. 『상한현해(傷寒懸解)』

99.

xiǎocháng 小肠

Small Intestine

小肠为六腑之一, 位于腹中, 上口在幽门处与胃相连, 下口在阑门处与大肠相连, 包括十二指肠·空肠和回肠. 小肠是一个比较长的·呈迂曲回环迭积之状的管状器官, 是机体对饮食物进行消化, 吸收其精微, 下传其糟粕的重要脏器. 小肠的生理功能是受盛化物和泌别清浊. 小肠的经脉为手太阳小肠经, 与手少阴心经相互络属, 构成表里关系.

The small intestine, located in the abdomen, is one of the six fu-organs. Its upper opening is connected with the stomach at the pylorus, and its lower one is connected with the large intestine at the ileocolic opening. The small intestine is a long, winding, and zigzagging tract divided into the duodenum, jejunum, and ileum. It plays an important role in digestion, absorption, and waste disposal, whose function is to receive the chyme and transform it, and to separate purified nutrients from turbid wastes. The Small Intestine Meridian of Hand-taiyang has an exterior-interior relationship with the Heart Meridian of Hand-shaoyin.

99. 소장(小腸)

복부에 위치한 소장(小腸)은 육부 중 하나이다. 소장의 상구(上口)는 유문(幽門)에서 위와 연결되어 있고 하구(下口)는 난문(蘭門)에서 대장과 연결된다. 소장은 십이지장, 공장(空腸), 회장(回腸)으로 갈라진 길고, 구불구불하고 갈지자형의 기관이다. 소장은 소화와 흡수, 그리고 배설물 처리에 중요한 역할을 하며, 그 기능은 유미즙(chyme)을 받아 변형시키고, 정제된 영양분과 탁한 배설물을 분리하는 것이다. 수태양소장경(手太陽小腸經)은 수소음심경(手少陰心經)과 표리관계에 있다.

▎曾经译法 ▎ small intestine; Xiaochang

▎现行译法 ▎ small intestine

▎标准译法 ▎ small intestine

▎翻譯說明 ▎

　　中医'小肠'的概念与现代解剖学中实质性器官小肠不尽相同，但也是基于同一解剖结构的器官，可借用现代医学词汇 small intestine 翻译中医的'小肠'.

▎引例 Citations ▎

○小肠者，受盛之官，化物出焉. (『素问·灵兰秘典论』)

(小肠是接受容纳饮食物的器官，接受脾胃已消化的食物，进一步分清别浊.)

The small intestine takes in chyme and is responsible for separating purified nutrients from turbid wastes. (*Plain Conversation*)

○小肠居胃之下，受盛胃中水谷而分清浊，水液由此而渗入前，糟粕由此而归于后，脾气化而上升，小肠化而下降，故曰化物出焉. (『类经』卷三)

(小肠在胃的下面，接受容纳胃腐熟后的饮食物而分清别浊，水液从小肠而向前进入膀胱，糟粕从小肠向后进入大肠. 脾气运化而升清，小肠消化而降浊，所以说消化食物由小肠而产生.)

The small intestine is located beneath the stomach. It receives the food and water ingested into the stomach and separates the clear from the turbid. The fluids permeate the front(urethra), whereas the wastes are transmitted to the back(anus). Spleen qi ascends the clear, whereas small-intestine qi descends the turbid. That is how the contents are transformed and transported. (*Classified Classics*)

▌과거번역 ▌ small intestine(소장); Xiaochang(소장)

▌현행번역 ▌ small intestine(소장)

▌표준번역 ▌ small intestine(소장)

▌번역설명 ▌

한의학에서 말하는 '소장(小腸)'의 개념은 현대 해부학에서 말하는 실질적
인 장기인 '소장'과는 다르지만, 동일한 해부학적 구조에 기초한 기관으로
현대 의학용어인 'small intestine'(소장)을 사용하여 한의학에서 말하는 '소
장'을 번역할 수 있다.

▌예 ▌

○ 소장은 유미즙을 흡수하고 정제된 영양소와 탁한 노폐물을 분리하는 역할
을 한다. 『소문(素問)-영란비전론(靈蘭秘典論)』

○ 소장은 위의 아래쪽에 위치한다. 소장은 위장에서 섭취한 음식물을 받아
탁한 것과 맑은 것을 분리한다. 수액은 전면(요도)으로 스며들고 노폐물
은 후면(항문)으로 전달된다. 비기는 맑은 것을 상승시키고 소장 기는 탁한 것
을 하강시킨다. 이것이 소화된 음식물이 변형되고 운반되는 방식이다. 『유경(類
經)』

100.

dàcháng 大肠

Large Intestine

大肠为六腑之一, 位于腹中, 大肠上口通过阑门与小肠相接, 下端出口为肛门. 大肠的上段称为'回肠', 包括现代解剖学中的回肠和结肠上段 ; 下段称为'广肠', 包括乙状结肠和直肠. 大肠也是一个管腔性器官, 呈回环叠积之状, 是对食物残渣中的水液进行吸收, 形成粪便并有度排出的脏器. 大肠的主要生理功能为传导糟粕和吸收水分. 大肠的经脉为手阳明大肠经, 与手太阴肺经相互络属, 构成表里关系.

The large intestine, located in the abdomen, is one of the six fu-organs. It joins the small intestine at the ileocolic opening, and ends at the anus. The upper part of the large intestine is the hui(coiling) intestine including the ileum and the upper colon, the lower part is the guang(wide) intestine, including the sigmoid colon and the rectum. Like the small intestine, the large intestine is a hollow and zigzagging tract organ, primarily involved in water absorption of the remaining food residues, feces formation and defecation. The major function of the large intestine is to transmit the waste while absorbing water. The Large Intestine Meridian of Hand-yangming has an exterior-interior relationship with the Lung Meridian of Hand-taiyin.

100. 대장(大腸)

복부에 위치한 대장(大腸)은 육부 중 하나이다. 대장은 난문(蘭門)에서 소장과 연결되고 항문에서 끝난다. 대장의 상구(上口)는 회장(回腸)과 상행결장을 포함한 회장(回腸, coiling)이고, 하구(下口)는 S상결장과 직장(直腸)을 포함한 광장(廣腸, wide)이다. 소장과 마찬가지로 대장은 속이 비어 있고, 갈지자형의 기관으로 주로 남은 음식 찌꺼기의 수분 흡수와 대변 형성, 배변 등에 관여한다. 대장의 주요기능은 물을 흡수하면서 노폐물을 전달하는 것이다. 수양명대장경(手陽明大腸經)은 수태음폐경(手太陰肺經)과 표리관계에 있다.

▌曾经译法▌ large intestine; Dachang

▌现行译法▌ large intestine

▌标准译法▌ large intestine

▌翻譯說明▌

中医'大肠'的概念与现代解剖学中实质性器官大肠有一定的差异，但也是基于同一解剖结构的器官，故而可借用现代医学的 large intestine 翻译中医的'大肠'.

▌引例 Citations▌

○ 大肠者，传道之官，变化出焉. (『素问·灵兰秘典论』)

(大肠犹如负责转运物品的官员，小肠消化吸收后的食物残渣经过燥化输送排出体外.)

The large intestine is the organ similar to an official in charge of transportation, and is responsible for eliminating the waste from the body. (*Plain Conversation*)

○ 大肠小肠会为阑门，下极为魄门. (『难经·四十四难』)

(大肠与小肠的交会处称作阑门，消化道最下端的肛门称作魄门.)

The large intestine connects the small intestine through the ileocecal conjunction and ends at the anus. (*Canon of Difficult Issues*)

▮과거번역 ▮ large intestine(대장); Dachang(대장)

▮현행번역 ▮ large intestine대장)

▮표준번역 ▮ large intestine(대장)

▮번역설명 ▮

　한의학에서 말하는 '대장(大腸)'의 개념은 현대 해부학에서 말하는 실질적인 장기인 '대장'과는 다르지만, 동일한 해부학적 구조에 기초한 기관으로 현대 의학용어인 'large intestine'(대장)을 사용하여 한의학에서 말하는 '대장'을 번역할 수 있다.

▮예 ▮

○ 대장은 운반을 담당하는 관리와 유사한 장기로 신체의 노폐물을 제거하는 역할을 담당한다. 『소문(素問)-영란비전론(靈蘭秘典論)』

○ 대장은 난문(蘭門)에서의 결합을 통해 소장과 연결되고 항문에서 끝난다. 『난경(難經)-제44난』

101.

pángguāng 膀胱
Urinary Bladder

膀胱为六腑之一，位于小腹中央，是一个中空的囊状器官．其上有输尿管与肾相连，其下连尿道，开口于前阴．膀胱的生理功能是贮存津液和排泄尿液．膀胱的经脉为足太阳膀胱经，与足少阴肾经相互络属，构成表里关系．人体脏腑代谢后所形成的津液下达膀胱，在肾的气化作用下，升清降浊，清者被人体再吸收利用，浊者通过肾的气化作用，适时有度地排出体外．膀胱的贮存津液·排泄尿液功能，有赖于肾气的蒸化和固摄作用．若肾的气化和固摄作用失常，膀胱开阖失权，既可出现小便不利或癃闭，又可出现尿频·尿急·遗尿·小便失禁等．

Urinary bladder, one of the six fu-organs, is a hollow muscular organ in the middle of the lower abdomen. It connects with the kidney in the upper through the ureters, and the urethra in the lower, and ends in an opening—the urinary meatus. Urinary bladder is responsible for temporarily storing and discharging urine. The Urinary Bladder Meridian of Foot-taiyang has an exterior-interior relationship with the Kidney Meridian of Foot-taiyin. The urine, temporarily stored in the urinary bladder, is separated into the refined material and the waste. The former is recycled in the human body, whereas the latter is discharged. Storage and discharge of urine depends on the qi transformation and securing function of the kidney. If the kidney fails to transform qi or secure urine, or the urinary bladder fails to control the urethral orifice, such symptoms will occur as dysuria, frequent urination, urinary urgency, enuresis, and urinary incontinence.

101. 방광(膀胱)

육부 중 하나인 방광(膀胱)은 하복부의 중간에 있는 속이 빈 근육기관이다. 방광은 수뇨관(輸尿管, 요관)을 통해 상부의 신장과 하부의 요도와 연결되며 구멍인 비뇨기관에서 끝난다. 방광은 소변을 일시적으로 저장하고 배설하는 역할을 한다. 족태양방광경(足太陽膀胱經)은 족태음신경(足少陰腎經)과 표리관계를 맺고 있다. 방광에 일시적으로 저장된 소변은 정제된 물질과 노폐물로 분리된다. 정제된 물질은 인체에서 재활용되는 반면 노폐물은 배설된다. 소변의 저장과 배설은 신장의 기 변환과 확보 기능에 달려있다. 신장이 기의 변환을 못하거나, 소변을 확보하지 못하거나, 방광이 요도의 구멍을 제어하지 못하면 배뇨장애, 잦은 배뇨, 급박뇨, 야뇨증, 요실금(失禁)과 같은 증상이 나타난다.

| 曾经译法 | bladder; urinary bladder; Pangguang

| 现行译法 | bladder; urinary bladder

| 标准译法 | urinary bladder

| 翻譯說明 |

　　现代医学上的'膀胱'即为 bladder. 同时 bladder 也和 gall 组合在一起, 构成 gallbladder(胆囊)一词. 正是出于明确区分的目的, 中医的'膀胱'译为 urinary bladder 更为客观.

| 引例 Citations |

○ 膀胱者, 州都之官, 津液藏焉, 气化则能出矣. (『素问·灵兰秘典论』)

(膀胱是水液聚会的地方, 经过气化作用, 才能把尿排出体外.)

The urinary bladder is the organ similar to an official in charge of reservoir, and is responsible for storing and discharging urine by means of qi transformation. (*Plain Conversation*)

○ 肾合膀胱, 膀胱者, 津液之腑也. (『灵枢·本输』)

(肾与膀胱相配属, 膀胱是贮存小便的器官.)

The kidney corresponds with the urinary bladder—the organ for temporarily storing urine. (*Spiritual Pivot*)

○ 膀胱不利为癃, 不约为遗溺. (『素问·宣明五气』)

(膀胱不通发生癃闭, 不能约束发生遗尿.)

Urinary bladder(qi) inhibition will cause urinary dribbling or difficulty, whereas its failure to ensure retention will lead to enuresis. (*Plain Conversation*)

▌과거번역 ▌ bladder(방광); urinary bladder(방광); Pangguang(방광)

▌현행번역 ▌ bladder(방광); urinary bladder(방광)

▌표준번역 ▌ urinary bladder(방광)

▌번역설명 ▌

　　현대 의학에서 말하는 '방광(膀胱)'은 'bladder'이다. 또한 'bladder'는 'gall'과 조합하여 'gallbladder'(담낭, 胆囊)라는 용어를 형성한다. 명확한 구분을 위해서 한의학에서는 '방광'을 'urinary bladder'로 번역하는 것이 더 객관적이다.

▌예 ▌

○ 방광은 저수지를 담당하는 관리와 비슷한 기관이며 진액을 저장한다. 기운이 있어야 소변을 쉽게 배출할 수 있다. 『소문(素問)-영란비전론(靈蘭秘典論)』

○ 신장은 방광과 대응하는 장기이며, 방광은 진액의 장부이다. 『영추(靈樞)-본수(本輸)』

○ 방광의 기운이 원활하지 못하면 소변이 막히는 융(癃)이라는 배뇨장애가 생기고, 방광이 소변을 저장하지 못하면 요실금을 유발한다. 『소문(素問)-선명오기(宣明五氣)』

102.

gūfǔ 孤腑

Solitary Fu-organ

孤腑为六腑中与五脏无相合关系的腑，即三焦. 三焦是六腑中唯一与五脏没有直接的阴阳表里关系的腑，因而称之为孤腑. '孤'有独一无二之意，是说十二脏腑之中，唯三焦独大，诸脏不可与之相匹，是人体最大的传化之腑. 三焦在上合心包络而通心火，在下属膀胱而合肾，通上极下，形同六合无所不包，所以说是脏腑之外躯体之内包罗诸脏的大府，为五脏六腑之外卫.

Solitary fu-organ refers to the triple energizer(sanjiao). It is the one and only fu-organ without corresponding relation with a zang-organ; besides, it is the largest transforming fu-organ with which all the other organs are incomparable. Hence it is 'solitary.' The triple energizer(sanjiao) corresponds with the pericardium and heart in the upper part of the body, and the urinary bladder and kidney in the lower part, which covers everything within the body. It is regarded as the external guard of five zang-organs and six fu-organs.

102. 고부(孤腑): 독립적인 장부(臟腑)

고부(孤腑)는 삼초(三焦)를 말한다. 삼초는 오장과 상호대응 하지 않는 유일한 부(腑)이다. 게다가 삼초는 다른 모든 장기들과 음양표리관계에 있지 않기에 고부라고 부른다. 따라서 고부는 '독립적'이다. 삼초는 상초의 심낭과 심장에서 하초의 방광과 신장까지의 부위에 해당하기에 전신을 총괄한다. 삼초는 오장육부의 외부 수호자로 여겨진다.

┃曾经译法┃ single hollow organ; solitary hollow organ; the solitary hollow viscus; solitary bowel; solitary fu-viscus; solitary fu-organ; triple energizer

┃现行译法┃ solitary fu-organ; triple energizer

┃标准译法┃ solitary fu-organ

┃翻译说明┃

‘孤腑’是‘三焦’的别称， 但与‘三焦’的概念侧重点不同， ‘孤腑’重点强调与五脏没有直接的阴阳表里关系的腑， 因此， 用‘三焦’直接取代‘孤腑’不太恰当. 由于‘腑’的翻译在前文中统一为 fu-organ, 故‘孤腑’译为 solitary fu-organ.

┃引例 Citations┃

○三焦者, 中渎之腑也, 水道出焉, 属膀胱, 是孤之腑也. (『灵枢·本输』)

(三焦, 是像沟渎一样行水的器官, 水道由此而出, 配属膀胱, 这是一个与五脏没有表里配属关系的器官.)

The triple energizer(sanjiao) is the organ in charge of dredging and responsible for regulating the water passage. It is the solitary organ pertaining to the urinary bladder, without an exterior-interior relationship with any zang-fu organ. (*Spiritual Pivot*)

○ 据五脏各有一腑为应, 三焦为孤腑. (『医旨绪余』卷上)

(根据五脏各有一个腑与之相应, 三焦与五脏无配属关系而为孤腑.)

Each fu-organ has a corresponding zang-organ except the triple energizer(sanjiao). Hence the triple energizer is a solitary fu-organ. (*Remnants of Medical Decree*)

┃ 과거번역 ┃ single hollow organ(단일한 비어있는 기관); solitary hollow organ (독립적인 빈 기관); the solitary hollow viscus(독립적인 빈 내장); solitary bowel(독립적인 장); solitary fu-viscus(독립적인 부-내장); solitary fu-organ (고부); triple energizer(삼초)

┃ 현행번역 ┃ solitary fu-organ(고부); triple energizer(삼초)

┃ 표준번역 ┃ solitary fu-organ(고부)

┃ 번역설명 ┃

'고부(孤腑)'는 '삼초(三焦)'의 또 다른 이름이지만 '삼초'와 중시하는 바가 다르다. '고부'는 오장과 직접적인 음양의 표리(表裏: 겉과 속) 관계를 갖지 않는 장기(腑)를 강조하기에 '고부'를 '삼초'로 곧바로 치환하는 것은 적절하지 않다. 앞서 '부(腑)'의 번역을 'fu-organ'으로 통일했기에 '고부(孤腑)'도 'solitary fu-organ'으로 번역한다.

┃ 예 ┃

○삼초는 도랑을 담당하는 기관이며 수로를 조절하는 역할을 한다. 삼초는 어느 장부와도 표리관계가 없는, 방광과 관련된 독립적인 기관이다. 『영추(靈樞)-본수(本輸)』

○각 부(腑)는 삼초를 제외하고 상응하는 장(臟)이 있다. 따라서 삼초는 독립적인 장부(臟腑)이다. 『의지서여(醫旨緒餘)』

103.

nǎo 脑

Brain

脑为奇恒之腑之一，居于颅内，由髓汇聚而成. 脑是精髓和神明汇集发出之处，其主要生理功能是主宰生命活动·主管精神与感觉运动. 脑的主要机能包括三个方面：一是主宰生命活动，因为脑是生命的枢机，主宰人体的生命活动；二是主宰精神活动，人的精神活动——包括思维·意识和情志活动等——都是客观外界事物反映于脑的结果；三是主宰感觉运动. 脑主元神，神能驭气，故脑能统领肢体运动.

The brain is located in the skull and made up of marrow. As one of the extraordinary organs, it is where the essence, marrow and spirit concentrate and originate. It is primarily involved in governing life activities, mental activities, senses, and movements. (1) Governing life activities: The brain is thought as the pivot of life and is responsible for all human life activities. (2) Governing mental activities, including mind, consciousness and emotions, etc., which are the reflections of external environment and phenomena. (3) Governing senses and movements: The brain controls all movements of the limbs, as the brain controls the original vitality which dominates qi movement.

103. 뇌(腦)

뇌(腦)는 두개골 안에 위치하고 골수로 이루어져 있다. 기항지부 중 하나로서
정(精), 골수, 그리고 정신(神)이 집중되고 만들어지는 곳이다. 뇌는 주로 생명
활동, 정신활동, 감각, 움직임을 관장하는 기능을 한다. (1) 생명 활동을 주관한
다. 뇌는 생명의 중심에 있기에 모든 생명 활동을 책임진다. (2) 외부적 환경과
현상을 반영하는 정신, 의식, 감정 등을 포함한 정신활동을 주관한다. (3) 감각
과 움직임을 주관한다. 뇌는 기의 운동을 지배하는 근본적인 기운(생명력)을 제
어할 수 있기에 모든 사지와 몸통의 움직임을 관장한다.

┃曾经译法┃ brain; encephalon; Nao

┃现行译法┃ brain

┃标准译法┃ brain

┃翻译说明┃

中医学和现代医学对于脑这一脏器功能的认识虽然不尽相同，但二者均指相同位置的人体器官。这种属于人体基本结构的词语，一般都为普通民众所熟知。因此翻译也应该选用普通英语单词 brain。

┃引例 Citations┃

○ 脑为髓之海，其输上在于其盖，下在风府。(『灵枢·海论』)

(脑是髓海，它的输注要穴，上在百会，下在风府穴。)

The brain is the sea of marrow, which infuses acupoints that are respectively located in the vertex in the upper part and at Fengfu(GV16) in the lower part. (*Spiritual Pivot*)

○ 诸髓者，皆属于脑。(『素问·五脏生成』)

(所有的精髓，都上注于脑。)

All marrow is related to the brain. (*Plain Conversation*)

○ 脑为元神之府，而鼻为命门之窍。(『本草纲目』卷三十四)

(脑是元神所在的地方，而鼻为命门的孔窍。)

The brain is where the original spirit is housed, whereas the nose is the orifice of life gate. (*Compendium of Materia Medica*)

▌과거번역 ▌ brain(뇌); encephalon(뇌수); Nao(뇌)

▌현행번역 ▌ brain(뇌)

▌표준번역 ▌ brain(뇌)

▌번역설명 ▌

한의학과 현대의학은 장기로서의 '뇌'의 기능에 대한 이해는 다르지만, 둘
다 뇌를 같은 위치에 있는 인간의 장기로 본다. 인체의 기본 구조에 속하는
이러한 용어는 일반인에게도 익숙하다. 따라서 일반적으로 사용되는 영어
단어인 'brain'을 사용해야 한다.

▌예 ▌

○뇌는 수해(髓海)이다. 각각 상부의 백회(百會)혈과 하부의 풍부(風府)혈에
위치한 경혈로 연결된다. 『영추(靈樞)-해론(咳論)』

○모든 골수는 뇌와 관련이 있다. 『소문(素問)-오장생성(五藏生成)』

○뇌는 원신(元神)이 있는 곳이고, 코는 명문(命門)의 구멍이다. 『본초강목
(本草綱目)』

104.

nǚzǐbāo 女子胞

Uterus

女子胞为奇恒之腑之一， 是女性的内生殖器官. 女子胞的生理功能包括两个方面：一是主持月经. 月经是女子生殖细胞发育成熟后周期性子宫出血的生理现象. 月经的产生， 是脏腑经脉气血及天癸作用于胞宫的结果. 胞宫的形态与机能正常与否直接影响月经的来潮， 所以胞宫有主持月经的作用. 二是孕育胎儿. 胞宫是女性孕育胎儿的器官. 女子在发育成熟后， 月经应时来潮， 经后便要排卵， 因而有受孕生殖的能力.

Uterus is the internal reproductive organ of the female and one of the extraordinary organs. It has two major physiological functions. (1) Menstruation: the regular discharge of blood from the uterus upon maturation of female gamete cells. According to traditional Chinese medicine, qi and blood of zangfuorgans and meridians, together with tiangui(heavenly tenth, reproductive stimulating essence), act on the uterus and thus produce menses. The mechanical and physiological integrity of the uterus is directly related to the menstruation. Therefore, the uterus governs menstruation. (2) Conception: When a female reaches reproductive age and begins to ovulate after menarche, the uterus becomes capable of implantation of an embryo.

104. 여자포(女子胞): 자궁

여자포(女子胞)는 여성의 내부 생식기관이며 기항지부 중 하나이다. 여자포는 두 가지 중요한 생리적 기능이 있다. (1) 월경: 여성의 생식세포가 성숙하면 혈액을 규칙적으로 배설한다. 전통적 중의학에 따르면 장부의 기와 혈액, 경맥은 천계(天界, 10번째, 생식을 촉진하는 정)와 더불어 자궁에 작용하여 월경에 이르게 한다. 자궁의 형태와 기능이 월경과 직접적으로 관계되기에 자궁이 월경을 주관한다. (2) 임신(수정): 여성이 가임기에 이르고 초경 후 배란이 시작되면, 자궁은 배아를 착상할 수 있게 된다.

▋曾经译法 ▋ uterus; womb; Nüzibao

▋现行译法 ▋ uterus

▋标准译法 ▋ uterus

▋翻译说明 ▋

‘女子胞’所指器官和现代医学所指‘子宫’相同，所描述的功能也一致，uterus 是专业术语，womb 则是通俗用语.

▋引例 Citations ▋

O 脑·髓·骨·脉·胆·女子胞，此六者，地气之所生也，皆藏于阴而象于地，故藏而不泻，名曰奇恒之腑. (『素问·五脏别论』)

(脑·髓·骨·脉·胆·女子胞，这六者是感受地气而生的，都能藏精血，像大地厚德载物那样，它们的作用，是藏精气以濡养机体而不泄于外，这叫做‘奇恒之腑’.)

The brain, marrow, bones, vessels, gallbladder and uterus are all produced under the influence of earth qi. These six organs store yin substances in the way that the earth has ample virtue and carries all things. They store essence without discharge, hence the name extraordinary fu-organs. (*Plain Conversation*)

O 劳伤血气，冷热不调而受风寒，客于子宫，致使胞内生病. (『诸病源候论·无子候』)

(过劳耗伤气血，寒热不调而感受风寒之邪，邪气侵犯子宫，致使女子胞内生病.)

Physical exertion damages the qi and blood; external contraction of wind cold due to improper adjustment to cold and heat invades the uterus. Both lead to the disease of the uterus. (*Treatise on the Origins and Manifestations of Various Diseases*)

O女子之胞，子宫是也，亦以出纳精气而成胎孕者为奇. (『类经』卷四)

(女子胞，就是子宫，也因为排出月经·受纳精气形成胎孕，而为奇恒之腑.)

The womb, i.e., the uterus, is an extraordinary organ as it could take in essential qi(semen), conceive baby, and maintain pregnancy. (*Classified Classics*)

┃과거번역┃ uterus(자궁); womb(자궁); Nüzibao(자궁)

┃현행번역┃ uterus(자궁)

┃표준번역┃ uterus(자궁)

┃번역설명┃

'여자포(女子胞)'라 불리는 기관은 현대의학에서 말하는 '자궁(子宮)'과 동일하며, 설명된 기능도 같다. 'uterus'가 전문 용어라면 'womb'은 대중적인 용어이다.

┃예┃

○뇌, 골수, 뼈, 혈관, 담낭, 자궁은 모두 토기(土氣)의 영향 아래서 생성된다. 이 여섯 개는 토(土)가 풍부한 덕을 지니고 만물을 운반하는 방식으로 음의 물질을 저장한다. 그것들은 배설 없이 정(精)을 저장하기에 기항지부이다. 『소문(素問)-오장별론(五藏別論)』

○육체의 격렬한 활동은 기와 혈액을 손상시킨다. 추위와 열을 제대로 조절하지 못하면 찬바람으로 인한 외부 수축이 자궁을 침범한다. 둘 다 자궁 질환으로 이어진다. 『제병원후론(諸病源候論)-무자후(無子候)』

○자궁은 정기(정액)를 취하고 착상을 하여 임신을 유지할 수 있는 기항지부이다. 『유경(類經)』

105.

xuèhǎi 血海

Sea of Blood

血海为四海之一，是十二经脉之血会聚和调节之处，即冲脉. 冲脉上渗诸阳，下灌三阴，与十二经脉相通，为十二经脉之海；经脉为脏腑气血之通道，故又称为五脏六腑之海. 脏腑经络之气血皆下注冲脉，故称冲脉为血海. 因为冲脉为血海，蓄溢阴血，胞宫才能泄溢经血，孕育胎儿，完成其生理机能.

The sea of blood, or the thoroughfare vessel, is one of the four seas where the blood of the twelve meridians concentrates and distributes. Connected with the twelve meridians, the thoroughfare vessel could infuse the yang meridians above and the yin meridians below, and thus is called the sea of the twelve meridians. Meridians are the pathway of qi and blood in the zang-fu organs, so it is called the sea of five zang-organs and six fu-organs. All the qi and blood of meridians and organs go downward to infuse the thoroughfare vessel, and that is why the thoroughfare is the sea of blood. When the yin blood is sufficient, the uterus could produce menses and conceive babies, fulfilling its physiological functions.

105. 혈해(血海)

혈해(血海), 또는 충맥(衝脈)은 십이경맥의 혈액이 집중하고 분포되는 사해(四海) 중 하나이다. 십이경맥과 연결되어 있는 충맥은 위로는 양경맥들을, 아래로는 음경맥들을 주입할 수 있어 십이경맥의 해(海)라고 불린다. 경맥은 장부의 기와 혈액의 통로이기에 장부의 해(海)로 불린다. 경맥과 장기의 모든 기와 혈액은 아래로 흘러 충맥으로 주입되기에 혈해(血海)이다. 음혈이 충분하면 자궁은 월경을 하고 임신을 할 수 있으며 생리적 기능을 수행할 수 있다.

▌曾经译法▌ blood sea(thoroughfare vessel or liver); sea of blood(the penetrating vessel, liver, or SP-10); reservoir of blood

▌现行译法▌ sea of blood; reservoir of blood

▌标准译法▌ sea of blood

▌翻译说明▌

在中医学中, '血海'有三层含义. 一指冲脉, 又称十二经之海；二指血海穴：三指肝脏. 其翻译可按通俗译法直译, 具体含义可通过注释予以表达.

▌引例 Citations ▌

○ 人有髓海, 有血海, 有气海, 有水谷之海……血海有余, 则常想其身大, 怫然不知其所病. (『灵枢·海论』)

(人体有髓海·血海·气海·水谷之海……血海有余, 就会经常想象身体好像胀大起来, 心情不舒, 而不知所患的疾病.)

The human body contains the sea of marrow, the sea of blood, the sea of qi, and the sea of food and drinks··· When the sea of blood is super abundant, the patient will feel the body is bulging, but unable to describe the disease explicitly. (*Spiritual Pivot*)

○冲脉为十二经之血海也, 故主渗灌溪谷. (『类经』卷十七)

(冲脉是十二经脉的血海, 所以能渗透灌溉肌肉腠理.)

The thoroughfare vessel is the sea of blood of the twelve meridians; therefore, it governs infusing muscles and interstices. (*Classified Classics*)

┃과거번역┃ blood sea(thoroughfare vessel or liver)(혈해(충맥 또는 간)); sea of blood(the penetrating vessel, liver, or SP-10)(혈해(관통하는 혈관, 간, 또는 혈해)); reservoir of blood(혈액의 저장소)

┃현행번역┃ sea of blood(혈해); reservoir of blood(혈액의 저장소)

┃표준번역┃ sea of blood(혈해)

┃번역설명┃

한의학에서 '혈해(血海)'는 세 가지 의미가 있다. 하나는 12경락의 바다라고도 하는 '충맥(沖脈)'을 의미하고, 두 번째는 피가 바다처럼 모인 곳을 뜻하는 '혈해혈(血海穴)'을 의미하고, 세 번째는 '간(肝臟)'을 의미한다. 일반적인 번역에 따라 직역할 수 있고, 주해(註解)를 통해 더 구체적인 의미를 더할 수 있다.

┃예┃

○ 인체는 수해(髓海), 혈해(血海), 수곡지해(水穀之海)를 포함한다. 혈해가 지나치게 많아지면 환자는 몸이 불룩해지는 것을 느끼지만 질병을 명확하게 설명할 수는 없다. 『영추(靈樞)-해론(咳論)』

○ 충맥(衝脈)은 십이경맥의 혈해이다. 따라서 근육과 틈새(間隙)로의 주입을 주관한다. 『유경(類經)』

106.

suíhǎi 髓海

Sea of Marrow

髓海为四海之一，是髓液汇聚之处，即脑. 人体之精髓，由肾精所化生，沿督脉上达脑室，并藏之于脑，故脑具有贮藏精髓的功能，而被称之为髓海. 脑髓的生成有赖于先天之精，精聚而成脑髓. 在人出生后，脑髓主要依赖于肾中精气的进一步充养，同时也有赖于水谷精微的补养. 如肾精充足，后天水谷精气旺盛，则髓海得以充养，反之则髓海空虚.

The sea of marrow, or the brain, is one of the four seas where the marrow fluid concentrates. The essence and marrow of the body is derived from the kidney essence. It travels to the brain ventricles along the governor vessel and then gets stored in the brain. The brain is thus called the sea of marrow because of its function of storing essence and marrow. Brain marrow is the result of concentration of prenatal essence. It is further nourished by the kidney essence and essence of food and drinks after one is born. If kidney essence and the essence of food and drinks are both abundant, the sea of marrow will be nourished. Otherwise, it will be deficient.

106. 수해(髓海)

수해(髓海)인 뇌는 사해(四海) 중의 하나로 골수 액이 집중된다. 신체의 정(精)과 골수는 신정(腎精)에서 얻어진다. 수해는 독맥(督脈)을 따라 뇌 심실로 이동한 다음 뇌에 저장된다. 뇌는 정(精)과 골수를 저장하기에 수해라 불린다. 뇌 골수는 선천지정이 응축된 것이다. 수해는 신정과 후천지정을 통해 추가적으로 영양을 공급받는다. 신정과 후천지정이 모두 풍부하면 수해는 영양을 공급받을 것이다. 그렇지 않으면 부족을 겪는다.

▌曾经译法 ▌ brain; sea of medulla; sea of marrow; reservoir of marrow; sea of marrows

▌现行译法 ▌ sea of marrow; reservoir of marrow

▌标准译法 ▌ sea of marrow

▌翻译说明 ▌

虽然'髓海'也指脑, 但'髓海'这一术语背后潜藏着中医传统文化思想, 因而'髓海'不宜直接翻译成 brain, 可按照通俗译法直译为 sea of marrow.

▌引例 Citations ▌

○人有髓海, 有血海, 有气海, 有水谷之海……脑为髓之海. (『灵枢·海论』)

(人体有髓海·血海·气海·水谷之海……脑是髓海.)

The human body contains the sea of marrow, the sea of blood, the sea of qi and the sea of food and water⋯ The sea of marrow refers to the brain. (*Spiritual Pivot*)

○肾主脑髓, 故咸走髓海也. (『黄帝内经太素』卷二十九)

(肾主脑髓, 所以咸味的食物趋向于髓海.)

The kidney governs brain marrow. Salty flavor tends to distribute to the sea of marrow. (*Grand Simplicity of the 'Yellow Emperor's Internal Canon of Medicine'*)

❚과거번역❚ brain(뇌); sea of medulla(골수의 바다); sea of marrow(골수의 바다); reservoir of marrow(골수의 저장소); sea of marrows(수해)

❚현행번역❚ sea of marrow(골수의 바다); reservoir of marrow(골수의 저장소)

❚표준번역❚ sea of marrow(수해)

❚번역설명❚

'수해(髓海)'는 뇌(腦)를 말하지만, '수해'라는 말 속에는 한의학의 전통사상이 담겨있다. 그렇기에 '수해'를 'brain'으로 바로 연결시키는 것은 적절하지 못하며, 일반적인 방법에 따라 'sea of marrow'(수해)로 직역한다.

❚예❚

○인체는 수해(髓海), 혈해(血海), 기해(氣海), 수곡지해(水穀之海)를 포함한다. 수해는 뇌를 말한다. 『영추(靈樞)-해론(咳論)』

○신장은 뇌 골수를 관리한다. 짠맛은 수해에 많이 분포된다. 『황제내경태소(黃帝內經太素)』

107.

shuǐ gǔ zhī hǎi 水谷之海

Sea of Food and Water

水谷之海为四海之一, 是水谷汇聚之处, 即胃. 胃具有接受和容纳饮食水谷的作用, 与脾表里相合, 共同承担着化生气血的重任, 是后天之本, 在防病和养生方面也有着重要意义. 机体精气血津液的化生, 都依赖于饮食中的营养物质, 故又称胃为'水谷气血之海'. 胃之所以主通降, 且以降为和, 就是因为饮食物入胃, 经胃的腐熟后下行入小肠, 并进一步得以消化吸收.

The sea of food and water, or the stomach, is one of the four seas where ingested food and drinks concentrate. The stomach, taking in food and drinks, has an exterior-interior relationship with the spleen to engender qi and blood. The spleen and stomach is the postnatal root and has significance in disease prevention and life nurturing. The generation of essence, qi, blood, and fluids is dependent on the nutrients from food and drinks. Therefore, the stomach is called the 'sea of food, drinks, qi, and blood.' Food and drinks enter the stomach and transmit after digestion and absorption to the small intestine for further digestion and assimilation. That's why the stomach governs downward transmission.

107. 수곡지해(水穀之海)

수곡지해(水穀之海)는 위(胃)를 말하고, 사해(四海) 중의 하나로 섭취한 음식물이 모이는 곳이다. 음식물을 섭취하는 위는 비장과 표리관계를 맺어 기와 혈액을 만든다. 비위장은 후천적 근원이며, 질병 예방과 생명 보호에 중요한 역할을 한다. 정(精), 기, 혈액, 진액의 생성은 음식물 영양소에 의존한다. 따라서 위는 '수곡기혈지해(水穀氣血之海: 음식물, 기, 혈액의 바다)'로 불린다. 음식물은 위로 들어가 소화와 흡수의 과정을 거친 후 소장에 전달되어 추가적인 소화와 흡수를 촉진한다. 그래서 위는 아래쪽으로의 이동을 주관한다.

┃曾经译法┃ the sea of water and cereals; sea of water and food; reservoir of drinks and foods; sea of grain and water; stomach

┃现行译法┃ sea of water and food; reservoir of food and drink

┃标准译法┃ sea of food and water

┃翻译说明┃

‘水谷之海’含义有二, 即‘水谷’和‘海’. 由于在古代中国膳食结构以五谷为主, 故而饮食用‘水谷’代称. 翻译的时候可按照国际通用的直译法将其还原成water 和 food, 简单译作grains 不太符合实际.

┃引例 Citations┃

○胃者, 水谷之海, 六腑之大源也. (『素问·五脏别论』)

(胃是水谷之海, 六腑的源泉.)

The stomach is the sea of food and water as well as the major source for the six fu-organs. (*Plain Conversation*)

○胃者, 水谷之海……水谷之海有余, 则腹满. (『灵枢·海论』)

(胃是水谷之海……水谷之海有余, 就会腹部胀满.)

The stomach is the sea of food and water⋯ When the sea of food and water is superabundant, abdominal fullness will occur. (*Spiritual Pivot*)

○肝郁必下克脾胃, 制土有力, 则木气自伤. (『黄帝外经·肝木』)

(如果肝木抑郁, 就必然会向下克制脾胃. 如果脾土被有力地克制了, 木气就会自行受伤.)

Liver depression will restrain the spleen and stomach. If the spleen earth is inhibited, wood qi will be damaged. (*Yellow Emperor's External Canon of Medicine*)

┃과거번역┃ the sea of water and cereals(음식물의 바다); sea of water and food(음식물의 바다 - 수곡지해); reservoir of drinks and foods(음식물의 저장소); sea of grain and water(음식물의 바다); stomach(위)

┃현행번역┃ sea of water and food(수곡지해); reservoir of food and drink(음식물의 저장소)

┃표준번역┃ sea of food and water (수곡지해, 水穀之海)

┃번역설명┃

'수곡지해(水穀之海)'는 '음식물'과 '바다'라는 두 가지 의미를 지닌다. 고대 중국의 식생활은 곡물이 주를 이루었기에 음식을 '수곡(水穀)'이라 불렀다. 번역할 때는 국제적으로 통용되는 직역법에 따라 'water'와 'food'로 환원할 수 있으며, 단순히 'grains'(곡물)로 번역하는 것은 현실적이지 않다.

┃예┃

○위는 수곡지해(水穀之海)이며 육부의 주요 원천이다. 『소문(素問)-오장별론(五藏別論)』

○위는 수곡지해(水穀之海)이다…… 수곡지해가 지나치게 많으면 복부팽만이 일어난다. 『영추(靈樞)-해론(咳論)』

○간울(肝郁)은 비위장을 억제한다. 비토(脾土)가 억제되면 목기(木氣)가 손상을 입는다. 『황제외경(黃帝外經)-간목(肝木)』

108.

jūnhuǒ 君火

Monarch Fire

君火指的是心火, 即心之阳气, 与相火相对, 有温煦·推动脏腑功能活动等作用. 心为君主之官, 五脏六腑之大主, 而五脏配五行, 心又属火, 故将心阳称之为君火, 是生命活动的基本动力所在. 君火与人体的精神意识思维等心神活动, 以及血液的化生与运行等心主血脉功能的正常发挥均有着密切的关系. 君火往往与相火相对而言, 君火位居于上焦, 主宰全身；相火居于下焦, 温养脏腑, 以潜藏守伏为宜. 二者生理上互相资生, 互相制约, 互相配合, 共同温煦脏腑, 推动机体生长发育.

The monarch fire refers to the heart fire, or the yang qi of the heart, a term relative to the ministerial fire. The monarch fire warms and propels the activities of zang-fu organs. The heart is the monarch and governs five zang-organs and six fu-organs. It pertains to fire from the perspective of the five-element theory. Therefore, heart yang is called the monarch fire. It is the substantial source of life activities. The monarch fire has close relationships with heart spirit(mind, consciousness and mental activities) and heart's function of governing blood and vessels(engendering and moving blood). Its opposite is the ministerial fire. The former is located in the upper energizer governing the whole body, whereas the latter is stored and hidden in the lower energizer nourishing and warming the zang-fu organs. These two types of fire mutually complement, inhibit and cooperate to warm the zang-fu organs and propel the growth and development of the human body.

108. 군화(君火)

군화(君火)는 심화(心火), 즉 심장의 양기를 말하며 상화(相火)와 관계된다. 군화는 장부를 따뜻하게 하고, 장부의 기능과 활동을 촉진한다. 심장은 대주(大主)로 오장육부를 다스린다. 오행론의 견지에서 심장은 불과 관련이 있기에 심양(心陽)을 군화라 부른다. 심장은 생명 활동의 실질적인 원천이다. 군화는 정신(精神: 마음, 의식, 정신활동)과 혈액, 혈관을 제어하는 심장의 기능(혈액을 생성하고 이동)과 밀접한 관계를 맺고 있다. 군화는 상화와 상대적인 것이다. 군화는 전신을 관리하는 상초(上焦)에 위치하며, 상화는 장부에 영양을 공급하고 따뜻하게 해주는 하초(下焦)에 저장되어 잠재해 있다. 이 두 종류의 화(火)는 장부를 따뜻하게 하고 인체의 성장과 발달을 촉진하기 위해 서로를 보완하고 억제하고 협력한다.

▌曾经译法 ▌ monarch-fire; chief(heart)-fire; king fire; sovereign fire

▌现行译法 ▌ cardiac fire; sovereign fire

▌标准译法 ▌ monarch fire

▌翻译说明 ▌

'君火'即指心火. 因为'心为君主之官', 所以称为'君火'. '君主'一词在英文中有许多近义词, 包括 emperor, king, sovereign, monarch 等. 这些词语在西方社会历史背景下的含义与中国封建社会的君主制度并不完全对应. sovereign 强调主权·有完全控制权, 相比而言, monarch(掌管一个国家或帝国的人)更符合文意.

▌引例 Citations ▌

○心者, 君火也, 主人之神, 宜静而安. (『兰室秘藏』卷上)

(心是君火, 主宰人体的神, 宜安静而不躁动.)

The heart, the monarch fire, governs the mind. It should stay peaceful and undisturbed. (*Secrets from the Orchid Chamber*)

○故『仙经』曰：心为君火, 肾为相火. (『素问玄机原病式』)

(所以『仙经』说：心是君火, 肾是相火.)

The Immortal Classic says 'the heart is the monarch fire, whereas the kidney is the ministerial fire.' (*Explanation of Mysterious Pathogenesis and Etiologies Based on the 'Plain Conversation'*)

┃과거번역┃ monarch-fire(군주의 화); chief(heart)-fire(수장(심장)의-화); king fire(왕의 불); sovereign fire(군주의 불)

┃현행번역┃ cardiac fire(심장의 불); sovereign fire(군주의 불)

┃표준번역┃ monarch fire(군화)

┃번역설명┃

'군화(君火)'는 곧 '심화(心火: 심장의 화병)'를 의미한다. '심장은 군주와도 같은 장기'이기에 '군화'라 불린다. 영어에는 'emperor'(황제), 'king'(왕), 'sovereign'(국왕), 'monarch'(군주)와 같이 많은 '군주(君主)'의 유의어가 있다. 서구 사회의 역사적 배경에서 이 단어들이 의미하는 바가 중국 봉건 사회의 군주제에서와 완전히 일치하지는 않는다. 'sovereign'은 주권을 강조하고 완전한 통제권을 가지는 것을 의미하지만, 'monarch'는 '국가 또는 제국을 관리하는 사람'이라는 뜻으로 문맥에 더 가깝다.

┃예┃

○군화(君火)인 심장은 정신을 다스린다. 심장은 평화롭고 방해받지 않은 상태를 유지해야 한다. 『난실비장(蘭室秘藏)』

○『선경(仙經)』은 '심장은 군화이고 신장은 상화'라고 말한다. 『소문현기원병식(素問玄機原病式)』

109.

xiànghuǒ 相火
Ministerial Fire

相火为寄藏于肝·胆·肾·三焦之火, 与君火相对, 有温养脏腑, 主司生殖等作用. 相对于心火, 其他脏腑之火称为相火. 君火在心, 主发神明, 以明主为要. 相火在肝肾, 禀命行令, 以潜藏守位为要. 心神清明, 机体的生命活动有序稳定, 相火自然潜藏守位以发挥其温煦·推动作用. 肾阴充足, 涵养相火, 相火则潜藏于肾中而不上僭.

The ministerial fire refers to the fire stored in the liver, gallbladder, kidney and triple energizer(sanjiao). It is responsible for warming and nourishing the organs, and governing reproduction. Fire of all the other organs is called ministerial fire relative to the monarch fire, i.e., heart fire. The monarch fire is located in the heart, responsible for spirit and vitality, and characterized by brightness and exposure. By contrast, the ministerial fire is primarily in the liver and kidney, moving under the order and featured by concealment and storage. When mind is clear and lucid, life activities will be orderly and balanced, and the ministerial fire will be properly stacked in place to perform its warming and propelling function. When kidney yin is sufficient to nourish and harbor it, the ministerial fire will be kept in place and stopped from flaring upward.

109. 상화(相火)

상화(相火)는 간, 담낭, 신장, 삼초(三焦)에 저장된 화(火)를 말한다. 상화는 장기를 따뜻하게 하고 영양을 공급하고 생식을 관리하는 역할을 한다. 군화(君火) 즉, 심화(心火)와 상대적인 개념으로 다른 모든 장기의 화(火)를 상화(相火)라고 한다. 군화(君火)는 심장에 위치하며, 신(新)과 활력을 담당하며 밝음과 노출을 특징으로 한다. 상화는 대부분 간과 신장에 있으며, 명령에 따라 움직이고 은폐와 저장을 특징으로 한다. 정신이 맑고 명료하면 생명 활동은 질서정연하고 균형이 잡히고, 상화는 적절하게 제자리에 쌓여 온후와 촉진 기능을 한다. 신음이 충분하여 영양을 공급한다면, 상화는 제자리를 지키며 위로 치솟는 것을 멈출 것이다.

▌曾经译法▌ prime-minister fire; primer fire

▌现行译法▌ kidney fire; Xianghuo; ministerial fire

▌标准译法▌ ministerial fire

▌翻译说明▌

'相火'即为'丞相之火', 与'君主之火'相对而言. 中医学历代各家对'相火'具体所指均有不同观点. 现行标准均采用了 minister 一词的形容词形式.

▌引例 Citations▌

○主闭藏者肾也, 司疏泄者肝也, 二脏皆有相火. (『格致余论』)

(主管闭藏的是肾, 主司疏泄的是肝, 二脏都寄存相火.)

The kidney governs the storage of essence, whereas the liver governs the smooth flow of qi. Both the kidney and the liver harbor the ministerial fire. (*Further Discourses on the Acquisition of Knowledge Through Profound Study*)

○盖火分君相, 君火者, 居乎上而主动; 相火者, 处乎下而主静. 君火惟一心主是也, 相火有二, 乃肾与肝. (『医宗必读』卷一)

(火分为君火与相火, 君火居于上焦而主动, 相火处于下焦而主静. 君火只有心一个脏器所主, 而相火却是有肾和肝两个脏器所主.)

The fire can be divided into the monarch fire and the ministerial fire. The former located in the upper energizer governs activities; the latter located in the lower energizer governs stillness. The monarch fire is governed by the heart only, whereas the ministerial fire is controlled by both the liver and the kidney. (*Required Readings from the Medical Ancestors*)

▌과거번역 ▌ prime-minister fire(총리의 불); primer fire(상화)

▌현행번역 ▌ kidney fire(신장의 불); Xianghuo(상화); ministerial fire(상화)

▌표준번역 ▌ ministerial fire(상화)

▌번역설명 ▌

　　'상화(相火)'는 '총리의 불(丞相之火)'로 '군주의 불(君主之火)'과 상대되는 말이다. 수많은 전통 한의학자들은 '상화'가 지칭하는 구체적 의미에 대해 서로 다른 견해를 갖고 있다. 그러나 현재에는 모두 'minister'라는 형용사 형태를 채택하고 있다.

▌예 ▌

○신장은 정(精)의 저장을 주관하고 간은 기의 원활한 흐름을 다스린다. 신장과 간 모두 상화(相火)를 품고 있다.『격치여론(格致餘論)』

○화(火)는 군화(君火)와 상화(相火)로 나눌 수 있다. 군화는 상초(上焦)에 위치하고 활동을 주관한다. 상화는 하초(下焦)에 위치하고 평온을 주관한다. 군화는 심장에 의해서만 통제되고, 상화는 간과 신장 모두에 의해 통제된다.『의종필독(醫宗必讀)』

110.

hún 魂

Ethereal Soul

魂指的是人的意识活动，包括感性·觉性·知性·悟性．由肝所主．伴随生命的诞生，人体就具有感觉·注意·意识等能力，又在后天的环境中不断地生长发育，逐渐习得和形成的知性·悟性等心理活动，都属于魂的范畴．肝藏血充盈，则魂内守，意识清晰．若肝血亏虚，则意识异常，甚至产生幻觉·梦游·睡眠障碍等．

The ethereal soul refers to the conscious mental activities of human including sensibility, awareness, intelligence and comprehension, which are governed by the liver. Upon birth, human being is capable of sensation, attention and consciousness. These capabilities develop with growth in the environment for the acquisition of intelligence and comprehension, all falling into the domain of ethereal soul. When the liver stores2 abundant blood, the ethereal soul remains intact and consciousness is sharp. Otherwise, abnormal mental consciousness may occur with such symptoms as hallucination, sleep walking or sleep disorders.

110. 혼(魂)

혼(魂)은 감성, 인식, 지능, 이해 등 인간의 의지적 정신활동을 말하며, 간이 혼을 주관한다. 인간은 태어나면서 감각, 주의력, 의식의 능력을 갖춘다. 이러한 능력은 후천적인 환경 속에서 지속적으로 성장하고 발달하여 지능이나 이해력의 습득으로 이어지고, 이러한 정신 활동은 모두 혼(魂)의 영역에 속한다. 간이 충분한 피를 저장하면 혼(魂)은 온전하게 유지되고 의식은 분명해진다. 그렇지 않으면 환각, 몽유병, 수면장애와 같은 비정상적인 의식상태가 될 수 있다.

▌曾经译法 ▌ soul; spiritual soul; ethereal soul

▌现行译法 ▌ ethereal soul; soul

▌标准译法 ▌ ethereal soul

▌翻译说明 ▌

英文中的 soul(灵魂)概念与中医学中的五神之一的'魂'相近却并不完全相同.
现行的标准译法 ethereal soul 中的 ethereal在牛津英汉双解字典里的意思是
heavenly or spiritual(天上的, 非人间的 ; 精神上的), 尽管不尽确切, 但是可
以与 soul 一起用于指代中医学中'魂'的概念.

▌引例 Citations ▌

○随神往来者谓之魂. (『灵枢·本神』)

(随着神的往来活动而出现的意识活动叫做魂.)

That which comes and goes with the spirit is the ethereal soul. (*Spiritual Pivot*)

○肝者, 罢极之本, 魂之居也. (『素问·六节藏象论』)

(肝是躯体弛张刚柔的根本, 藏魂的处所.)

The liver is fundamental to the body's bending and stretching, rigidity and
flexibility, and is the house of the ethereal soul. (*Plain Conversation*)

○魂属阳, 肝藏魂, 主知觉. (『理瀹骈文』)

(魂属于阳, 肝藏魂, 主管知觉.)

The ethereal soul harbored in the liver controlling consciousness pertains to
yang. (*Rhymed Discourse on External Remedies*)

▌과거번역 ▌ soul(영혼); spiritual soul(정신적 혼); ethereal soul(혼)

▌현행번역 ▌ ethereal soul(혼); soul(영혼)

▌표준번역 ▌ ethereal soul(혼)

▌번역설명 ▌

영어에서 'soul'(영혼)의 개념은 한의학에서의 오신(五神) 중 하나인 '혼(魂)'
과 비슷하지만 정확히 일치하지는 않는다. 현재 사용되는 표준 번역어인
'ethereal soul'에서 'ethereal'은 옥스퍼드 영중사전에서 'heavenly or
spiritual'(천국의, 비인간적인, 영적인)로 정의되어 있다. 정확히 일치하지는
않지만 'soul'과 함께 사용해 한의학에서의 '혼'의 개념을 나타낼 수 있다.

▌예 ▌

○신(神, spirit)과 함께 오고 가는 것이 혼(魂)이다. 『영추(靈樞)-본신(本神)』

○간은 신체의 구부림과 뻗음, 단단함, 유연성의 토대가 되며 혼(魂)의 저장
소이다. 『소문(素問)-육절장상론(六節藏象論)』

○의식을 관장하는 간 속에 들어있는 혼(魂)은 양과 관련 있다. 『이약변문
(理瀹駢文)』

111.

pò 魄

Corporeal Soul

魄指一些与生俱来的·本能的·较低级的神经心理活动，如新生儿啼哭·吮吸·非条件反射动作和四肢运动，以及耳听·目视·冷热痛痒等感觉. 新生儿出生之后，所具有的各种感觉·反射·反应·运动等活动，诸如触觉·听觉·视觉·嗅觉·啼哭·肢体运动等感觉功能和本能行为，都属于魄的范畴. 肺是魄的发育和完善的生理基础和条件.

The corporeal soul refers to such innate neurological activities as crying, sucking, nonconditional reflexes and movements of the four limbs of newborns and such senses as hearing, sight and perceptions(cold, heat, pain and pruritus). All types of senses, reflexes, responses, and movements, including touch, hearing, sight, olfaction, crying, and body movements of newborns fall into the domain of the corporeal soul. The lung is the physiological basis for the development and improvement of the corporeal soul.

111. 백(魄)

백(魄)은 울기, 빨기, 무조건적 반사, 신생아의 사지 운동과 같은 천성적인 신경 활동과 청각, 시각, 지각과 같은 감각(감기, 열, 고통, 가려움)을 말한다. 신생아의 촉각, 청각, 시력, 후각, 울기, 신체 운동과 같은 모든 종류의 감각이나 반사, 반응, 운동은 모두 백(魄)의 영역에 속한다. 폐는 백(魄)의 발달과 개선을 위한 생리학적 기초이다.

■ 现行译法 ■ corporeal soul; soul

■ 標准譯法 ■ corporeal soul

■ 翻译说明 ■

‘魄’是中医学特有的概念, 常与‘魂’相提并论. 魂偏属阳, 魄偏属阴, 依附于人体而存. corporeal 的意思是 of or relating to a person's body, especially as opposed to their spirit, 用于指代中医学中‘魄’的概念, 有一定的实际意义.

■ 引例 Citations ■

○并精而出入者谓之魄. (『灵枢·本神』)

(跟精气一同出入而产生的一些本能活动叫做魄.)

That which exits and enters the body together with the essence is called the corporeal soul. (*Spiritual Pivot*)

○肺者, 气之本, 魄之处也. (『素问·六节藏象论』)

(肺是人身气的根本, 是藏魄的地方.)

The lung is the root of qi and the house of the corporeal soul. (*Plain Conversation*)

┃과거번역┃ inferior spirit(하위의 정신); soul(영혼); corporeal soul(육체적 혼)

┃현행번역┃ corporeal soul(백); soul(영혼)

┃표준번역┃ corporeal soul(백)

┃번역설명┃

'백(魄)'은 한의학 고유의 개념으로, 항상 '혼(魂)'과 함께 거론된다. '혼'이 양에 속한다면 '백'은 음에 속하며, 인체에 붙어서 산다. 'corporeal'은 'of or relating to a person's body, especially as opposed to their spirit'(신체와 관련된, 특히 정신과는 반대되는)이라는 뜻으로, 'corporeal'이 한의학에서 말하는 '백'의 개념으로 사용되는 것은 실질적인 의미가 있다.

┃예┃

○ 정(精)과 함께 몸에 들어가고 나오는 것을 백(魄)이라 한다. 『영추(靈樞)-본신(本神)』

○ 폐는 기의 근원이자 백(魄)의 저장소이다. 『소문(素問)-육절장상론(六節藏象論)』

참고문헌

1. Wang Jimin(王吉民), Wu Liande(伍連德). 『중국의학사』(*History of Chinese Medicine*, 中國醫史), National Quarantine Service. 1936.

2. 歐明. 『중영 상용 중의학 어휘』(漢英常用中醫詞彙). 廣州: 廣州科技出版社. 1982.

3. 帥學忠. 『중영 이중어 상용 중의학 명사 용어』(漢英雙解常用中醫名詞術語). 長沙: 湖南科技出版社. 1983.

4. 歐明. 『중영 중의학 사전』(漢英中醫辭典). 廣州: 廣州科技出版社. 1986.

5. Unschuld P. 『남경』(*Nan-Jing*). University of California Press. 1986.

6. 漢英漢法, 漢德漢日, 漢俄醫學大詞典編篡委員會. 『중영 중의학 대사전』(漢英醫學大詞典). 北京: 入民衛生出版往. 1987.

7. Cheng Xinnong(程莘農). 『중국 침술과 뜸』(*Chinese Acupuncture and Moxibustion*). Foreign Languages Press. 1987.

8. Dan Bensky, Randall Barolet. 『중국 한약: 제조방식과 전략』(*Chinese Herbal Medicine: Formulas and Strategies*). Washington: Eastland Press. 1990.

9. 李照國. 『중의학 번역 도론』(中醫翻譯導論). 西安: 西北大學出版社. 1993.

10. 劉占文. 『중영 중의학-약학 사전』(漢英中醫藥學詞典). 北京: 中國古籍出版社. 1994.

11. Nigel Wiseman(魏適傑). 『중영 영중 중의학 사전』(漢英英漢中醫詞典). 長沙: 湖南科字技術出版社, 1995.

12. 黃嘉陵. 『최신 중영 중의학 사전』(最新漢英中醫詞典). 成都: 四川辭書出版社. 1996.

13. 李照國. 『중의학 영어번역테크닉』(中醫英語翻譯技巧). 北京: 人民衛生出版社. 1997.

14 石學敏·張孟辰. 『중영 이중어 해설 침구학 대사전』(漢英雙解針灸大辭典). 北京: 華夏出版社, 1998.

15. 孫恒山. 『실용 중영 중의학 사전』(實用漢英中醫詞典). 濟南: 山東科技出版仕, 2001.

16. Nigel Wiseman, Feng Ye. 『중국 한의학 실용 사전』(*A Practical Dictionary of Chinese Medicine*). 北京: 人民衛生出版社, 2002.

17. 謝竹藩. 『신편 중영 중의학 분류 사전』(新編漢英中醫藥分類詞典). 北京: 外文出版社. 2002.

18. 李照國. 『간명 중영 중의학 사전』(簡明漢英中醫詞典). 上海: 上海科技出版社. 2002.

19. 方廷鈺. 『신중영 중의학 사전』(新漢英中醫學詞典). 北京: 中國醫藥科技出版社. 2003.

20. 謝竹藩. 『중의학-약학 상용 명사 용어 영역』(中醫藥常用名詞術語英譯). 北京 中國中醫藥出版社. 2004.

21. 全國科學技術名詞審定委員會. 『중의학-약학 명사』(中醫藥學名詞). 北京: 科學出版社. 2004.

22. World Health Organization Western Pacific Region. 『서태평양지역 WHO 국제 준 한의학 용어사전』(*WHO International Standard Terminologies on Traditional Medicine in the Western Pacific Region*). Manila: Philippines. 2007.

23. 世界中醫藥學會聯合會. 『중의학 기본 명사 용어―중영대조 국제표준』(中醫基本名詞術語–中英對照國際標准). 北京: 人民衛生出版社, 2007.

24. 李照國, 『간명 중영 『황제내경』 사전』(簡明漢英『黃帝內經』詞典). 北京: 入民衛生出版社. 2011.

25. 李照國. 『중영 이중어 해설 중의학 임상 표준 용어사전』(漢英雙解中醫臨床標准術語辭典). 上海: 上灑科技出版社. 2016.

부록: 찾아보기

영어 색인

중국어 색인

한중영 용어대조표

찾아보기 (1) 영어

찾아보기 (1) 영어

ID	한글(한자)	간화자	한어병음	영어
1	정(精)	精	jīng	Essence
2	기(氣)	气	qì	Qi
3	정신(神)	神	shén	Spirit
4	정기(精氣)	精气	jīngqì	Essential Qi
5	원기(元氣)	元气	yuánqì	Original Qi
6	종기(宗氣)	宗气	zōngqì	Pectoral Qi
7	영기(營氣)	营气	yíngqì	Nutrient Qi
8	위기(衛氣)	卫气	wèiqì	Defense Qi
9	기화(氣化)	气化	qìhuà	Qi Transformation
10	기기(氣機)	气机	qìjī	Qi Movement
11	기혈(氣穴)	气穴	qìxué	Acupoint
12	기해(氣海)	气海	qìhǎi	Sea of Qi
13	기허(氣虛)	气虚	qìxū	Qi Deficiency
14	양(陽)	阳	yáng	Yang
15	양기(陽氣)	阳气	yángqì	Yang Qi
16	음(陰)	阴	yīn	Yin
17	음기(陰氣)	阴气	yīnqì	Yin Qi
18	음양(陰陽)	阴阳	yīnyáng	Yin and Yang
19	음평양비 (陰平陽秘)	阴平阳秘	yīn píng yáng mì	Yin Is Stable and Yang Is Compact.
20	음양호근 (陰陽互根)	阴阳互根	yīnyáng hùgēn	Mutual Rooting of Yin and Yang.
21	음양자화 (陰陽自和)	阴阳自和	yīnyáng zì hé	Spontaneous Harmonization of Yin and Yang

ID	한글(한자)	간화자	한어병음	영어
22	음양교감 (陰陽交感)	阴阳交感	yīnyáng jiāogǎn	Interaction of Yin and Yang
23	음양전화 (陰陽轉化)	阴阳转化	yīnyáng zhuǎnhuà	Mutual Conversion of Yin and Yang
24	음양소장 (陰陽消長)	阴阳消长	yīnyáng xiāozhǎng	Waxing and Waning of Yin and Yang
25	오행(五行)	五行	wǔxíng	Five Elements
26	오행상생 (五行相生)	五行相生	wǔxíng xiāngshēng	Generation Among the Five Elements
27	오행상극 (五行相克)	五行相克	wǔxíng xiāngkè	Restriction Among the Five Elements
28	오행상승 (五行相乘)	五行相乘	wǔxíng xiāngchéng	Over-restriction Among the Five Elements
29	오행상모 (五行相侮)	五行相侮	wǔxíng xiāngwǔ	Counter-restriction Among the Five Elements
30	오행제화 (五行制化)	五行制化	wǔxíng zhìhuà	Inhibition and Transformation Among the Five Elements
31	오행승복 (五行勝復)	五行胜复	wǔxíng shèngfù	Alternate Preponderance Among the Five Elements
32	항해승제 (亢害承制)	亢害承制	kàng hài chéng zhì	Restricting Hyperactivity to Keep Balance
33	오운(五運)	五运	wǔyùn	Five Circuits
34	육기(六氣)	六气	liùqì	Six Qi
35	주기(主氣)	主气	zhǔqì	Dominant Qi
36	객기(客氣)	客气	kèqì	Subordinate Qi
37	장상(藏象)	藏象	zàngxiàng	Visceral Manifestation
38	장부(髒腑)	脏腑	zàngfǔ	Zang-fu Organs
39	오장(五髒)	五脏	wǔzàng	Five Zang-organs
40	육부(六腑)	六腑	liùfǔ	Six Fu-organs

ID	한글(한자)	간화자	한어병음	영어
41	기항지부 (奇恒之腑)	奇恒之腑	qí héng zhī fǔ	Extraordinary Fu-organs
42	형장(形臟)	形脏	xíngzàng	Physical Organs
43	신장(神臟)	神脏	shénzàng	Spiritual Organs
44	심장(心)	心	xīn	Heart
45	심기(心氣)	心气	xīnqì	Heart Qi
46	심혈(心血)	心血	xīnxuè	Heart Blood
47	심양(心陽)	心阳	xīnyáng	Heart Yang
48	심음(心陰)	心阴	xīnyīn	Heart Yin
49	심주신명 (心主神明)	心主神明	xīn zhǔ shénmíng	The Heart Governs the Mind
50	심주혈맥 (心主血脈)	心主血脉	xīn zhǔ xuèmài	The Heart Governs the Blood and Vessels.
51	심포락(心包絡)	心包络	xīnbāoluo	Pericardium
52	심신상교 (心腎相交)	心肾相交	xīn shèn xiāngjiāo	Coordination Between the Heart and Kidney
53	폐(肺)	肺	fèi	Lung
54	폐기(肺氣)	肺气	fèiqì	Lung Qi
55	폐음(肺陰)	肺阴	fèiyīn	Lung Yin
56	폐양(肺陽)	肺阳	fèiyáng	Lung Yang
57	폐주기(肺主氣)	肺主气	fèi zhǔ qì	The Lung Governs Qi.
58	폐주선발 (肺主宣發)	肺主宣发	fèi zhǔ xuānfā	The Lung Governs Dispersion.
59	폐주숙강 (肺主肅降)	肺主肃降	fèi zhǔ sùjiàng	The Lung Governs Depuration and Descent.
60	폐주치절 (肺主治節)	肺主治节	fèi zhǔ zhìjié	The Lung Governs Management and Regulation.

ID	한글(한자)	간화자	한어병음	영어
61	폐조백맥 (肺朝百脈)	肺朝百脉	fèi cháo bǎi mài	All Meridians and Vessels Converge in the Lung.
62	폐주통조수도 (肺主通調水道)	肺主通调水道	fèi zhǔ tōngtiáo shuuidào	The Lung Governs Regulation of Water Passage.
63	비장(脾臟)	脾	pí	Spleen
64	비기(脾氣)	脾气	píqì	Spleen Qi
65	비양(脾陽)	脾阳	píyáng	Spleen Yang
66	비음(脾陰)	脾阴	píyīn	Spleen Yin
67	비주운화 (脾主運化)	脾主运化	pí zhǔ yùnhuà	The Spleen Governs Transportation and Transformation.
68	비주통혈 (脾主統血)	脾主统血	pí zhǔ tongxuè	The Spleen Controls the Blood.
69	비주승청 (脾主升清)	脾主升清	pí zhǔ shēngqīng	The Spleen Governs Ascent of the Clear.
70	간(肝)	肝	gān	Liver
71	간기(肝氣)	肝气	gānqì	Liver Qi
72	간혈(肝血)	肝血	gānxuè	Liver Blood
73	간음(肝陰)	肝阴	gānyīn	Liver Yin
74	간양(肝陽)	肝阳	gǎnyáng	Liver Yang
75	간주소설 (肝主疏泄)	肝主疏泄	gān zhǔ shūxiè	The Liver Governs Coursing and Discharge.
76	간주장혈 (肝主藏血)	肝主藏血	gān zhǔ cángxuè	The Liver Stores the Blood.
77	간신동원 (肝腎同源)	肝肾同源	gān shèn tóngyuán	The Liver and the Kidney Are of the Same Origin.
78	신(腎)	肾	shèn	Kidney
79	신기(腎氣)	肾气	shènqì	Kidney Qi
80	신음(腎陰)	肾阴	shènyīn	Kidney Yin

ID	한글(한자)	간화자	한어병음	영어
81	신양(腎陽)	肾阳	shènyáng	Kidney Yang
82	신정(腎精)	肾精	shènjīng	Kidney Essence
83	신주수(腎主水)	肾主水	shèn zhǔ shuǐ	The Kidney Governs Water.
84	신장정(腎藏精)	肾藏精	shèn cáng jīng	The Kidney Stores Essence.
85	신주납기(腎主納氣)	肾主纳气	shèn zhǔ nàqì	The Kidney Governs Reception of Qi.
86	천계(天癸)	天癸	tiānguǐ	Tiangui
87	명문(命門)	命门	mìngmén	Life Gate
88	삼초(三焦)	三焦	sānjiāo	Triple Energizer
89	담낭(膽囊)	胆	dǎn	Gallbladder
90	담기(膽氣)	胆气	dǎnqì	Gallbladder Qi
91	담즙(膽汁)	胆汁	dǎnzhī	Bile
92	위(胃)	胃	wèi	Stomach
93	위기(胃氣)	胃气	wèiqì	Stomach Qi
94	위음(胃陰)	胃阴	wèiyīn	Stomach Yin
95	위양(胃陽)	胃阳	wèiyáng	Stomach Yang
96	위주수납(胃主受納)	胃主受纳	wèi zhǔ shòunà	The Stomach Governs Intake.
97	위주부숙(胃主腐熟)	胃主腐熟	wèi zhǔ fǔshú	The Stomach Governs Decomposition.
98	위주통강(胃主通降)	胃主通降	wèi zhǔ tōngjiàng	The Stomach Governs Descent.
99	소장(小腸)	小肠	xiǎocháng	Small Intestine

ID	한글(한자)	간화자	한어병음	영어
100	대장(大腸)	大肠	dàcháng	Large Intestine
101	방광(膀胱)	膀胱	pángguāng	Urinary Bladder
102	고부(孤腑)	孤腑	gūfǔ	Solitary Fu-organ
103	뇌(腦)	脑	nǎo	Brain
104	여자포(女子胞)	女子胞	nǚzǐbāo	Uterus
105	혈해(血海)	血海	xuèhǎi	Sea of Blood
106	수해(髓海)	髓海	suíhǎi	Sea of Marrow
107	수곡지해 (水穀之海)	水谷之海	shuǐ gǔ zhī hǎi	Sea of Food and Water
108	군화(君火)	君火	jūnhuǒ	Monarch Fire
109	상화(相火)	相火	xiànghuǒ	Ministerial Fire
110	혼(魂)	魂	hún	Ethereal Soul
111	백(魄)	魄	pò	Corporeal Soul

주편

이조국(李照國)

　상해사범대학교 외국어대학 교수, 학장

오청(吳靑)

　북경 중의학·약학대학 영문과 교수

형옥서(邢玉瑞)

　섬서성 함양시 정치협회(제6기) 부주석

번역

하영삼 (책임)

　경성대학교 중국학과 교수, 한국한자연구소 소장,

　경성대학교 HK+ 한자문명연구사업단 단장

이엄지 (교신)

　부경대학교 영어영문학과 박사과정 수료,

　경성대학교 한국한자연구소 HK+ 한자문명연구사업단 연구보조원

김혜원 (교신)

　부경대학교 영어영문학과 박사과정 수료,

　경성대학교 한국한자연구소 HK+ 한자문명연구사업단 연구보조원

감수

백동진

　경희대한의학과 졸업, 한의학 박사,

　경희백동진한의원 대표 원장

HK+
경성대학교 한국한자연구소
HK+ 한자문명연구사업단 한자총서 08

한의학 한영중 용어사전

초판 1쇄 인쇄 2021년 8월 15일
초판 1쇄 발행 2021년 8월 20일

주편 이조국(李照國), 오청(吳靑), 형옥서(邢玉瑞)
번역 하영삼, 이엄지, 김혜원
감수 백동진
펴낸이 정혜정
펴낸곳 도서출판3
표지디자인 김소연

출판등록 2013년 7월 4일 (제2020-000015호)
주소 부산광역시 금정구 중앙대로 1929번길 48
인쇄 호성피앤피
전화 070-7737-6738
팩스 051-751-6738
전자우편 3publication@gmail.com

ISBN: 979-11-87746-58-4 (91510)